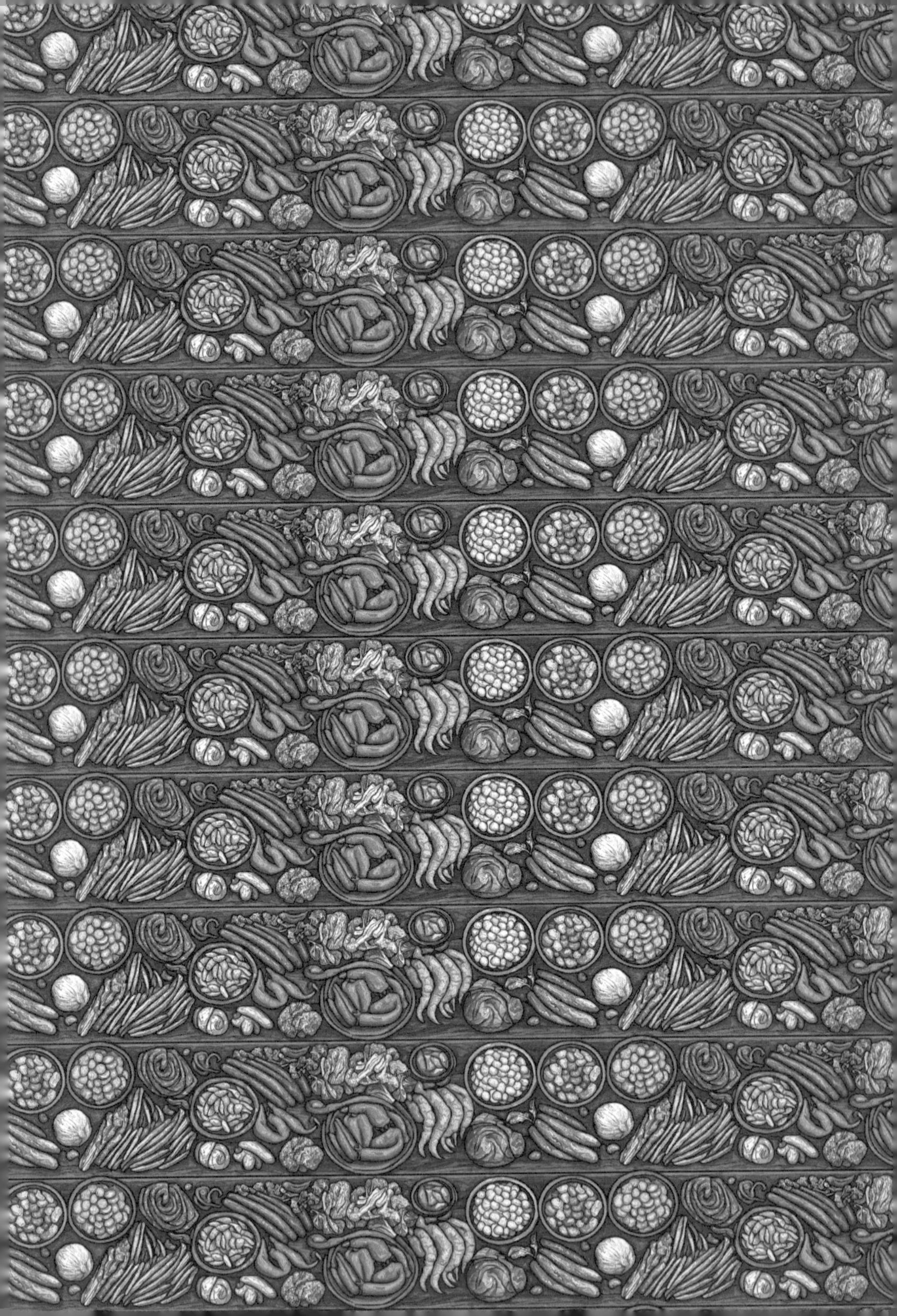

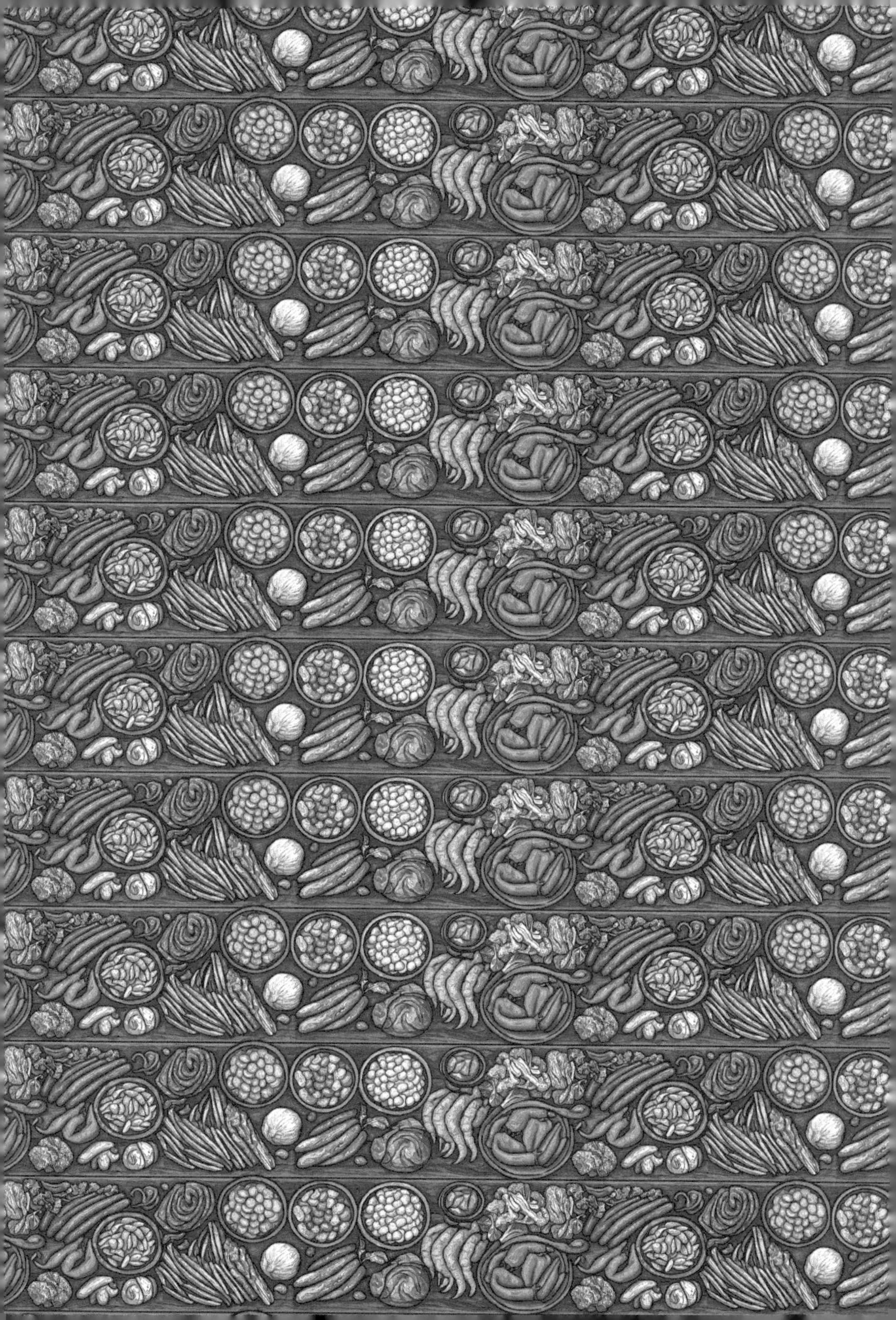

Impressum

Saage Media GmbH
c/o SpinLab – The HHL Accelerator
Spinnereistraße 7
04179 Leipzig, Germany
E-Mail: contact@SaageMedia.com
Web: www.SaageMedia.com
Commercial Register: Local Court Leipzig, HRB 42755 (Handelsregister: Amtsgericht Leipzig, HRB 42755)
Managing Director: Rico Saage (Geschäftsführer)
VAT ID Number: DE369527893 (USt-IdNr.)

Publisher: Saage Media GmbH
Veröffentlichung: 02.2025
Umschlagsgestaltung: Saage Media GmbH
ISBN-Softcover (de): 978-3-384-53297-8
ISBN-Ebook (de): 978-3-384-53298-5

Rechtliches / Hinweise

Die Daten in den Diagrammen, die nicht explizit mit einer Quelle gekennzeichnet sind, basieren nicht auf Studien, sondern sind unverbindliche Annahmen zur besseren Visualisierung.
Dieses Buch wurde unter Verwendung von Künstlicher Intelligenz (KI) und anderen Tools erstellt. Unter anderem wurden Tools für die Recherche, das Schreiben/Lektorieren und die Generierung der dekorativen Illustrationen eingesetzt. Trotz Kontrolle können Fehler nicht vollständig ausgeschlossen werden. Wir möchten betonen, dass der Einsatz von KI als unterstützendes Werkzeug dient, um unseren Lesern ein qualitativ hochwertiges und inspirierendes Leseerlebnis zu bieten.

Die in diesem Buch enthaltenen Quellenverweise und Zitate wurden sorgfältig recherchiert und sinngemäß wiedergegeben. Die Interpretation und Darstellung der zitierten Inhalte spiegelt die Auffassung des Autors wider und muss nicht zwangsläufig mit der Intention oder Meinung der ursprünglichen Autoren übereinstimmen. Bei sinngemäßen Zitaten wurden die Kernaussagen der Originalquellen nach bestem Wissen und Gewissen in den Kontext dieses Werkes eingebettet, können jedoch durch die Übertragung und Vereinfachung von den ursprünglichen Formulierungen und Bedeutungsnuancen abweichen. Alle verwendeten Quellen sind im Literaturverzeichnis vollständig aufgeführt und können dort im Original nachgelesen werden. Die Verantwortung für die Interpretation und kontextuelle Einbettung der zitierten Inhalte liegt beim Autor dieses Buches. Bei wissenschaftlichen Fragestellungen und Detailinformationen wird empfohlen, die Originalquellen zu konsultieren. Der Autor hat sich bemüht, komplexe wissenschaftliche Sachverhalte allgemeinverständlich darzustellen. Dabei können Vereinfachungen und Verallgemeinerungen nicht ausgeschlossen werden. Für die fachliche Richtigkeit und Vollständigkeit der vereinfachten Darstellungen kann keine Gewähr übernommen werden. Die sinngemäße Wiedergabe von Zitaten und wissenschaftlichen Erkenntnissen erfolgt gewissenhaft unter Beachtung des Zitatrechts gemäß § 51 UrhG sowie aller relevanten urheberrechtlichen Bestimmungen anderer Länder. Bei der Vereinfachung, Übertragung und gegebenenfalls Übersetzung wissenschaftlicher Inhalte in eine allgemeinverständliche Sprache können Bedeutungsnuancen und fachliche Details verloren gehen. Der Autor erhebt keinen Anspruch auf die Rechte der zitierten Werke und respektiert sämtliche Urheberrechte der Originalautoren. Sollte eine unerlaubte Nutzung festgestellt werden, bittet der Autor um Mitteilung, um entsprechende Maßnahmen zu ergreifen. Für akademische Zwecke und bei der Verwendung als wissenschaftliche Referenz wird ausdrücklich empfohlen, auf die Originalquellen zurückzugreifen. Die vereinfachte Darstellung dient ausschließlich der populärwissenschaftlichen Information.

Die in diesem Buch enthaltenen Informationen zur Autoimmun-Ernährung und Ernährungsmedizin wurden sorgfältig recherchiert und nach bestem Wissen und Gewissen zusammengestellt. Dennoch können Irrtümer nicht vollständig ausgeschlossen werden. Die vorgestellten Ernährungsempfehlungen und -konzepte ersetzen keine professionelle medizinische Beratung, Diagnose oder Behandlung. Konsultieren Sie vor Beginn einer Ernährungsumstellung unbedingt Ihren behandelnden Arzt oder einen qualifizierten Ernährungsmediziner, besonders wenn Sie bereits Medikamente einnehmen oder unter gesundheitlichen Beschwerden leiden. Autoimmunerkrankungen sind komplexe Krankheitsbilder, die individuell sehr unterschiedlich verlaufen können. Die beschriebenen Ernährungsansätze können unterstützend wirken, garantieren jedoch keinen Heilungserfolg. Für eventuelle gesundheitliche Schäden, die aus der Anwendung der vorgestellten Ernährungsempfehlungen resultieren, kann keine Haftung übernommen werden. Die medizinische Forschung entwickelt sich ständig weiter. Zum Zeitpunkt der Drucklegung entsprechen alle Angaben dem aktuellen Wissenschaftsstand, können sich aber durch neue Erkenntnisse ändern. Alle im Buch genannten Marken- und Produktnamen unterliegen warenzeichen-, marken- oder patentrechtlichem Schutz der jeweiligen Eigentümer. Verwendete Studien und wissenschaftliche Quellen sind im Anhang aufgeführt.

Bendis Saage

Autoimmun Ernährung & Ernährungsmedizin: Praktische Hilfe für Autoimmunerkrankungen

Antientzündliche Ernährung leicht gemacht - Von Paläo bis zur entzündungshemmenden Ernährung: Autoimmunerkrankungen erfolgreich behandeln

76 Quellen
45 Diagramme
86 Bilder
7 Illustrationen

Liebe Leserinnen, liebe Leser,

von Herzen danken wir Ihnen, dass Sie sich für dieses Buch entschieden haben. Mit Ihrer Wahl haben Sie uns nicht nur Ihr Vertrauen geschenkt, sondern auch einen Teil Ihrer wertvollen Zeit. Das wissen wir sehr zu schätzen.

Autoimmunerkrankungen betreffen Millionen Menschen und stellen sie täglich vor ernährungsbedingte Herausforderungen. Dieses Fachbuch bietet einen fundierten Einblick in die Zusammenhänge zwischen Ernährung und Autoimmunreaktionen. Es zeigt auf, wie antientzündliche Ernährungsformen von Paläo bis zur mediterranen Küche gezielt zur Symptomlinderung eingesetzt werden können. Anhand praktischer Anleitungen, Einkaufstipps und alltagstauglicher Rezepte lernen Sie, wie Sie Ihre Ernährung Schritt für Schritt optimieren können. Dabei werden sowohl ernährungsmedizinische Grundlagen als auch die neuesten wissenschaftlichen Erkenntnisse berücksichtigt. Das Buch verbindet theoretisches Wissen mit konkreten Handlungsempfehlungen und unterstützt Sie dabei, Ihre individuelle Ernährungsstrategie zu entwickeln. Nutzen Sie dieses praxisorientierte Nachschlagewerk als Begleiter auf Ihrem Weg zu einer gesundheitsfördernden Ernährung.

Dieser Ratgeber bietet Ihnen verständlich aufbereitete und praxisnahe Informationen zu einem komplexen Thema. Dank selbst entwickelter digitaler Tools, die auch neuronale Netze nutzen, konnten wir umfangreiche Recherchen durchführen. Die Inhalte wurden optimal strukturiert und bis zur finalen Fassung ausgestaltet, um Ihnen einen fundierten und leicht zugänglichen Überblick zu ermöglichen. Das Ergebnis: Sie erhalten einen umfassenden Einblick und profitieren von klaren Erklärungen und anschaulichen Beispielen. Auch die visuelle Gestaltung wurde durch diese fortschrittliche Methode optimiert, damit Sie die Informationen schnell erfassen und nutzen können.

Wir bemühen uns um höchste Genauigkeit, sind aber für jeden Hinweis auf mögliche Fehler dankbar. Besuchen Sie unsere Website, um die aktuellsten Korrekturen und Ergänzungen zu diesem Buch zu finden. Diese werden auch in zukünftigen Auflagen berücksichtigt.

Wir hoffen, Sie haben viel Freude beim Lesen und entdecken Neues! Sollten Sie Anregungen, Kritik oder Fragen haben, freuen wir uns über Ihre Rückmeldung. Nur durch den aktiven Austausch mit Ihnen, den Lesern, können zukünftige Auflagen und Werke noch besser werden. Bleiben Sie neugierig!

Bendis Saage

Saage Media GmbH - Team

- www.SaageBooks.com/de
- support@saagemedia.com
- Spinnereistraße 7 - c/o SpinLab – The HHL Accelerator, 04179 Leipzig, Germany

Schnell zum Wissen

Für ein optimales Leseerlebnis möchten wir Sie mit den wichtigsten Merkmalen dieses Buches vertraut machen:

- **Modularer Aufbau:** Jedes Kapitel ist in sich abgeschlossen und kann unabhängig von den anderen gelesen werden.
- **Fundierte Recherche:** Alle Kapitel basieren auf gründlicher Recherche und sind mit wissenschaftlichen Quellenangaben belegt. Die in den Diagrammen dargestellten Daten dienen der besseren Visualisierung und beruhen auf Annahmen, nicht auf den in den Quellen angegebenen Daten. Eine umfassende Liste der Quellen und Bildnachweise befindet sich im Anhang.
- **Verständliche Terminologie:** Unterstrichene Fachbegriffe werden im Glossar erläutert.
- **Kapitelzusammenfassungen:** Am Ende jedes Kapitels finden Sie prägnante Zusammenfassungen, die Ihnen einen Überblick über die wichtigsten Punkte geben.
- **Konkrete Handlungsempfehlungen:** Jedes Subkapitel schließt mit einer Liste konkreter Ratschläge ab, die Ihnen helfen sollen, das Gelernte in die Praxis umzusetzen.

Zusätzliche Bonus-Materialien auf unserer Website

Auf unserer Website planen wir Ihnen folgende exklusive Materialien zur Verfügung zu stellen:

- Bonusinhalte und zusätzliche Kapitel
- Eine kompakte Gesamtzusammenfassung
- Eine Hörspiel Version. (In Planung)

Die Website befindet sich derzeit noch im Aufbau.

www.SaageBooks.com/de/
ernaehrung_bei_autoimmunerkrankungen-bonus-O2VAIV

Inhaltsverzeichnis

- 2. Praktische Umsetzung im Alltag
  - 2. 1 Mahlzeitengestaltung
    - Frühstücksvariationen
    - Hauptmahlzeiten
    - Zwischenmahlzeiten
  - 2. 2 Einkauf und Vorratshaltung
    - Saisonaler Einkaufsleitfaden
    - Vorratshaltung entzündungshemmender Lebensmittel
    - Haltbarmachung
  - 2. 3 Küchentechniken
    - Schonende Zubereitung
    - Nährstofferhaltende Garmethoden
    - Zeiteffiziente Vorbereitung

1. Grundlagen der Autoimmun-Ernährung

Warum reagiert unser Immunsystem manchmal gegen den eigenen Körper, und welche Rolle spielt dabei unsere tägliche Ernährung? Die Antwort liegt in der komplexen Wechselwirkung zwischen Nahrungsmitteln und unserem Immunsystem, die weit über bloße Kalorienzufuhr hinausgeht. Moderne Forschung zeigt, dass bestimmte Lebensmittel Entzündungsprozesse fördern oder hemmen können. Die richtigen Nährstoffe unterstützen dagegen die Selbstregulation des Immunsystems und können Beschwerden lindern. In diesem Kapitel entdecken Sie die wissenschaftlich fundierten Grundlagen einer gezielten Ernährungstherapie bei Autoimmunerkrankungen.

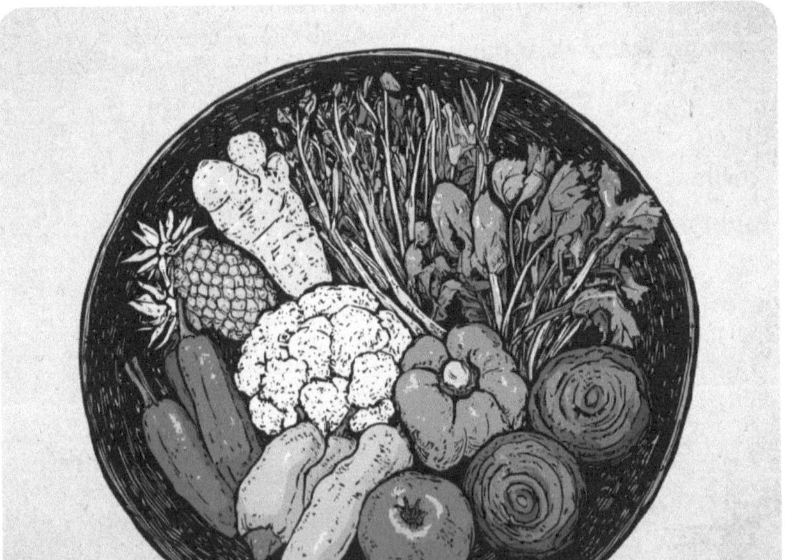

1. 1 Ernährungsmedizinische Prinzipien

Ernährungsmedizinische Prinzipien bilden das Fundament einer jeden Autoimmun-Ernährungsstrategie. Die richtige Nährstoffversorgung beeinflusst maßgeblich das Immunsystem und die Darmgesundheit, welche bei Autoimmunerkrankungen eine zentrale Rolle spielen. Unausgewogene Ernährung kann Entzündungen fördern und Symptome verschlimmern, während eine gezielte Ernährungsumstellung Beschwerden lindern und das Wohlbefinden steigern kann. Entdecken Sie im Folgenden, wie Sie durch die richtigen Ernährungsentscheidungen Ihre Gesundheit positiv beeinflussen können.

Eine ausgewogene Ernährung und eine gesunde Darmflora sind essenziell für ein funktionierendes Immunsystem und können Entzündungen, die bei Autoimmunerkrankungen eine zentrale Rolle spielen, reduzieren.

Zusammenhang zwischen Ernährung und Immunsystem

Die Ernährung beeinflusst das Immunsystem maßgeblich, indem sie die Verfügbarkeit von Nährstoffen bereitstellt, die für die Entwicklung und Funktion von Immunzellen benötigt werden. Eine unzureichende Zufuhr bestimmter Nährstoffe kann die Immunantwort schwächen und die Anfälligkeit für Infektionen erhöhen. So kann z.B. ein Mangel an Vitamin D die Abwehrkräfte reduzieren. [s1] Besonders relevant ist dieser Zusammenhang bei Menschen mit geschwächtem Immunsystem, wie z.B. bei HIV-Patienten. Hier ist eine ausreichende Nährstoffzufuhr wichtig, um die Wirkung von Medikamenten zu unterstützen und Infektionen vorzubeugen. [s2] Neben der Quantität der Nährstoffe ist auch ihre Qualität entscheidend. Vitamine, Omega-3-Fettsäuren und Polyphenole können die Immunfunktion modulieren und so die Abwehrkräfte stärken. [s1]

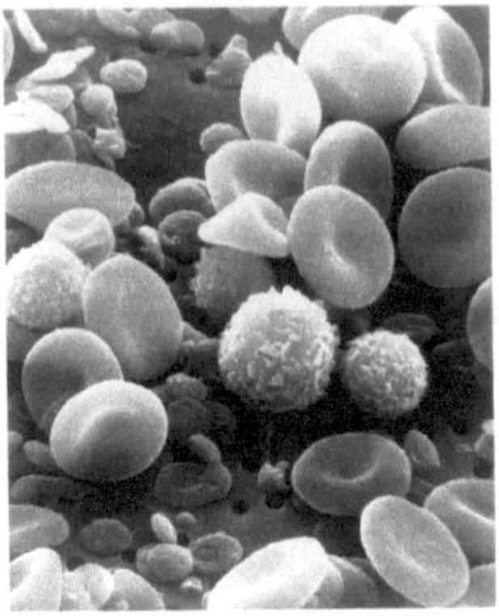

Immunzelle [i1]

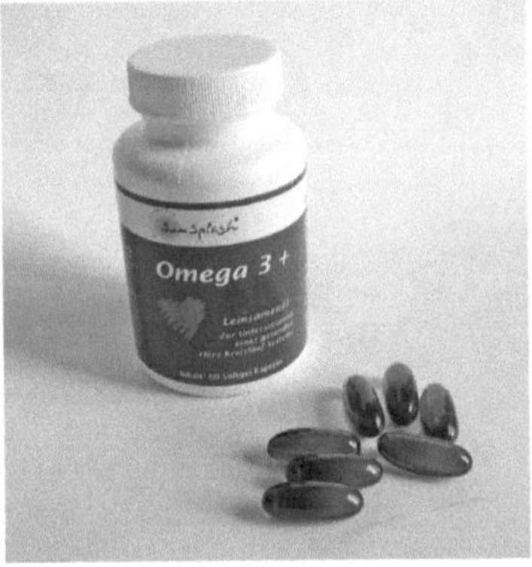

Omega-3-Fettsäuren [i2]

Ein weiterer wichtiger Aspekt im Zusammenhang zwischen Ernährung und Immunsystem ist die Darmgesundheit. Der Darm beherbergt einen Großteil der Immunzellen und spielt eine entscheidende Rolle bei der Abwehr von Krankheitserregern. Die Nahrung beeinflusst die Zusammensetzung der Darmflora (Mikrobiota), welche wiederum die Immunantwort steuert. [s1] Eine unausgewogene Ernährung kann zu einer Störung der Darmflora und in der Folge zu einer erhöhten Entzündungsneigung im Körper führen. Chronische Entzündungen wiederum können das Risiko für verschiedene Krankheiten, darunter auch Krebs, erhöhen. [s1] Bei Autoimmunerkrankungen, bei denen das Immunsystem fälschlicherweise körpereigene Zellen angreift, kann eine gezielte Ernährungsumstellung dazu beitragen, Entzündungen zu reduzieren und Symptome zu lindern. Durch den gezielten Verzicht auf bestimmte Lebensmittel und deren schrittweise Wiedereinführung lässt sich feststellen, welche Nahrungsmittel Entzündungsreaktionen auslösen und welche die Darmgesundheit fördern. [s3] Ein "durchlässiger Darm" kann Entzündungen bei Autoimmunerkrankungen verstärken und eine angepasste Ernährung kann helfen, diesen Zustand zu verbessern. [s3] Zusammenfassend lässt sich sagen, dass eine ausgewogene Ernährung mit ausreichend Vitaminen, Mineralstoffen, Omega-3-Fettsäuren und Polyphenolen die Grundlage für ein starkes Immunsystem bildet. Eine darmfreundliche Ernährung mit viel Obst, Gemüse und Ballaststoffen unterstützt eine gesunde Darmflora und kann so Entzündungen reduzieren. Bei bestimmten Erkrankungen wie HIV oder Autoimmunerkrankungen kann eine gezielte Ernährungsumstellung die Therapie unterstützen und die Lebensqualität verbessern. Wer an einer

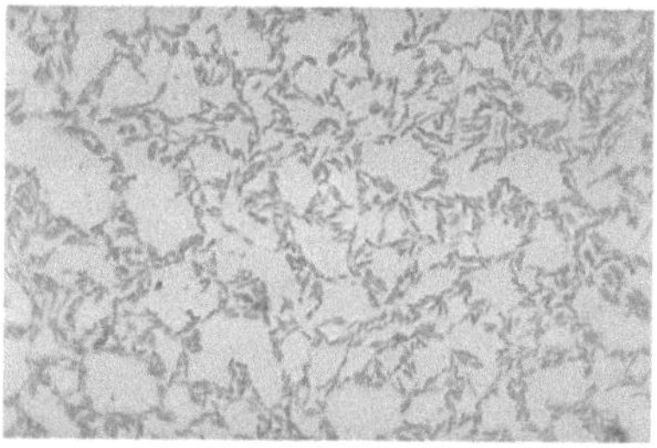

Mikrobiota [i3]

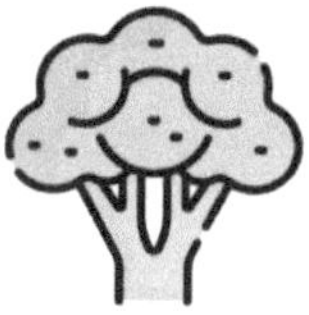

Autoimmunerkrankung leidet, sollte sich professionell beraten lassen, um eine individuell angepasste Ernährungsstrategie zu entwickeln.

Gut zu wissen

Autoimmunerkrankungen

Autoimmunerkrankungen sind Erkrankungen, bei denen das Immunsystem fälschlicherweise körpereigene Zellen und Gewebe angreift. Beispiele für Autoimmunerkrankungen sind Multiple Sklerose, Morbus Crohn und rheumatoide Arthritis. Eine gezielte Ernährungsumstellung kann dazu beitragen, Entzündungen zu reduzieren und die Symptome von Autoimmunerkrankungen zu lindern.

Durchlässiger Darm

Ein "durchlässiger Darm" (Leaky Gut Syndrom) ist ein Zustand, bei dem die Darmschleimhaut durchlässiger wird und Stoffe, die normalerweise im Darm bleiben sollten, in den Blutkreislauf gelangen. Dies kann Entzündungen im Körper fördern und zu verschiedenen gesundheitlichen Problemen, einschließlich Autoimmunerkrankungen, beitragen. Eine angepasste Ernährung kann helfen, die Darmschleimhaut zu stärken und die Durchlässigkeit zu reduzieren.

Mineralstoffe

Mineralstoffe sind anorganische Nährstoffe, die der Körper für verschiedene Funktionen benötigt, darunter den Aufbau von Knochen und Zähnen, die Regulation des Wasserhaushaltes und die Funktion des Nervensystems. Eine ausreichende Versorgung mit Mineralstoffen ist wichtig für ein starkes Immunsystem und die Prävention von chronischen Erkrankungen.

Auswirkung von Ernährungsumstellungen auf Entzündungsmarker

Veranschaulicht den Zusammenhang zwischen Ernährungseingriffen und Entzündungsreaktionen bei einem hypothetischen Patienten.

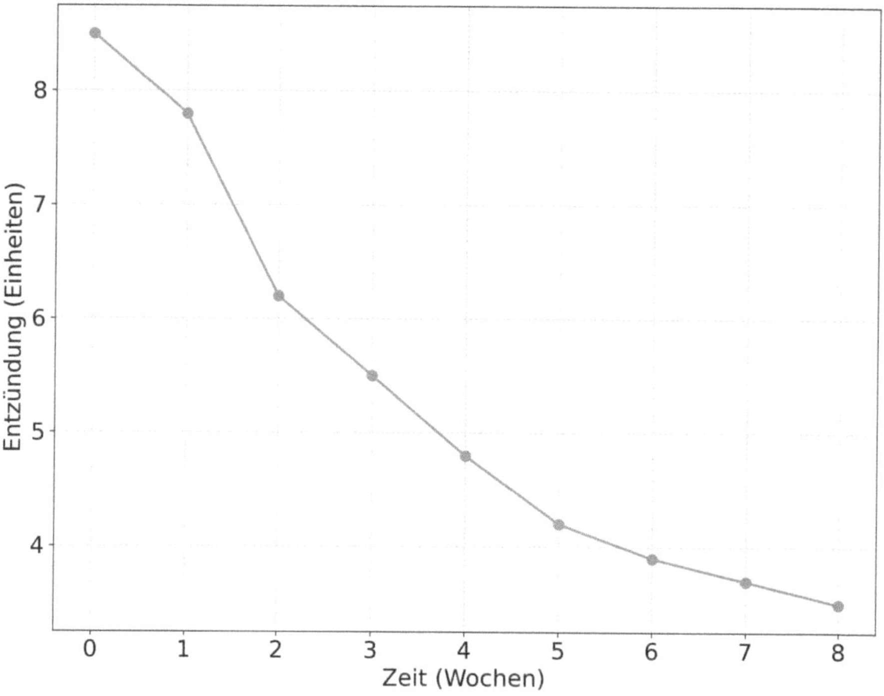

Das Diagramm zeigt einen deutlichen Rückgang der Entzündungsmarker nach der Umsetzung einer Eliminationsdiät. Dies deutet auf einen positiven Zusammenhang zwischen Ernährungsanpassungen und einer Verringerung von Entzündungen hin, was möglicherweise auf eine verbesserte Immunregulation hindeutet. Weitere Untersuchungen sind erforderlich, um spezifische Trigger-Lebensmittel zu identifizieren und das langfristige Ernährungsmanagement zu optimieren.

Wirkungsweise antientzündlicher Lebensmittel

Antientzündliche Lebensmittel wirken, indem sie die körpereigenen Entzündungsprozesse auf vielschichtige Weise beeinflussen. Sie liefern Nährstoffe, die direkt in den Entzündungsstoffwechsel eingreifen. Bioaktive Pflanzenstoffe, wie sie in Obst und Gemüse vorkommen, können z.B. die Aktivität entzündungsfördernder Enzyme hemmen. [s4] Darüber hinaus fördern antientzündliche Ernährungsweisen, wie die in Quelle [s5] beschriebene, die Diversität der Darmflora. Eine ausgewogene Mikrobiota produziert kurzkettige Fettsäuren, die wiederum die Darmbarriere stärken und so das Eindringen von entzündungsauslösenden Stoffen ins Blut reduzieren. Ein weiterer Wirkmechanismus liegt in der Reduktion von oxidativem Stress durch die Zufuhr von Antioxidantien. Diese schützen Zellen vor Schädigungen durch freie Radikale, die Entzündungsprozesse begünstigen. So können etwa Beeren, reich an Antioxidantien, dazu beitragen, das Entzündungsgeschehen im Körper zu mildern. Der Fokus auf unverarbeitete Lebensmittel innerhalb antientzündlicher Ernährungskonzepte minimiert zudem die Aufnahme von Zusatzstoffen und Transfetten, die ebenfalls Entzündungen fördern können. [s4] Die in Quelle [s6] erwähnte Eliminierungsphase der Autoimmunprotokoll-Diät (AIP) verdeutlicht diesen Ansatz, indem sie potenziell entzündungsfördernde Lebensmittelgruppen wie Getreide und Milchprodukte zunächst ausschließt. Die schrittweise Wiedereinführung erlaubt im Anschluss die Identifikation individueller Unverträglichkeiten und unterstützt die Entwicklung einer langfristigen, personalisierten Ernährungsstrategie. [s5] Diese Kombination aus gezielter Nährstoffzufuhr, Förderung der Darmgesundheit und Vermeidung entzündungsfördernder Substanzen bildet die Grundlage für die positive Wirkung antientzündlicher Lebensmittel.

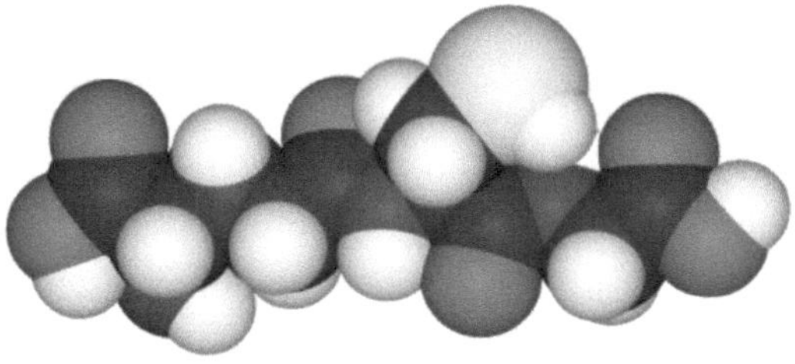

Antioxidantien [i4]

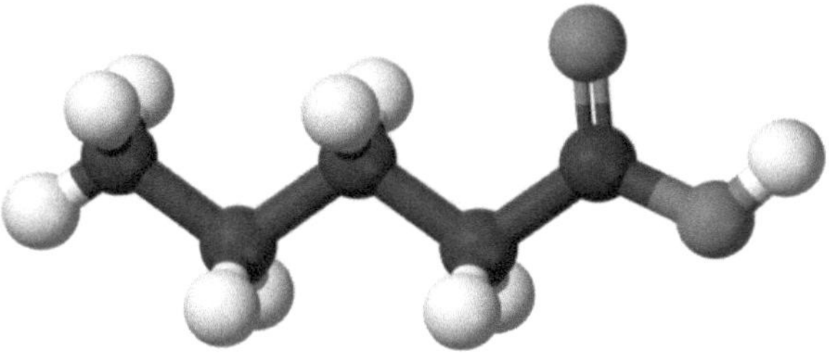

Kurzkettige Fettsäuren [i5]

Gut zu wissen

Autoimmunprotokoll-Diät (AIP)

Die Autoimmunprotokoll-Diät (AIP) ist eine Eliminationsdiät, die darauf abzielt, entzündungsfördernde Lebensmittel zu identifizieren und zu eliminieren. Sie kann bei der Behandlung von Autoimmunerkrankungen helfen, indem sie Entzündungen reduziert und die Darmgesundheit verbessert.

Bioaktive Pflanzenstoffe

Bioaktive Pflanzenstoffe, die in Obst, Gemüse, Kräutern und Gewürzen vorkommen, können Entzündungen modulieren, das Immunsystem regulieren und die Darmgesundheit positiv beeinflussen. Sie spielen eine wichtige Rolle in der Autoimmunernährung, da sie dazu beitragen können, die Symptome von Autoimmunerkrankungen zu lindern.

Wirksamkeit entzündungshemmender Lebensmittel

Wirksamkeit, Bioverfügbarkeit und Konsumhäufigkeit entzündungshemmender Lebensmittel.

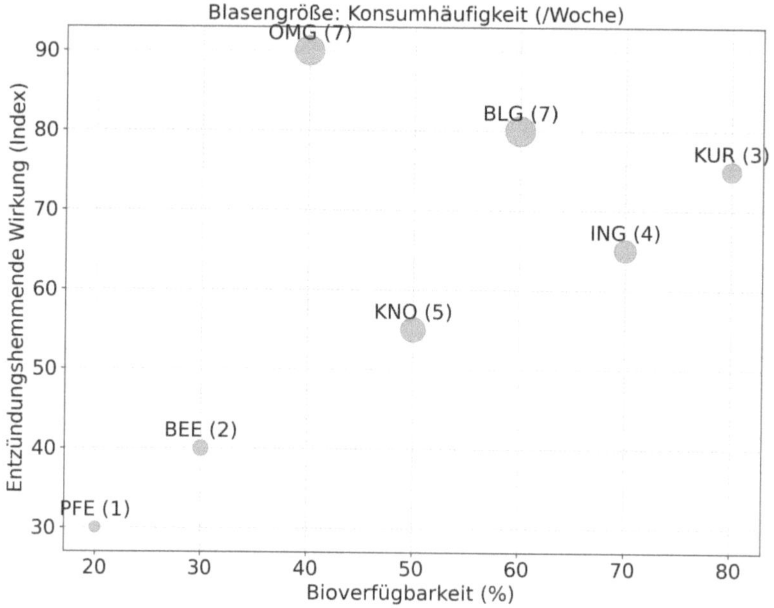

Blasengröße: Konsumhäufigkeit (/Woche)

BEE: Beeren

BLG: Blattgemüse

ING: Ingwer

KNO: Knoblauch

KUR: Kurkuma

OMG: Omega-3-Fettsäuren

PFE: Pfeffer

Lebensmittel mit hoher Bioverfügbarkeit wie Kurkuma und Ingwer zeigen bereits bei mäßigem Verzehr eine starke entzündungshemmende Wirkung. Blattgemüse, das zwar eine höhere Häufigkeit erfordert, bietet aufgrund der guten Bioverfügbarkeit erhebliche Vorteile. Omega-3-Fettsäuren zeigen trotz geringerer Bioverfügbarkeit bei häufigem Verzehr eine starke Wirkung. Einige Lebensmittel mit geringerer Bioverfügbarkeit und seltenerem Verzehr können zwar noch zu den gesamten entzündungshemmenden Vorteilen beitragen, zeigen aber eine weniger ausgeprägte Wirkung.

Bedeutung der Darmgesundheit

Der Darm, weit mehr als nur ein Verdauungsorgan, beeinflusst zahlreiche Körperfunktionen – vom Immunsystem über den Stoffwechsel bis hin zur psychischen Gesundheit. Die im Darm angesiedelte mikrobiota, eine komplexe Gemeinschaft von Mikroorganismen, moduliert die Immunantwort, indem sie mit dem darmassoziierten Immunsystem (GALT) interagiert [s7]. Nährstoffe aus der Nahrung, aber auch Antigene der Mikrobiota selbst, werden vom GALT aufgenommen und lösen gezielte Immunreaktionen aus. Diese Interaktion ist entscheidend für die Immunhomöostase, also das Gleichgewicht des Immunsystems. Eine Dysbiose, eine unausgewogene Zusammensetzung der Darmflora, kann diese Homöostase stören und zu erhöhter Entzündungsneigung und verschiedenen gesundheitlichen Problemen beitragen, wie etwa gastrointestinale Symptome bei Dysautonomie und Hypermobilitätssyndromen [s8]. Um die Darmflora positiv zu beeinflussen und die Nährstoffaufnahme zu verbessern, kann eine Ernährung, reich an Probiotika (wie sie in fermentierten Lebensmitteln vorkommen) und Präbiotika (wie Ballaststoffen in Obst und Gemüse), von Vorteil sein. Wer unter Symptomen wie Blähungen oder Bauchschmerzen leidet, könnte durch den Verzicht auf Lebensmittel, die eine Dysbiose fördern, Linderung erfahren. Ballaststoffe und Phytonährstoffe, reichlich vorhanden in pflanzlichen Lebensmitteln, fördern nicht nur die Darmgesundheit, sondern stärken auch das kardiovaskuläre und immunologische System [s9]. Eine überwiegend pflanzliche Ernährung bietet entzündungshemmende und antioxidative Vorteile. Die Optimierung der Nährstoffaufnahme durch eine solche Ernährungsweise kann das Risiko chronischer Erkrankungen senken.

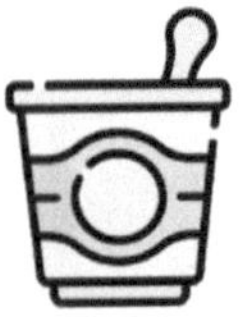

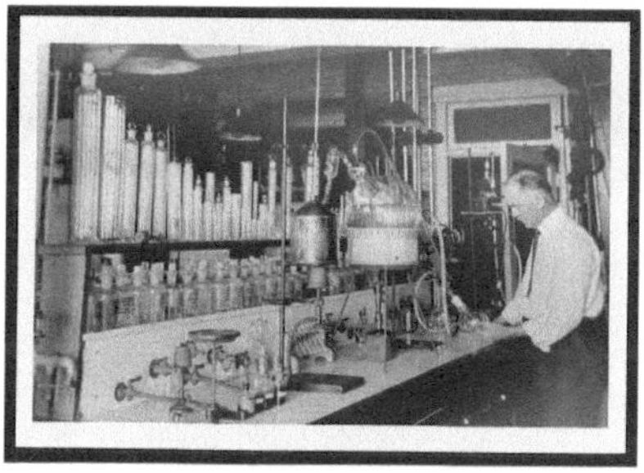

Phytonährstoffe [i6]

Darmflora Zusammensetzung

Typische Verteilung der Darmflora bei einem gesunden Erwachsenen.

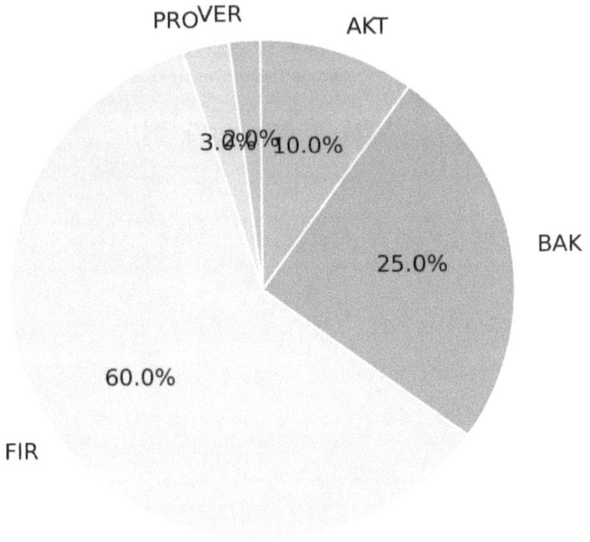

AKT: Aktinobakterien

BAK: Bacteroidetes

FIR: Firmicutes

PRO: Proteobakterien

VER: Verrucomicrobia

Ein ausgewogenes Darmmikrobiom ist entscheidend für die allgemeine Gesundheit, insbesondere im Zusammenhang mit Autoimmunerkrankungen. Obwohl individuelle Unterschiede bestehen, stellt dieses Diagramm eine allgemeine Verteilung der Bakterienstämme dar. Die Dominanz von Firmicutes und Bacteroidetes unterstreicht ihre Bedeutung für die Verdauung, die Nährstoffaufnahme und die Immunregulation. Eine signifikante Verringerung eines der beiden Stämme, zusammen mit einer Zunahme von Proteobacteria, könnte auf eine Dysbiose hindeuten und weitere Untersuchungen rechtfertigen.

Konkrete Ratschläge

- Integrieren Sie regelmäßig fermentierte Lebensmittel wie Sauerkraut oder Kimchi in Ihre Ernährung, um Ihre Darmflora zu unterstützen.
- Experimentieren Sie mit verschiedenen Ballaststoffquellen, von Leinsamen über Flohsamenschalen bis hin zu Chiasamen, um die optimale Verträglichkeit für Ihren Darm zu finden.
- Konzentrieren Sie sich auf Lebensmittel mit entzündungshemmenden Eigenschaften, wie Kurkuma, Ingwer und grünes Blattgemüse.
- Erstellen Sie ein Ernährungstagebuch, um den Einfluss bestimmter Lebensmittel auf Ihr Wohlbefinden und Ihre Autoimmunreaktion zu dokumentieren.
- Variieren Sie Ihre Proteinquellen und integrieren Sie regelmäßig pflanzliche Proteine wie Linsen, Bohnen und Quinoa.
- Achten Sie auf eine ausreichende Flüssigkeitszufuhr, idealerweise mit Wasser, ungesüßten Tees und verdünnten Gemüsesäften.
- Bereiten Sie Ihre Mahlzeiten frisch zu und reduzieren Sie den Konsum von verarbeiteten Lebensmitteln, um Zusatzstoffe zu minimieren.
- Essen Sie bewusst und langsam, um die Verdauung zu unterstützen und Stress beim Essen zu reduzieren.
- Planen Sie Ihre Mahlzeiten im Voraus, um ungesunde Ernährungsweisen in stressigen Situationen zu vermeiden.
- Suchen Sie den Austausch mit anderen Betroffenen, um sich gegenseitig zu motivieren und neue Inspirationen für Ihre Ernährung zu erhalten.
- Beobachten Sie Ihre individuellen Reaktionen auf Lebensmittel und passen Sie Ihre Ernährung entsprechend an.

1. 2 Antientzündliche Ernährungsformen

Chronische Entzündungen spielen bei Autoimmunerkrankungen eine zentrale Rolle und beeinflussen maßgeblich den Krankheitsverlauf. Antientzündliche Ernährungsformen bieten hier einen vielversprechenden Ansatz, um Symptome zu lindern und die Lebensqualität zu verbessern. Dieser Abschnitt beleuchtet verschiedene Ernährungsstrategien, von paläo-orientierten Konzepten über die mediterrane Kost bis hin zu traditionellen Heilkostformen und analysiert deren Potenziale und Herausforderungen. Entdecken Sie, wie Sie durch eine gezielte Ernährungsumstellung aktiv zu Ihrem Wohlbefinden beitragen können.

Sowohl Paleo-orientierte als auch mediterrane Ernährungsweisen bieten antientzündliche Vorteile, erfordern jedoch eine flexible Interpretation und individuelle Anpassung, um Nährstoffdefizite zu vermeiden und die langfristige Umsetzbarkeit zu gewährleisten.

Paläo-orientierte Kostformen

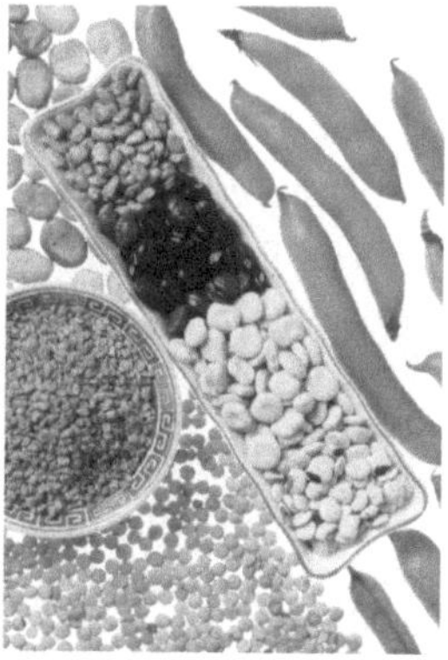

Hülsenfrüchte [i7]

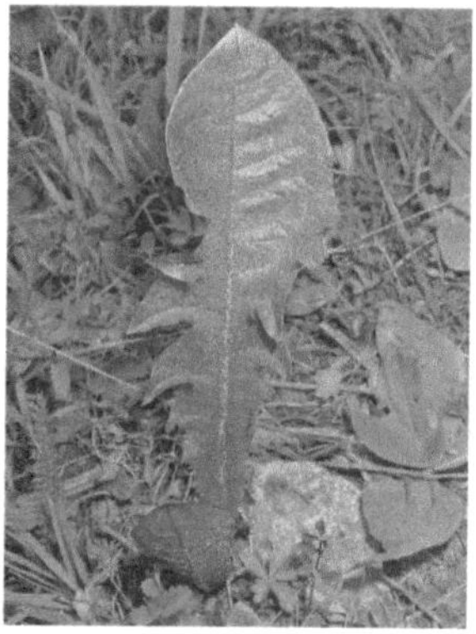

Nährstoffdefizit [i8]

Paläo-orientierte Kostformen, oft vereinfacht als „Paläo-Diät" bezeichnet, orientieren sich an den vermuteten Ernährungsgewohnheiten unserer Vorfahren aus der Altsteinzeit. Das bedeutet einen Fokus auf unverarbeitete Lebensmittel wie mageres Fleisch, Fisch, Obst, Gemüse, Nüsse und Samen. Getreideprodukte, Hülsenfrüchte, Milchprodukte und raffinierter Zucker, die erst mit der Entwicklung von Ackerbau und Viehzucht in der menschlichen Ernährung auftauchten, werden dagegen vermieden. [s10] Ein solcher Ansatz kann positive Auswirkungen auf die Gesundheit haben, birgt aber auch Risiken. Die durch den Verzicht auf Getreide und Hülsenfrüchte entstehende reduzierte Kohlenhydrataufnahme kann zu einer anfänglichen Gewichtsabnahme und einer verbesserten Insulinempfindlichkeit führen. Der hohe Anteil an Obst und Gemüse liefert wichtige Vitamine, Mineralstoffe und Antioxidantien. Der Fokus auf unverarbeitete Lebensmittel kann dazu beitragen, den Konsum von stark verarbeiteten Produkten mit Zusatzstoffen, Transfetten und raffiniertem Zucker zu reduzieren, die mit chronischen Entzündungen in Verbindung gebracht werden. Gleichzeitig besteht bei einer strikten

Umsetzung der Paläo-orientierten Kostform die Gefahr von Nährstoffdefiziten, insbesondere bei Kalzium, Vitamin D und B-Vitaminen. Eine unzureichende Zufuhr dieser Nährstoffe kann langfristig negative Folgen für die Knochengesundheit, das Nervensystem und den Energiestoffwechsel haben. Zudem ist die Paläo-Kost für viele aufgrund der umfassenden Lebensmittelbeschränkungen im Alltag schwer umsetzbar. Eine langfristige Einhaltung erfordert Planung und Disziplin. So kann etwa der Besuch eines Restaurants oder die Teilnahme an sozialen Veranstaltungen, bei denen die Speisen nicht selbst zubereitet werden können, zu Schwierigkeiten führen. Studien weisen darauf hin, dass bei einigen Erkrankungen positive Effekte durch eine

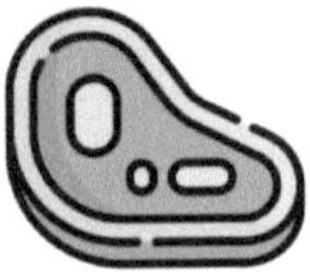

Paläo-orientierte Ernährung zu beobachten sind. So kann beispielsweise bei bestimmten Patientengruppen eine Verbesserung der Müdigkeit eintreten. [s11] Diese Beobachtung sollte jedoch differenziert betrachtet werden, da die Studienlage noch begrenzt ist und weitere Forschung notwendig ist, um die langfristigen Auswirkungen und potenziellen Risiken einer Paläo-orientierten Ernährung umfassend zu bewerten. Anstatt die Paläo-Kost als starres Konzept zu verstehen, bietet sich eine flexible Interpretation an. So können Prinzipien wie der Fokus auf unverarbeitete Lebensmittel und eine reduzierte Zufuhr von raffiniertem Zucker in den individuellen Ernährungsplan integriert werden, ohne vollständig auf Getreide, Hülsenfrüchte und Milchprodukte verzichten zu müssen. Eine solche „Paläo-orientierte" Ernährung kann helfen, von den Vorteilen des Konzepts zu profitieren und gleichzeitig das Risiko von Nährstoffdefiziten zu minimieren. Diese angepasste Form erlaubt mehr Flexibilität und erleichtert die langfristige Integration in den Alltag. Eine individuelle Ernährungsberatung kann dabei helfen, die für die jeweilige Person optimale Balance zu finden.

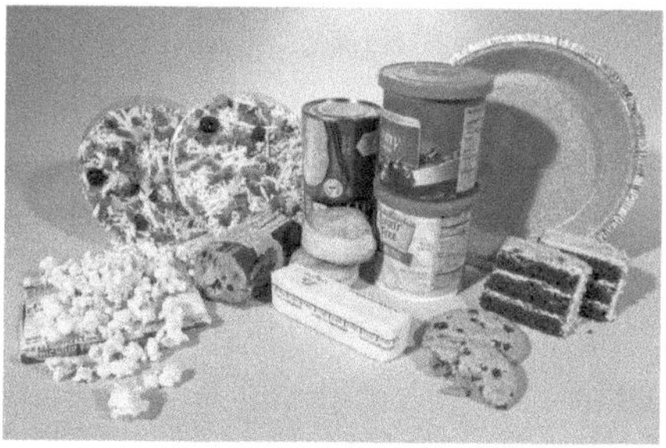

Transfette [i9]

Gut zu wissen

Insulinempfindlichkeit

Die Insulinempfindlichkeit beschreibt, wie effektiv der Körper auf das Hormon Insulin reagiert. Eine hohe Insulinempfindlichkeit bedeutet, dass die Zellen Glukose aus dem Blutkreislauf effektiv aufnehmen können, was zu einem stabilen Blutzuckerspiegel führt. Bei Autoimmunerkrankungen kann eine verbesserte Insulinempfindlichkeit dazu beitragen, Entzündungen zu reduzieren und das Risiko von Folgeerkrankungen zu senken.

Paläo-orientierte Kostformen

Paläo-orientierte Ernährungsweisen konzentrieren sich auf Lebensmittel, die in der Altsteinzeit verfügbar gewesen wären, wie mageres Fleisch, Fisch, Obst, Gemüse, Nüsse und Samen. Sie schließen in der Regel Getreide, Hülsenfrüchte, Milchprodukte und verarbeitete Lebensmittel aus. Im Kontext von Autoimmunerkrankungen kann dieser Ansatz dazu beitragen, Entzündungen zu reduzieren und die Darmgesundheit zu verbessern, indem er potenzielle Triggerfaktoren eliminiert. Es ist jedoch wichtig, auf eine ausreichende Nährstoffzufuhr zu achten, da der Verzicht auf bestimmte Lebensmittelgruppen zu Mangelerscheinungen führen kann.

Paläo-Diät Variationen und Schwerpunkte

Vergleich von Paläo-Diät-Variationen und deren Schwerpunkte.

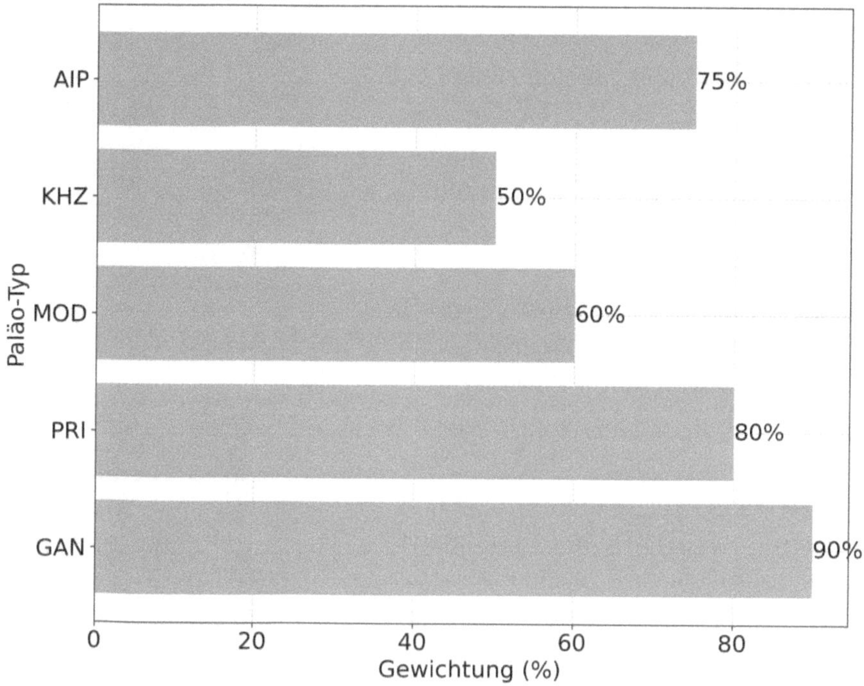

AIP: Autoimmunprotokoll

KHZ: Kohlenhydratarme Paläo

PRI: Ursprüngliche Paläo

GAN: Ganzheitliche Paläo-Ernährung

MOD: Modifizierte Paläo

Das Diagramm hebt die unterschiedlichen Schwerpunkte auf bestimmte Ernährungskomponenten in verschiedenen Paläo-Ansätzen hervor. Während alle Vollwertkost priorisieren, unterscheidet sich die relative Bedeutung von Faktoren wie der strikten AIP-Konformität oder der Kohlenhydratrestriktion, was eine personalisierte Anpassung an die individuellen Bedürfnisse und Toleranzen ermöglicht.

Mediterrane Ernährungsweise

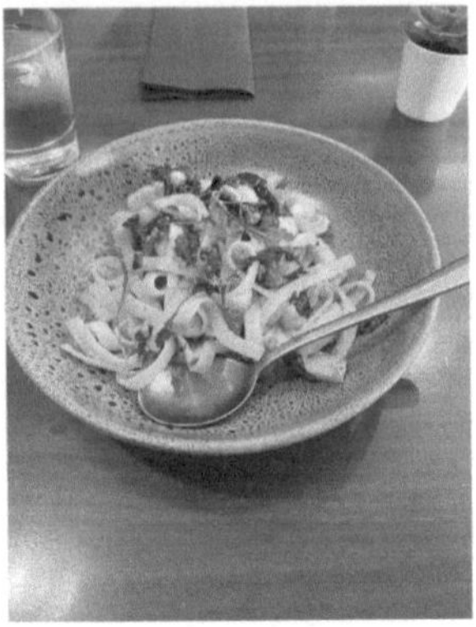

Meeresfrüchte [i10]

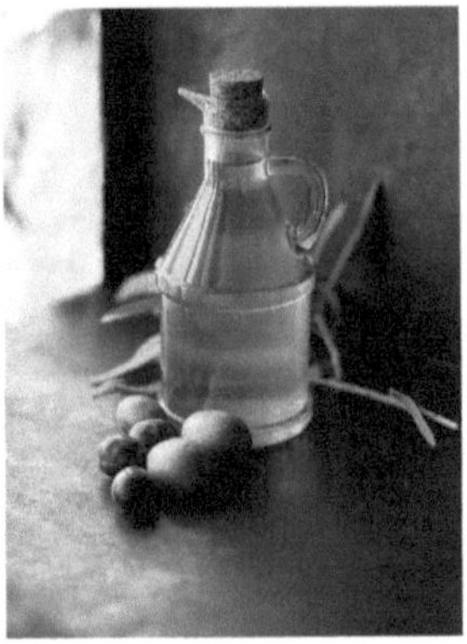

Olivenöl [i11]

Die <u>mediterrane Ernährungsweise</u>, basierend auf frischen, saisonalen und regionalen Produkten, gilt als wirksame antientzündliche Ernährungsform. [s12] Kern dieser Ernährungsweise sind großzügige Mengen an Obst und Gemüse, Vollkornprodukte, ungesättigte Fettsäuren sowie mageres Eiweiß aus Hülsenfrüchten und Fisch. [s12] Olivenöl dient als primäre Fettquelle und liefert wertvolle Phenole, die nicht nur entzündungshemmend wirken, sondern auch das Nervensystem vor oxidativem Stress schützen. [s13] Ein moderater Weinkonsum kann ebenfalls Teil dieser Ernährungsform sein. [s14] Im Gegensatz zu der typischen westlichen Ernährung mit ihrem hohen Anteil an rotem Fleisch, gesättigten Fettsäuren und Zucker, priorisiert die mediterrane Kost pflanzliche Lebensmittel und begrenzt den Konsum von rotem Fleisch, Eiern und Süßwaren. [s15] Ein wöchentlicher Speiseplan könnte beispielsweise mehrmals Fisch und Meeresfrüchte, täglich unterschiedliche Obst- und Gemüsesorten sowie Vollkornprodukte beinhalten, während rotes Fleisch nur selten auf den Tisch kommt. Die mediterrane Ernährungsweise zielt darauf ab, die Zufuhr von gesättigten und Transfetten zu reduzieren und stattdessen ungesättigte

Fette zu bevorzugen. [s12] Dies wirkt sich positiv auf das Lipidprofil aus und senkt das Risiko für Herz-Kreislauf-Erkrankungen. [s12] Die Kombination verschiedener gesunder Lebensmittel in der mediterranen Ernährungsweise verstärkt die positiven Effekte, da die isolierte Aufnahme einzelner Nährstoffe in ausreichender Menge oft schwierig ist. [s16] Die positiven Auswirkungen der mediterranen Ernährungsweise zeigen sich auch in einem geringeren Risiko für bestimmte Krebsarten wie Brust- und Darmkrebs sowie für neurodegenerative Erkrankungen wie Alzheimer. [s12] [s15] Darüber hinaus unterstützt die hohe Ballaststoffzufuhr aus Obst, Gemüse und Vollkornprodukten ein gesundes Darmmikrobiom, das wiederum die Produktion kurzkettiger Fettsäuren fördert und die Darmbarriere stärkt. [s17] [s18] Diese kurzkettigen Fettsäuren tragen ebenfalls zur Entzündungshemmung bei. Studien belegen, dass die mediterrane Ernährungsweise Entzündungsmarker wie C-reaktives Protein, Interleukin-6 und Tumornekrosefaktor-alpha senken kann. [s14] Diese entzündungshemmenden Eigenschaften werden den enthaltenen Antioxidantien und phenolischen Verbindungen zugeschrieben. [s14] Die mediterrane Ernährungsweise kann somit als vielversprechender Ansatz zur Prävention und Behandlung chronischer Entzündungskrankheiten, einschließlich Autoimmunerkrankungen, betrachtet werden. [s17]

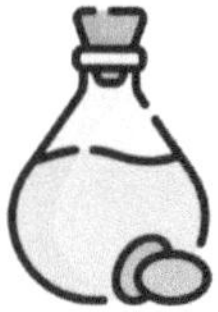

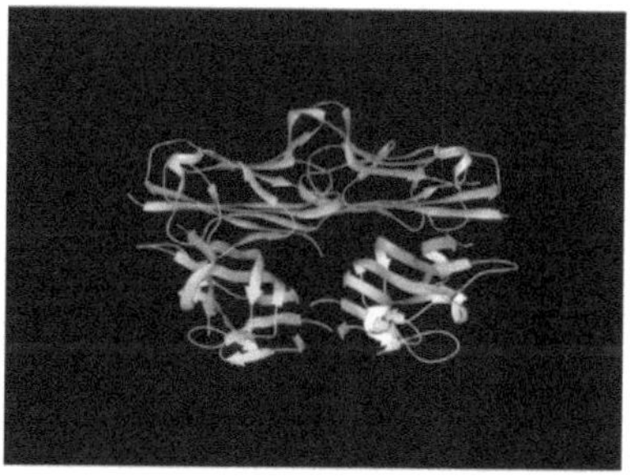

Tumornekrosefaktor-alpha [i12]

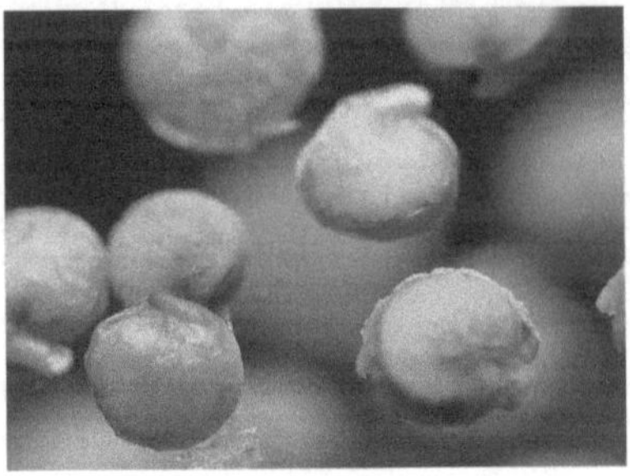

Vollkornprodukte [i13]

Gut zu wissen

Mediterrane Ernährungsweise

Die mediterrane Ernährungsweise kann durch die Reduktion von Entzündungsmarkern und die Stärkung des Immunsystems dazu beitragen, Autoimmunreaktionen zu regulieren und die Symptome zu lindern. Sie ist reich an Antioxidantien, die Zellen vor Schäden schützen und so Entzündungen vorbeugen.

Tumornekrosefaktor-alpha

Tumornekrosefaktor-alpha ist ein weiterer Entzündungsbotenstoff, der bei Autoimmunerkrankungen eine Rolle spielt. Die mediterrane Ernährungsweise kann helfen, die Konzentration von Tumornekrosefaktor-alpha zu reduzieren und so Entzündungen zu hemmen.

Mediterrane Ernährungsgruppen

Typische Verteilung der Lebensmittelgruppen in einer mediterranen Ernährung.

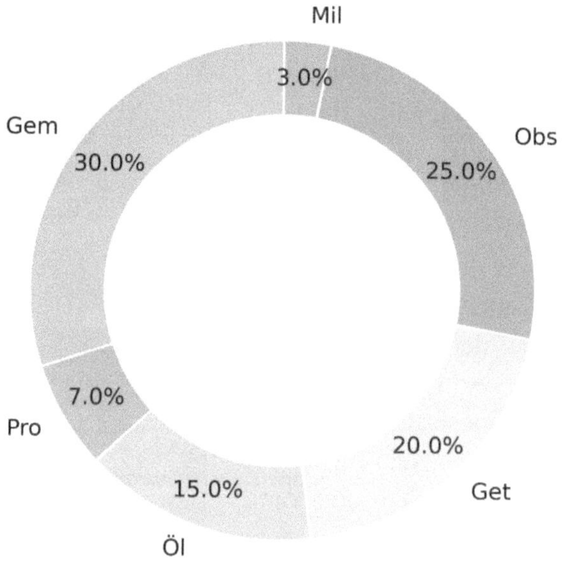

Gem: Gemüse

Mil: Milchprodukte (Joghurt, Käse)

Öl: Olivenöl und gesunde Fette

Get: Vollkornprodukte

Obs: Obst

Pro: Mageres Eiweiß (Fisch, Geflügel, Hülsenfrüchte)

Dieses Diagramm unterstreicht die Betonung pflanzlicher Lebensmittel in der mediterranen Ernährung. Obst, Gemüse und Vollkornprodukte machen den Großteil der Aufnahme aus und liefern eine reiche Quelle an Ballaststoffen, Vitaminen und Antioxidantien. Gesunde Fette aus Olivenöl und Nüssen tragen erheblich dazu bei, während moderate Portionen von magerem Eiweiß und Milchprodukten das Ernährungsmuster abrunden. Dieses Gleichgewicht trägt zu den entzündungshemmenden Eigenschaften der Ernährung bei.

Traditionelle Heilkostformen

Traditionelle Heilkostformen bieten vielfältige Ansätze zur Linderung von Entzündungen und zur Unterstützung der Gesundheit. Ayurveda, die traditionelle indische Medizin, betont die Balance der Doshas – Vata, Pitta und Kapha – durch eine individuell angepasste Ernährung. So gelten Ingwer und Kurkuma als entzündungshemmend und finden in der ayurvedischen Küche breite Anwendung. Die Traditionelle Chinesische Medizin (TCM) nutzt ebenfalls Nahrungsmittel zur Harmonisierung von Yin und Yang und dem Fluss des Qi. Hier kommen beispielsweise wärmende Gewürze wie Zimt bei Kälte-Symptomen zum Einsatz, während kühlende Lebensmittel wie Gurke bei Hitze-Symptomen empfohlen werden. Auch die mediterrane Ernährungsweise, reich an Olivenöl, Fisch, Obst und Gemüse, zeigt nachweislich entzündungshemmende Effekte. Diese Kostform liefert wertvolle ungesättigte Fettsäuren und antioxidantien, die oxidative Stressreaktionen kontrollieren und so Entzündungsprozesse reduzieren können [s19] [s20]. Ein weiterer Aspekt traditioneller Heilkostformen ist die Berücksichtigung des Darmmikrobioms. Eine ballaststoffreiche Ernährung, wie sie in vielen traditionellen Kostformen üblich ist, fördert ein gesundes Darmmilieu

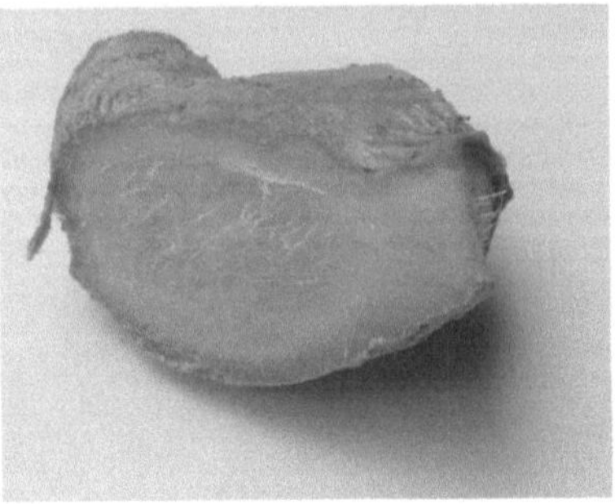

Ingwer [i14]

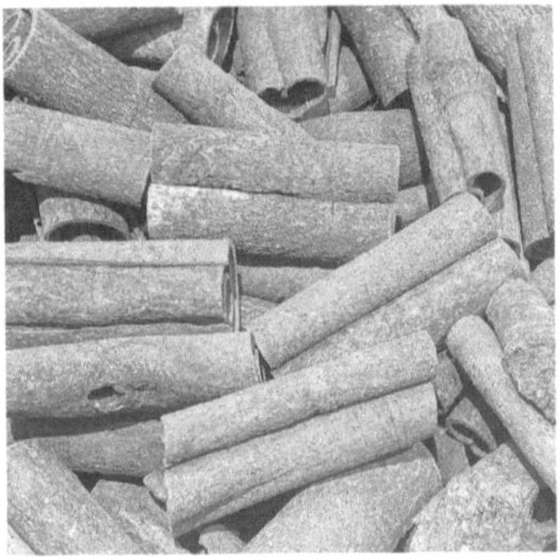

Zimt [i15]

und kann so ebenfalls Entzündungen entgegenwirken [s19]. Die Integration von Elementen traditioneller Heilkostformen kann den individuellen Ernährungsplan bereichern und die Gesundheit positiv beeinflussen. Eine individuelle Ernährungsberatung kann dabei helfen, die passende Ernährungsstrategie zu finden und diese in den Alltag zu integrieren. Eine solche Beratung berücksichtigt persönliche Bedürfnisse und gesundheitliche Voraussetzungen und kann so einen maßgeschneiderten Ansatz bieten, der die Vorteile traditioneller Heilkostformen optimal nutzt.

Entzündungshemmende Ernährungsansätze in traditionellen Heilsystemen

Vergleich der entzündungshemmenden Wirkungen

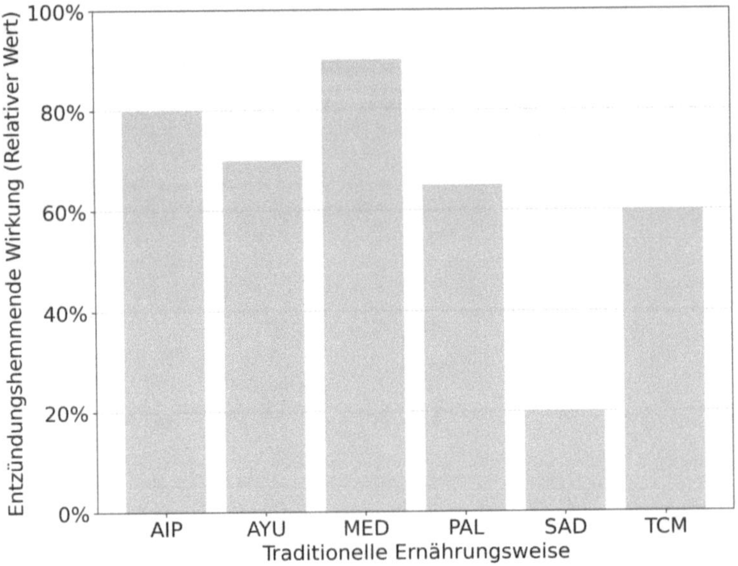

AIP: Autoimmunprotokoll
AYU: Ayurvedisch
MED: Mediterran
PAL: Paleo
SAD: Standardamerikanische Ernährung
TCM: Traditionelle Chinesische Medizin

Diese Grafik hebt das relative entzündungshemmende Potenzial verschiedener traditioneller Ernährungsformen hervor. Die mediterrane Ernährung weist die stärksten entzündungshemmenden Eigenschaften auf, wahrscheinlich aufgrund ihrer Betonung von Obst, Gemüse und gesunden Fetten. Während die ayurvedische und die traditionelle chinesische Medizin ebenfalls eine bemerkenswerte entzündungshemmende Wirkung zeigen, ist weitere Forschung erforderlich, um ihre Mechanismen und die optimale Anwendung bei Autoimmunerkrankungen vollständig zu verstehen. Die Standardamerikanische Ernährung zeigt das geringste entzündungshemmende Potenzial, was die Bedeutung von Ernährungsumstellungen bei der Behandlung von Entzündungen unterstreicht.

Konkrete Ratschläge

- Entdecken Sie die Vielfalt der Gewürze und Kräuter und setzen Sie diese gezielt ein, um Ihre Mahlzeiten geschmackvoll zu verfeinern und gleichzeitig von ihren entzündungshemmenden Eigenschaften zu profitieren.
- Kreieren Sie Ihre eigenen Anti-Entzündungs-Smoothies mit Zutaten wie Spinat, Beeren und Kurkuma, um wichtige Nährstoffe konzentriert aufzunehmen.
- Integrieren Sie regelmäßig selbstgemachte Knochenbrühe in Ihren Speiseplan, um Ihre Darmgesundheit und Ihr Immunsystem zu unterstützen.
- Ersetzen Sie raffinierte Getreideprodukte durch nährstoffreiche Alternativen wie Quinoa, Buchweizen oder Amaranth, um Ihre Nährstoffzufuhr zu optimieren.
- Bauen Sie Wildkräuter und -pflanzen wie Brennnessel oder Löwenzahn in Ihre Ernährung ein, um von ihren natürlichen entzündungshemmenden Wirkstoffen zu profitieren.
- Tauschen Sie herkömmliche Öle gegen hochwertige, kaltgepresste Öle wie Leinöl oder Olivenöl aus, um Ihre Versorgung mit essentiellen Fettsäuren zu verbessern.
- Experimentieren Sie mit verschiedenen Zubereitungsarten wie Dämpfen oder Schmoren, um die Nährstoffe in Ihren Lebensmitteln bestmöglich zu erhalten.
- Richten Sie Ihren Fokus auf saisonale und regionale Lebensmittel, um von ihrer Frische und ihrem hohen Nährstoffgehalt zu profitieren.
- Schaffen Sie sich ein entspanntes Essensumfeld, um Ihre Verdauung zu fördern und die positive Wirkung Ihrer Ernährung zu verstärken.

1. 3 Nährstoffbedarf bei Autoimmunerkrankungen

Bei Autoimmunerkrankungen spielt die Nährstoffversorgung eine entscheidende Rolle. Mineralstoffe wie Zink, Kupfer und Selen, aber auch Vitamine wie D und B6 beeinflussen entscheidend die Immunantwort und können den Krankheitsverlauf modulieren. Ein Mangel oder Ungleichgewicht dieser Mikronährstoffe kann die Immunfunktion beeinträchtigen und Entzündungsprozesse verstärken. Auch sekundäre Pflanzenstoffe, die in Obst und Gemüse vorkommen, wirken sich auf das Immunsystem aus. Sie interagieren mit Rezeptoren, die an der Regulation von Immunreaktionen beteiligt sind. Dieses Kapitel liefert Ihnen das notwendige Wissen, um die Bedeutung der Nährstoffe bei Autoimmunerkrankungen zu verstehen und Ernährungsstrategien optimal einzusetzen.

Bei Autoimmunerkrankungen ist ein ausgewogener Mineralstoffhaushalt, insbesondere von Zink, Selen, Kupfer und Eisen, entscheidend für eine gesunde Immunmodulation und kann den Krankheitsverlauf positiv beeinflussen.

Essenzielle Mineralstoffe

Mineralstoffe sind an zahlreichen Prozessen im Körper beteiligt und beeinflussen so auch den Verlauf von Autoimmunerkrankungen. Ein Ungleichgewicht im Haushalt bestimmter Mineralstoffe wie Zink, Kupfer, Mangan und Eisen kann mit einer verminderten antioxidativen Aktivität und dem Auftreten von Autoimmunerkrankungen einhergehen [s21]. Zink moduliert die Immunantwort, indem es die Produktion von Th1-Zytokinen aktiviert und eine übermäßige Verschiebung zu Th2-Zellen verhindert [s21]. Sinkt der Zinkspiegel, wie es bei Patienten mit Autoimmunerkrankungen oft beobachtet wird, kann dies zu Immundefekten führen [s21]. Kupfer ist an der Energieübertragung und Zellatmung beteiligt. Ein Kupfermangel kann zu Veränderungen der Immunfunktion führen [s21]. Chrom wiederum beeinflusst den Lipid-, Protein- und Kohlenhydratstoffwechsel. Ein Mangel kann mit einer schlechten Glukosetoleranz verbunden sein [s21]. Die komplexen Wechselwirkungen zwischen verschiedenen Spurenelementen können bei der Entstehung von Stoffwechselerkrankungen eine Rolle spielen [s21]. So kann ein Zinkmangel die Funktion von natürlichen Killerzellen und die Phagozytose von Neutrophilen reduzieren, was die Anfälligkeit für Infektionen erhöht [s22]. Auch die Bioverfügbarkeit von Mineralstoffen wie Zink und Selen beeinflusst deren Wirksamkeit bei der Immunmodulation, insbesondere bei Autoimmunerkrankungen [s23]. Zink kann die NF-κB-Signalwege hemmen und so die Produktion pro-inflammatorischer Zytokine reduzieren [s23]. Selen wirkt ebenfalls anti-inflammatorisch und kann die Immunantwort von Th1-Zellen und die Antikörperproduktion steigern [s23]. Bei Hashimoto-Thyreoiditis, einer Autoimmunerkrankung der Schilddrüse, können Mineralstoffmängel eine Rolle bei der Entstehung und Entwicklung der Erkrankung spielen [s24]. Eisen und Selen sind für die Bildung der Schilddrüsenhormone T3 und T4 notwendig, während Zink die T3-Rezeptoren aktiviert [s24]. Ein Zinkmangel kann die T3- und T4-Spiegel stören und die Produktion von Antikörpern gegen

Schilddrüsenantigene erhöhen [s24]. Neben diesen Mineralstoffen sind auch Magnesium, Kalium, Phosphor und Chrom relevant für die Schilddrüsenfunktion [s24]. Jod ist essenziell für die Schilddrüsenhormonsynthese [s25]. Selen kann die Autoantikörper der Schilddrüse reduzieren und die Schilddrüsenfunktion verbessern, erfordert aber eine sorgfältige Überwachung [s25]. Eine ausreichende Zufuhr von Jod, Selen und Eisen ist wichtig für die Synthese und den Metabolismus von Schilddrüsenhormonen [s26]. Entzündungen im Auge können durch Vitamin D reduziert werden [s27]. Personen mit einer Schilddrüsenvergrößerung sollten ihren Zinkspiegel überprüfen lassen [s25].

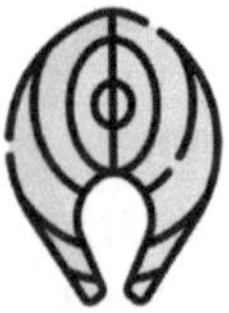

Gut zu wissen

Bioverfügbarkeit

Die Bioverfügbarkeit beschreibt den Anteil eines Nährstoffs, der vom Körper aufgenommen und verwertet werden kann. Die Bioverfügbarkeit von Mineralstoffen kann durch verschiedene Faktoren beeinflusst werden, wie z.B. die chemische Form des Mineralstoffs, die gleichzeitige Aufnahme anderer Nährstoffe und den Gesundheitszustand des Darms.

Hashimoto-Thyreoiditis

Die Hashimoto-Thyreoiditis ist eine Autoimmunerkrankung, bei der das Immunsystem die Schilddrüse angreift und chronisch entzündet. Dies führt zu einer Unterfunktion der Schilddrüse (Hypothyreose).

Neutrophile

Neutrophile sind eine Art weißer Blutkörperchen, die eine wichtige Rolle bei der Bekämpfung von bakteriellen Infektionen spielen. Sie gehören zu den ersten Zellen, die am Ort einer Entzündung eintreffen und können durch Phagozytose Bakterien abtöten.

Phagozytose

Phagozytose ist der Prozess, bei dem spezialisierte Zellen des Immunsystems, wie z.B. Makrophagen und Neutrophile, Krankheitserreger, Zelltrümmer oder andere Fremdkörper aufnehmen und zerstören. Eine Beeinträchtigung der Phagozytose kann die Anfälligkeit für Infektionen erhöhen und den Verlauf von Autoimmunerkrankungen beeinflussen.

Aufnahme essentieller Mineralien bei Autoimmunerkrankungen

Empfohlene tägliche Aufnahme wichtiger Mineralien.

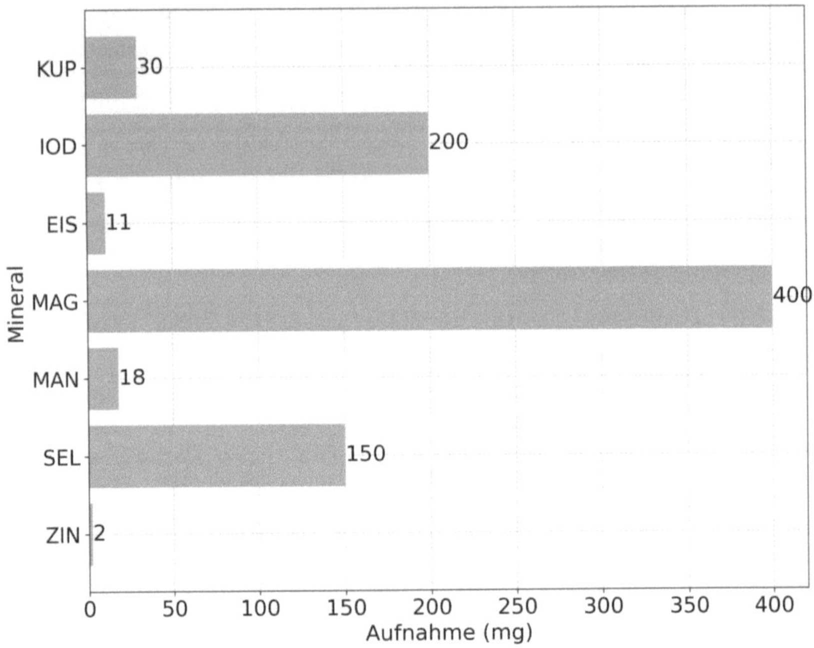

EIS: Eisen

IOD: Jod

KUP: Kupfer

MAG: Magnesium

MAN: Mangan

SEL: Selen

ZIN: Zink

Diese Grafik zeigt die unterschiedlichen empfohlenen Tagesdosen für mehrere essentielle Mineralien und unterstreicht die Bedeutung einer ausgewogenen Mineralienzufuhr für Personen, die Autoimmunerkrankungen behandeln. Magnesium und Zink weisen vergleichsweise höhere empfohlene Zufuhren auf, was auf ihre potenzielle Bedeutung für die Unterstützung der Immunfunktion und der allgemeinen Gesundheit in diesem Zusammenhang hindeutet. Obwohl der individuelle Bedarf variieren kann, bietet diese Tabelle einen allgemeinen Überblick über die angestrebten Zufuhrmengen.

Wichtige Vitamine

Vitamine sind organische Verbindungen, die der Körper für diverse Funktionen benötigt, darunter auch die Regulation des Immunsystems. Bei Autoimmunerkrankungen, bei denen das Immunsystem fälschlicherweise körpereigene Zellen angreift, ist eine adäquate Vitaminversorgung besonders wichtig. Vitamin D beeinflusst sowohl die angeborene als auch die adaptive Immunantwort und kann Entzündungsprozesse modulieren [s28]. Studien legen nahe, dass eine Vitamin-D-Supplementierung bei bestimmten Schilddrüsenerkrankungen vorteilhaft sein könnte [s28]. Ein weiterer wichtiger Mikronährstoff ist Vitamin B6, das an der Bildung von Lymphozyten und Interleukin-2 beteiligt ist, beides wichtige Komponenten der Immunabwehr [s29]. Ein Vitamin-B6-Mangel kann die Immunfunktion beeinträchtigen und zu verschiedenen gesundheitlichen Problemen führen [s29]. Bei Personen mit Malabsorption, z.B. durch Zöliakie oder Morbus Crohn, kann die Vitamin-B6-Aufnahme vermindert sein, was eine Supplementierung erforderlich machen kann [s29]. Neben Vitamin D und B6 sind auch Vitamin A und C relevant für die Immunfunktion. Vitamin A reguliert die angeborene und zellvermittelte Immunität sowie die Antikörperproduktion [s30]. Vitamin C wirkt als Antioxidans und kann

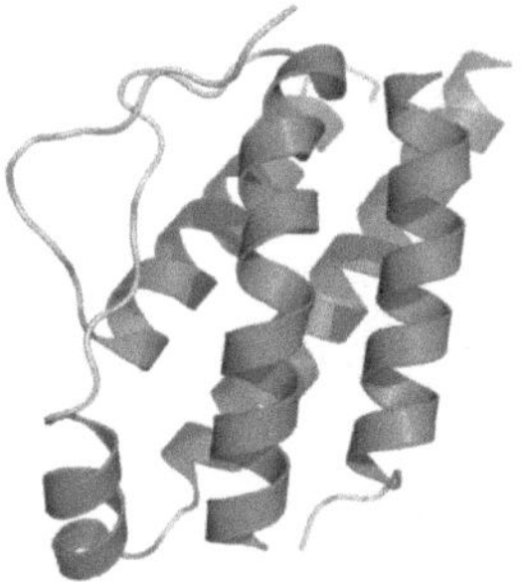

Interleukin-2 [i16]

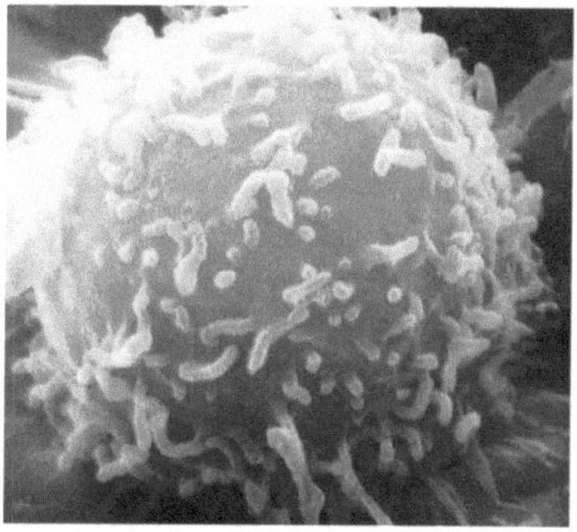

Lymphozyt [i17]

die Produktion entzündungsfördernder Botenstoffe (Zytokine) hemmen [s30]. Zusätzlich zu den genannten Vitaminen spielen auch Melatonin und Vitamin B12 eine Rolle bei Autoimmunerkrankungen. Melatonin besitzt antioxidative Eigenschaften und kann die Immunantwort modulieren [s31]. Ein Mangel an Vitamin D und Melatonin wurde bei Patienten mit hashimotothyreoiditis beobachtet, was auf einen möglichen Zusammenhang mit der Krankheitsentstehung hindeutet [s31]. Vitamin B12 ist, neben Eisen und Folsäure, wichtig für die Blutbildung und kann dazu beitragen, Anämie bei Hashimoto-Patienten zu vermeiden [s32]. Eine glutenfreie Ernährung, die oft bei Autoimmunerkrankungen empfohlen wird, kann die Aufnahme von Vitamin D beeinträchtigen [s32]. Daher ist es wichtig, bei einer glutenfreien Diät den Vitamin-D-Spiegel regelmäßig zu kontrollieren und gegebenenfalls zu supplementieren.

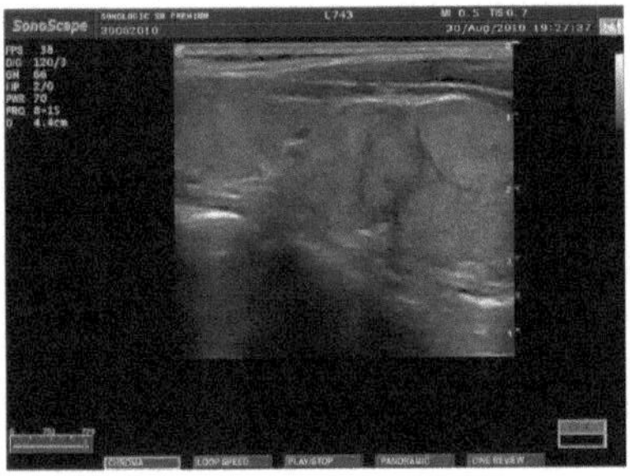

Hashimoto-Thyreoiditis [i18]

Gut zu wissen

Glutenfreie Ernährung

Ist eine Ernährungsweise, die Gluten, ein Protein in Weizen, Roggen und Gerste, ausschließt. Sie wird häufig bei Zöliakie und anderen Glutenunverträglichkeiten empfohlen und kann auch bei einigen Autoimmunerkrankungen die Symptome lindern. Eine glutenfreie Ernährung kann jedoch die Aufnahme bestimmter Nährstoffe, wie Vitamin D, beeinträchtigen.

Lymphozyten

Sind eine Art weißer Blutkörperchen, die eine wichtige Rolle im Immunsystem spielen. Sie erkennen und bekämpfen Krankheitserreger und spielen eine Schlüsselrolle bei der Entstehung und dem Verlauf von Autoimmunerkrankungen.

Bedeutung von Mikronährstoffen bei Autoimmunerkrankungen

Vergleich der empfohlenen Tagesdosis mit dem potenziellen Bedarf bei Autoimmunerkrankungen

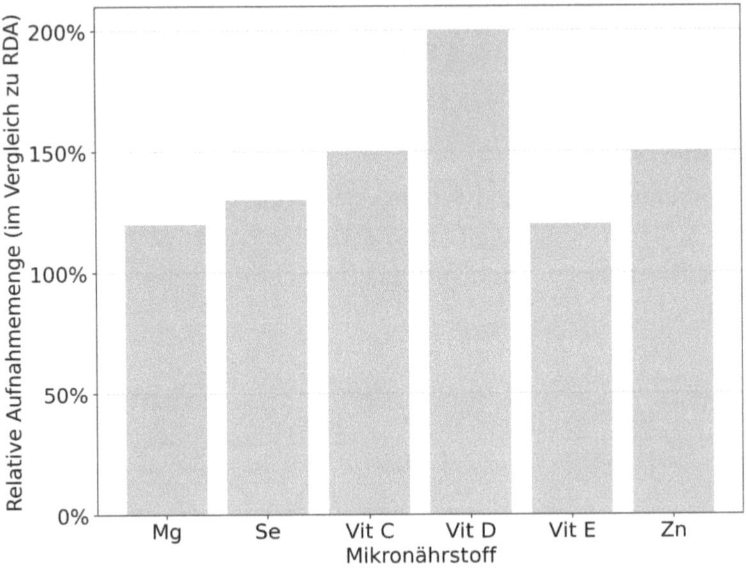

Mg: Magnesium

Se: Selen

Vit C: Vitamin C

Vit D: Vitamin D

Vit E: Vitamin E

Zn: Zink

Diese Grafik verdeutlicht den potenziell erhöhten Bedarf an bestimmten Mikronährstoffen bei Personen mit Autoimmunerkrankungen. Während die allgemeinen RDA-Werte eine Grundlage bilden, kann die Behandlung von Autoimmunerkrankungen eine höhere Zufuhr bestimmter Vitamine und Mineralien erfordern, um die Immunfunktion und die allgemeine Gesundheit zu unterstützen. Konsultieren Sie einen Arzt oder Ernährungsberater, um die geeignete Zufuhrmenge basierend auf den individuellen Bedürfnissen zu bestimmen.

Sekundäre Pflanzenstoffe

Sekundäre Pflanzenstoffe, auch Phytochemikalien genannt, sind bioaktive Substanzen, die in Obst, Gemüse, Kräutern und Gewürzen vorkommen. Sie sind nicht essenziell für das Überleben, können aber die Gesundheit positiv beeinflussen, insbesondere bei Autoimmunerkrankungen. Phytochemikalien üben ihre Wirkung unter anderem über den Aryl-Hydrocarbon-Rezeptor (AhR) aus [s33] [s34]. Dieser Rezeptor ist an der Regulation des Immunsystems beteiligt und kann durch die Bindung bestimmter Stoffe moduliert werden. Studien zeigen, dass verschiedene Phytochemikalien, darunter Flavonoide, Chalcone und Alkaloide, eine hohe Affinität zum AhR aufweisen, selbst nach ihrer Verstoffwechselung im Körper (Biotransformation) [s33] [s34]. Durch die regelmäßige Aufnahme dieser Stoffe über die Nahrung lässt sich der AhR möglicherweise so beeinflussen, dass die Entstehung von Autoimmunerkrankungen gehemmt wird [s33] [s34]. Ein vielseitiger Speiseplan mit reichlich pflanzlichen Lebensmitteln – beispielsweise fünf Portionen Gemüse und zwei Portionen Obst täglich – liefert eine breite Palette an Phytochemikalien und unterstützt so die Gesundheit. Die Auswahl sollte dabei möglichst bunt sein, da unterschiedliche Farben auf verschiedene Phytochemikalien hindeuten. So enthalten beispielsweise Beeren Anthocyane, die antioxidativ wirken, während Karotten reich an Carotinoiden sind, welche die Sehkraft unterstützen.

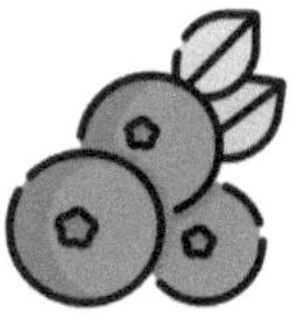

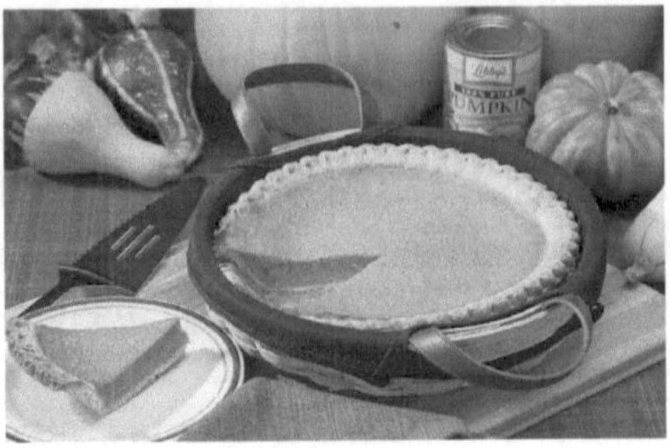

Carotinoide [i19]

Gut zu wissen

Aryl-Hydrocarbon-Rezeptor

Ein Rezeptor im Körper, der an der Regulation des Immunsystems beteiligt ist und durch bestimmte Phytochemikalien beeinflusst werden kann, was möglicherweise die Entwicklung von Autoimmunerkrankungen hemmt.

Biotransformation

Die Umwandlung von Substanzen im Körper, beispielsweise von Phytochemikalien, die ihre Wirkung auf den Körper beeinflussen kann, insbesondere im Kontext von Autoimmunerkrankungen.

Carotinoide

Pigmente, die in Obst und Gemüse vorkommen und antioxidative Eigenschaften haben. Sie können dazu beitragen, Entzündungen zu reduzieren, die bei Autoimmunerkrankungen eine Rolle spielen.

Sekundäre Pflanzenstoffe

Können Entzündungen reduzieren und das Immunsystem modulieren, was bei Autoimmunerkrankungen von Vorteil sein kann.

Bioverfügbarkeit von Phytonährstoffen bei Autoimmunerkrankungen

Bioverfügbarkeit und Konzentration von Phytonährstoffen und ihre Auswirkungen auf den Nährstoffbedarf bei Autoimmunerkrankungen.

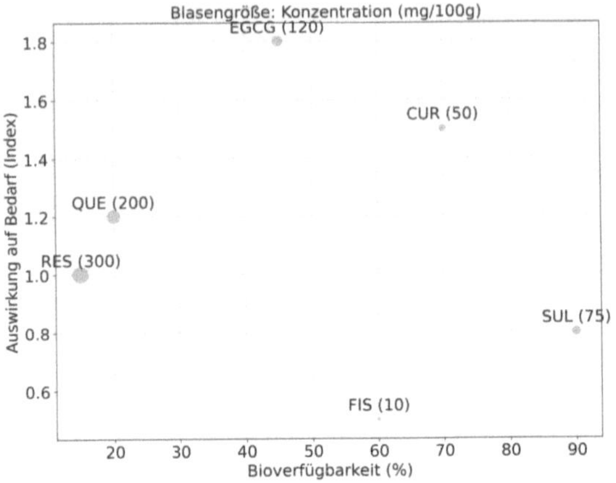

Blasengröße: Konzentration (mg/100g)

CUR: Curcumin

FIS: Fisetin

RES: Resveratrol

EGCG: EGCG (Grüner Tee)

QUE: Quercetin

SUL: Sulforaphan

Diese Grafik verdeutlicht das komplexe Zusammenspiel zwischen der Konzentration von Phytonährstoffen, ihrer Bioverfügbarkeit und ihren Auswirkungen auf den Nährstoffbedarf bei Personen mit Autoimmunerkrankungen. Eine hohe Bioverfügbarkeit in Kombination mit einer positiven Auswirkung auf den Nährstoffbedarf deutet darauf hin, dass diesen Phytonährstoffen Priorität eingeräumt werden sollte. Umgekehrt kann eine geringe Bioverfügbarkeit, selbst bei positiven Auswirkungen, eine höhere Zufuhr oder alternative Strategien zur Maximierung der Absorption erforderlich machen. Die Größe der Blasen zeigt die Gesamtkonzentration des Phytonährstoffs in gängigen Nahrungsquellen an und liefert so den Kontext für Ernährungsempfehlungen. Diese Daten unterstreichen, wie wichtig es ist, sowohl die Bioverfügbarkeit als auch die Konzentration zu berücksichtigen, wenn Ernährungspläne für das Management von Autoimmunerkrankungen erstellt werden.

Konkrete Ratschläge

- Nutzen Sie die Synergieeffekte von Nährstoffen: Kombinieren Sie z.B. eisenreiche Lebensmittel mit Vitamin-C-haltigen, um die Eisenaufnahme zu verbessern.
- Erstellen Sie eine individuelle Nährstoff-Liste für Ihre spezifische Autoimmunerkrankung, recherchieren Sie, welche Nährstoffe besonders relevant sind und integrieren Sie entsprechende Lebensmittel in Ihren Speiseplan.
- Tauchen Sie ein in die Welt der Kräutertees: Bestimmte Kräutertees, wie z.B. Brennnesseltee, können den Mineralstoffhaushalt unterstützen.
- Lassen Sie Ihre Nährstoffspiegel regelmäßig überprüfen, um gezielte Maßnahmen zu ergreifen und mögliche Mängel frühzeitig zu erkennen.
- Kochen Sie mit mineralstoffreichem Wasser: Verwenden Sie z.B. gefiltertes Leitungswasser oder stilles Mineralwasser mit einem hohen Gehalt an Magnesium und Calcium.
- Keimen Sie Hülsenfrüchte und Getreide: Durch das Keimen erhöht sich die Bioverfügbarkeit der enthaltenen Nährstoffe.
- Investieren Sie in einen hochwertigen Mixer: So können Sie nährstoffreiche Smoothies und Suppen zubereiten, die die Nährstoffaufnahme erleichtern.
- Verwenden Sie beim Kochen schonend getrocknete Kräuter und Gewürze, um den Nährstoffgehalt zu erhalten.
- Integrieren Sie regelmäßig Nüsse und Samen in Ihre Ernährung: Sie sind reich an wichtigen Mineralstoffen und Vitaminen, die das Immunsystem unterstützen.

Rückblick - 1. Grundlagen der Autoimmun-Ernährung

Die Ernährung spielt eine entscheidende Rolle bei Autoimmunerkrankungen. Sie beeinflusst nicht nur die Verfügbarkeit essentieller Nährstoffe für Ihre Immunzellen, sondern auch die Zusammensetzung Ihrer Darmflora und damit Ihre gesamte Immunantwort. Eine gezielte Ernährungsumstellung kann Ihnen helfen, Entzündungen zu reduzieren, die Darmgesundheit zu verbessern und Ihre Symptome zu lindern. Der Weg zur optimalen Autoimmun-Ernährung ist jedoch individuell und erfordert ein Verständnis der zugrundeliegenden Mechanismen.

Ein wichtiger Ansatzpunkt ist die Stärkung Ihrer Darmgesundheit. Ihr Darm beherbergt einen Großteil Ihres Immunsystems und interagiert eng mit der Darmflora. Eine unausgewogene Ernährung kann zu einer Dysbiose, einem Ungleichgewicht der Darmflora, führen, was Entzündungen begünstigt. Um Ihre Darmflora positiv zu beeinflussen, sollten Sie auf eine ballaststoffreiche Ernährung mit viel Obst, Gemüse und fermentierten Lebensmitteln achten. Probiotika, die in fermentierten Lebensmitteln wie Joghurt oder Sauerkraut vorkommen, können das Wachstum nützlicher Bakterien fördern. Präbiotika, wie Ballaststoffe in Obst, Gemüse und Vollkornprodukten, dienen diesen Bakterien als Nahrung. Achten Sie auch auf Lebensmittel, die Ihnen möglicherweise Beschwerden bereiten, wie Blähungen oder Bauchschmerzen und versuchen Sie, diese testweise von Ihrem Speiseplan zu streichen.

Antientzündliche Lebensmittel können Ihnen ebenfalls helfen, Ihre Autoimmunerkrankung in den Griff zu bekommen. Diese Lebensmittel liefern Nährstoffe, die direkt in den Entzündungsstoffwechsel eingreifen. Bioaktive Pflanzenstoffe in Obst und Gemüse können beispielsweise die Aktivität entzündungsfördernder Enzyme hemmen. Antioxidantien schützen Ihre Zellen vor Schäden durch freie Radikale, die Entzündungsprozesse begünstigen. Omega-3-Fettsäuren, die Sie beispielsweise in fettem Fisch, Leinsamen und Chiasamen finden, wirken ebenfalls entzündungshemmend. Ernährungsweisen wie die mediterrane Diät oder eine paläo-orientierte Ernährung können Ihnen als Inspiration dienen. Beachten Sie jedoch, dass eine strikte Paläo-Diät zu Nährstoffmängeln führen kann. Integrieren Sie daher die Prinzipien dieser Ernährungsformen flexibel in Ihren Alltag und achten Sie auf eine ausreichende Versorgung mit allen wichtigen Vitaminen und Mineralstoffen.

Die Umsetzung einer Autoimmun-Ernährung kann herausfordernd sein. Beginnen Sie mit kleinen Schritten und konzentrieren Sie sich zunächst auf die Integration von darmfreundlichen und antientzündlichen Lebensmitteln in Ihren Speiseplan. Führen Sie ein Ernährungstagebuch, um mögliche Trigger-Lebensmittel zu identifizieren. Scheuen Sie sich nicht, professionelle Unterstützung in Anspruch zu nehmen. Ein Ernährungsberater kann Ihnen helfen, eine individuelle Ernährungsstrategie zu entwickeln, die auf Ihre spezifischen Bedürfnisse und Ihre Autoimmunerkrankung abgestimmt ist. Mit Geduld, Ausdauer und der richtigen Herangehensweise können Sie Ihre Ernährung positiv beeinflussen und Ihre Lebensqualität nachhaltig verbessern. Der Weg zu mehr Wohlbefinden beginnt mit dem, was Sie Ihrem Körper zuführen.

2. Praktische Umsetzung im Alltag

Wie lässt sich eine gesundheitsfördernde Ernährung in den oft hektischen Alltag integrieren? Der Weg zu einer verträglichen Ernährung beginnt nicht erst am Herd, sondern bereits bei der Planung und Vorbereitung. Mit den richtigen Strategien und Werkzeugen wird aus komplexen Ernährungsvorgaben eine praktikable Routine. Dieses Kapitel zeigt konkrete Lösungen für typische Herausforderungen - von der Einkaufsliste bis zum fertigen Teller. Entdecken Sie, wie sich theoretisches Wissen in lebbare Praxis verwandeln lässt.

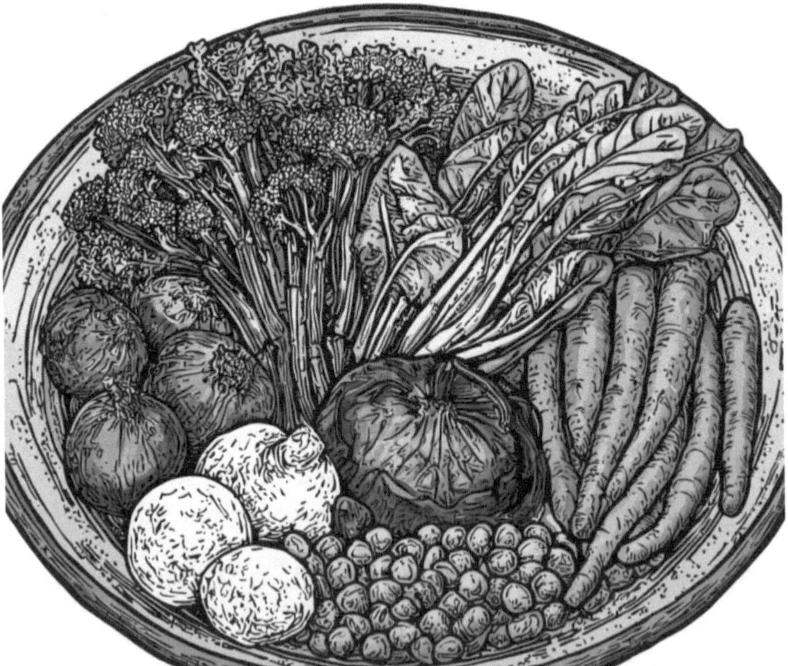

2. 1 Mahlzeitengestaltung

Die optimale Mahlzeitengestaltung bei Autoimmunerkrankungen stellt viele vor Herausforderungen. Individuelle Verträglichkeiten, Nährstoffbedarf und die Vermeidung entzündungsfördernder Lebensmittel müssen berücksichtigt werden. Gleichzeitig soll der Speiseplan abwechslungsreich und alltagstauglich sein, um die Motivation langfristig zu erhalten. Dies betrifft Frühstück, Hauptmahlzeiten und Zwischenmahlzeiten gleichermaßen. Unterschiedliche Ernährungsformen, wie die carnivore oder mediterrane Diät, bieten Ansatzpunkte, können aber auch Einschränkungen mit sich bringen. Die richtige Lebensmittelauswahl und geschickte Kombinationen sind entscheidend für den Therapieerfolg. Entdecken Sie in diesem Kapitel, wie Sie Ihre Mahlzeiten effektiv planen und genussvoll an Ihre individuellen Bedürfnisse anpassen.

Eine durchdachte Mahlzeitenplanung, die Frühstück, Hauptmahlzeiten und Zwischenmahlzeiten berücksichtigt, ist der Schlüssel zur erfolgreichen Umsetzung einer Autoimmun-Ernährung im Alltag.

Frühstücksvariationen

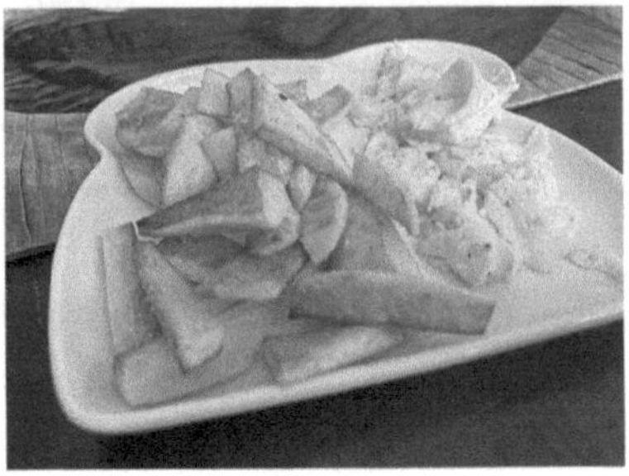

Eier [i20]

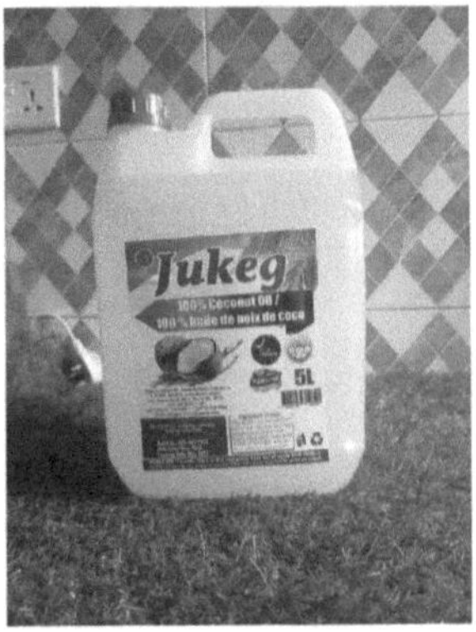

Kokosöl [i21]

Ein abwechslungsreiches Frühstück ist innerhalb einer Autoimmun-Ernährung oder ernährungsmedizinischen Diät unerlässlich, um die Nährstoffversorgung sicherzustellen und die Motivation langfristig zu erhalten [s35]. Dabei geht es nicht nur um die reine Nahrungsaufnahme, sondern auch um die individuelle Verträglichkeit der Lebensmittel. Unterschiedliche Nährstoffprofile tragen dazu bei, Mangelerscheinungen vorzubeugen und den Körper optimal zu unterstützen. Besonders bei restriktiven Ernährungsweisen, wie der carnivoren Diät, bieten Variationen im Frühstück die Möglichkeit, den Speiseplan trotz begrenzter Lebensmittelauswahl interessant zu gestalten [s36]. So können beispielsweise verschiedene Kombinationen aus Eiern, Fleisch und Fetten genutzt werden, um Abwechslung zu schaffen und gleichzeitig den Bedarf an essenziellen Nährstoffen zu decken. Die carnivore Diät, die ausschließlich auf tierischen Produkten basiert, verdeutlicht, wie auch mit wenigen Grundnahrungsmitteln vielfältige Mahlzeiten kreiert werden können. Leber, integriert in das Frühstück, kann den Bedarf an Mikronährstoffen wie Eisen und Folat decken [s36]. Eier sind in diesem Kontext ein wertvolles Lebensmittel, da sie nicht nur eine preiswerte Proteinquelle darstellen [s37], sondern auch diverse Zubereitungsarten erlauben. Sie können den Bedarf an Nährstoffen erhöhen, die häufig in der Ernährung zu kurz kommen [s37]. Das Sättigungsgefühl nach dem Verzehr von Eiern kann die Nahrungsaufnahme bei späteren Mahlzeiten reduzieren und so das Gewichtsmanagement unterstützen [s37]. Die Kombination von Eiern mit anderen Lebensmitteln – etwa Spinat in einer Autoimmun-Ernährung oder fettreiches Fleisch in einer carnivoren Diät – optimiert die Nährstoffaufnahme und fördert eine ausgewogene Ernährung, insbesondere für Menschen mit erhöhtem Nährstoffbedarf [s37]. Ein Beispiel für ein Frühstück innerhalb einer Autoimmun-Diät wäre Rührei mit Spinat und etwas Kokosöl. Durch den Spinat werden zusätzliche Vitamine und Mineralstoffe aufgenommen, während das Kokosöl gesunde Fette liefert und die Aufnahme fettlöslicher Vitamine unterstützt. Solche Kombinationen ermöglichen eine individuelle Anpassung des Frühstücks an die jeweilige Ernährungsform und die persönlichen Bedürfnisse.

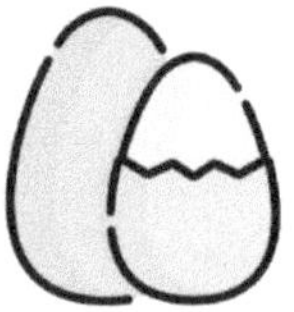

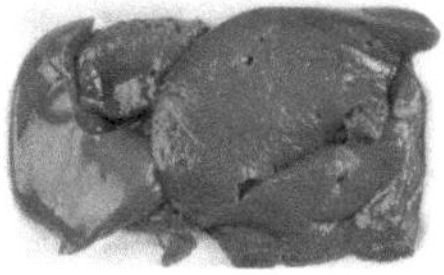

Leber [i22]

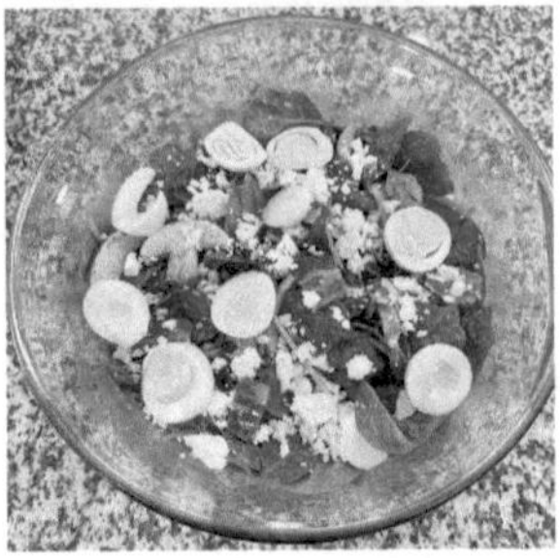

Spinat [i23]

Gut zu wissen

Autoimmun-Diät

Ein Ernährungsplan, der darauf abzielt, Entzündungen zu reduzieren und das Immunsystem zu modulieren, um Symptome von Autoimmunerkrankungen zu lindern. Oftmals beinhaltet dies den Verzicht auf bestimmte Lebensmittelgruppen, die als entzündungsauslösend gelten, wie Gluten, Milchprodukte oder Nachtschattengewächse.

Carnivore Diät

Eine Ernährungsform, die ausschließlich auf dem Verzehr von tierischen Produkten wie Fleisch, Fisch, Eiern und einigen Milchprodukten basiert und pflanzliche Lebensmittel vollständig ausschließt. Im Kontext der Autoimmunernährung kann sie bei manchen Personen zur Linderung von Symptomen beitragen, erfordert aber sorgfältige Planung, um Nährstoffdefizite zu vermeiden.

Mikronährstoffe

Essentielle Nährstoffe, die der Körper in geringen Mengen benötigt, wie Vitamine und Mineralstoffe. Sie spielen eine wichtige Rolle für verschiedene Körperfunktionen, darunter das Immunsystem, den Stoffwechsel und die Zellgesundheit. Bei der Gestaltung von Mahlzeiten ist es wichtig, ausreichend Mikronährstoffe zu berücksichtigen, um Mangelerscheinungen vorzubeugen.

Optimale Zusammensetzung eines autoimmunfreundlichen Frühstücks

Visuelle Darstellung eines ausgewogenen autoimmunfreundlichen Frühstücks.

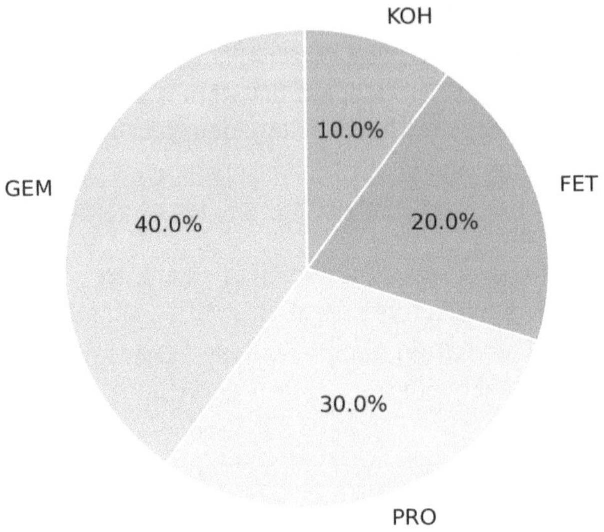

FET: Gesunde Fette (z. B. Avocado, Olivenöl, Kokosöl)

KOH: Komplexe Kohlenhydrate (z. B. Süßkartoffel, Quinoa)

GEM: Nicht-stärkehaltiges Gemüse (z. B. Blattgemüse, Spinat, Paprika)

PRO: Protein (z. B. Eier, Fisch, Nüsse, Samen)

Dieses Diagramm unterstreicht die Bedeutung eines ausgewogenen Frühstücks für Personen mit Autoimmunerkrankungen. Ein bedeutender Anteil betont nährstoffreiches Gemüse, was seine entscheidende Rolle bei der Bereitstellung von Vitaminen, Mineralien und Ballaststoffen zeigt. Proteinquellen sind ebenfalls substanziell und tragen zur Sättigung und Unterstützung der Muskelmasse bei. Gesunde Fette spielen eine wichtige Rolle bei der Hormonregulierung und Zellfunktion. Während ein kleinerer Anteil für stärkehaltige Kohlenhydrate vorgesehen ist, ist es wichtig, komplexe Kohlenhydrate zu wählen, die nachhaltige Energie liefern und Blutzuckerspitzen minimieren. Dieser ausgewogene Ansatz hilft, Entzündungen zu kontrollieren und das allgemeine Wohlbefinden zu unterstützen.

Hauptmahlzeiten

Mittags und abends bieten Hauptmahlzeiten die Gelegenheit, den Körper umfassend mit Nährstoffen zu versorgen und die Bedürfnisse einer Autoimmun-Ernährung zu berücksichtigen. Entzündungshemmende Aspekte stehen dabei im Vordergrund. omegafettsaeuren, reichlich vorhanden in fettreichem Fisch wie Lachs oder Makrele, unterstützen diesen Ansatz. Ein Mittagessen mit gegrilltem Lachs, Brokkoli und Quinoa liefert wertvolle Nährstoffe und Omega-3-Fettsäuren. Anstatt rotem Fleisch und gesättigten Fettsäuren, die mit einem erhöhten Risiko für rheumatoide Arthritis assoziiert werden, sollten pflanzliche Lebensmittel mit Ballaststoffen, wie Gemüse, Obst und Vollkornprodukte, regelmäßig in die Hauptmahlzeiten integriert werden [s38]. Ballaststoffe fördern eine gesunde Darmflora, die wiederum entzündungshemmend wirken kann. Auch die mediterrane_ernaehrungsweise, die auf viel Obst, Gemüse, Vollkornprodukten und gesunden Fetten basiert, wirkt sich positiv auf rheumatoide Arthritis aus [s38]. Zudem ist es ratsam, zuckerhaltige Getränke und eine hohe Salzaufnahme zu reduzieren.

Ein Abendessen mit Hähnchenbrust, gemischtem Salat und Ofengemüse bietet eine ausgewogene Nährstoffzufuhr und vermeidet gleichzeitig ungünstige Bestandteile. Durch die richtige Zusammenstellung der Hauptmahlzeiten unter Berücksichtigung individueller Bedürfnisse lässt sich die Ernährung effektiv an eine Autoimmun-Diät anpassen.

Gut zu wissen

Rheumatoide Arthritis

Eine chronisch-entzündliche Gelenkerkrankung, die durch Schmerzen, Schwellungen und Steifheit in den Gelenken gekennzeichnet ist. Die Ernährung spielt eine wichtige Rolle bei der Behandlung und Linderung der Symptome.

Makronährstoffverhältnis für Autoimmun-freundliche Mahlzeiten

Ideale Makronährstoffverteilung für Hauptmahlzeiten.

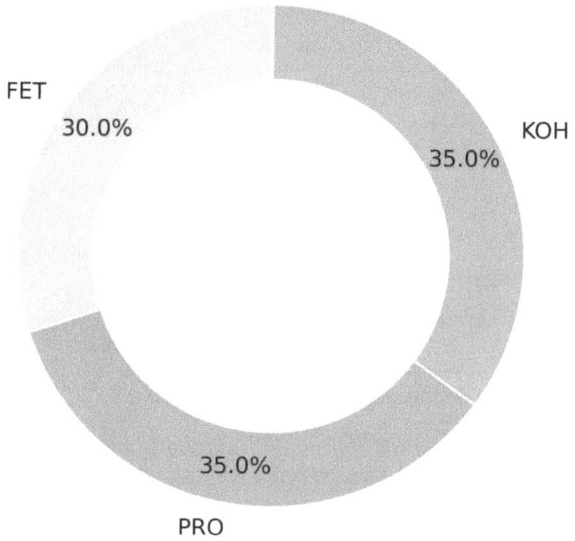

- FET: Gesunde Fette (z. B. Avocado, Olivenöl, Nüsse)
- KOH: Komplexe Kohlenhydrate (z. B. Gemüse, Obst)
- PRO: Protein (z. B. mageres Fleisch, Fisch, Hülsenfrüchte)

Dieses Diagramm visualisiert ein ausgewogenes Makronährstoffverhältnis mit Schwerpunkt auf vollwertigen Lebensmitteln. Der signifikante Proteinanteil unterstützt die Gewebereparatur und Sättigung. Der moderate Fettanteil liefert nachhaltige Energie und unterstützt die Hormonproduktion. Der kontrollierte Kohlenhydratanteil konzentriert sich auf komplexe Kohlenhydrate aus Gemüse und Obst, minimiert Blutzuckerspitzen und fördert die Darmgesundheit. Dieses Verhältnis kann je nach individuellen Bedürfnissen und Toleranzen angepasst werden.

Zwischenmahlzeiten

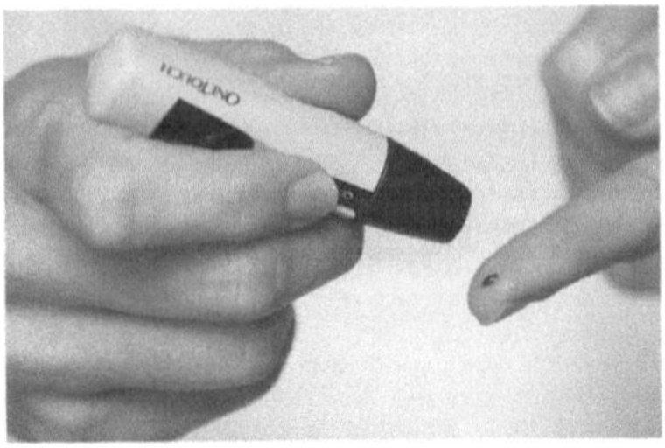

Blutzuckerspiegel [i24]

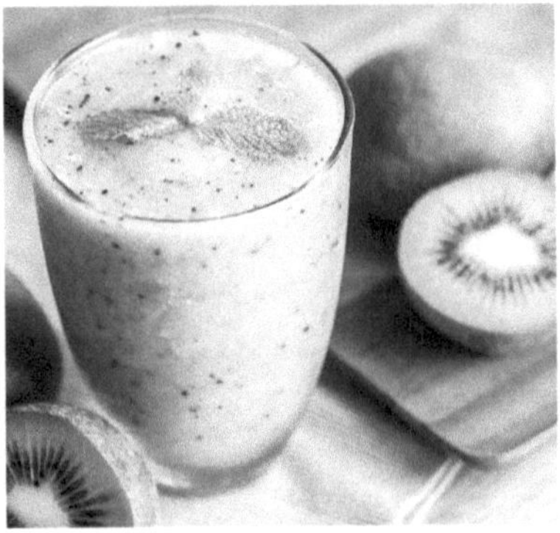

Gemüse-Smoothie [i25]

Zwischenmahlzeiten können in einer auf Autoimmunerkrankungen oder ernährungsmedizinischen Vorgaben abgestimmten Ernährungsweise eine sinnvolle Ergänzung darstellen, um den Blutzuckerspiegel konstant zu halten und Heißhungerattacken vorzubeugen. Eine durchdachte Planung dieser Zwischenmahlzeiten trägt entscheidend dazu bei, die Nährstoffzufuhr zu optimieren und die individuellen Ernährungsbedürfnisse zu berücksichtigen [s39]. So kann eine gezielte Auswahl an Lebensmitteln nicht nur den Bedarf an Vitaminen und Mineralstoffen decken, sondern auch die Verdauung positiv beeinflussen und das allgemeine Wohlbefinden steigern. Dabei ist die Häufigkeit und die Zusammensetzung der Zwischenmahlzeiten an die jeweilige Ernährungsform und den persönlichen Stoffwechsel anzupassen [s40]. Zwei bis drei Snacks pro Tag mit jeweils 150–300 kcal können, je nach Bedarf, sinnvoll sein [s40]. Werden die Zwischenmahlzeiten im Voraus geplant, so wie die Hauptmahlzeiten, erhöht sich die Wahrscheinlichkeit, dass gesunde und abwechslungsreiche Lebensmittel gewählt werden [s39]. Eine solche Planung unterstützt die konsequente Umsetzung der Ernährungsvorgaben und trägt langfristig zu einem gesunden Lebensstil bei [s39]. Mögliche Zwischenmahlzeiten könnten eine Handvoll Nüsse und ein Stück Obst sein, oder auch ein Gemüse-Smoothie mit etwas Proteinpulver. Durch die richtige Wahl der Zwischenmahlzeiten lassen sich Schwankungen im Energiehaushalt vermeiden und die Vorgaben der individuellen Ernährungstherapie optimal umsetzen.

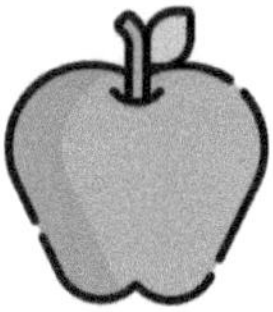

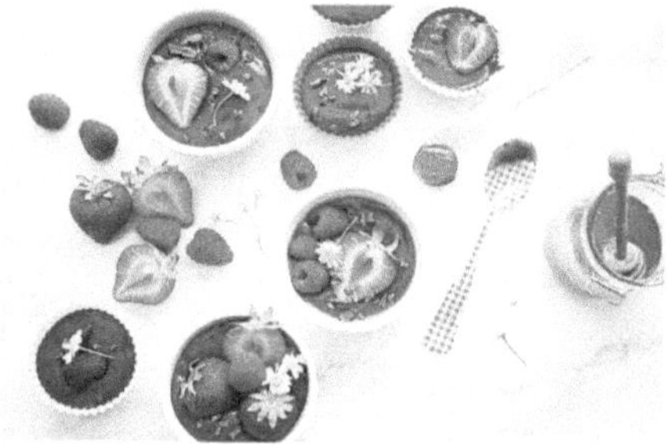

Heißhungerattacken [i26]

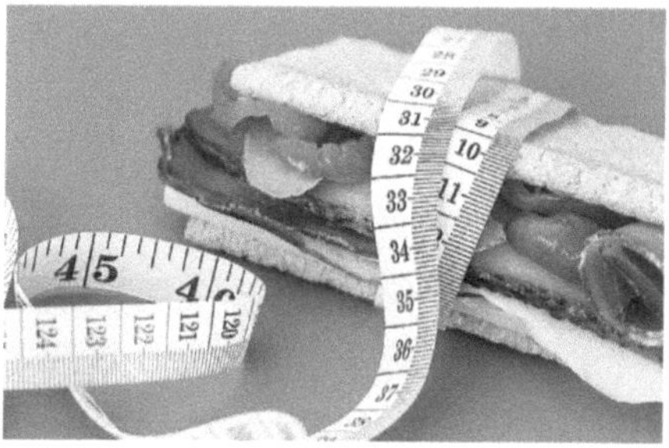

Nährstoffzufuhr [i27]

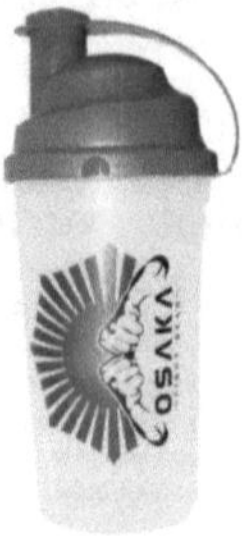

Proteinpulver [i28]

Gut zu wissen

Blutzuckerspiegel

Der Blutzuckerspiegel spielt eine wichtige Rolle bei Autoimmunerkrankungen. Ein stabiler Blutzuckerspiegel kann Entzündungen reduzieren und das Immunsystem unterstützen. Zwischenmahlzeiten können dazu beitragen, den Blutzuckerspiegel konstant zu halten und so die Symptome zu lindern.

Heißhungerattacken

Heißhungerattacken können bei einer unausgewogenen Ernährung auftreten und zu ungesunden Essgewohnheiten führen. Durch die richtige Gestaltung der Mahlzeiten, inklusive Zwischenmahlzeiten, lässt sich Heißhungerattacken vorbeugen und so die Ziele der Ernährungstherapie besser erreichen.

Nährstoffzufuhr

Eine optimale Nährstoffzufuhr ist essentiell für ein funktionierendes Immunsystem und die Regeneration des Körpers. Bei Autoimmunerkrankungen ist eine ausreichende Versorgung mit Vitaminen, Mineralstoffen und Spurenelementen besonders wichtig, um Entzündungsprozesse zu hemmen und die Gesundheit zu fördern. Die richtige Kombination von Lebensmitteln in den Mahlzeiten trägt dazu bei, die Nährstoffzufuhr zu optimieren.

Geeignete Snacks für Autoimmunerkrankungen

Nährstoffdichte und entzündungshemmendes Potenzial

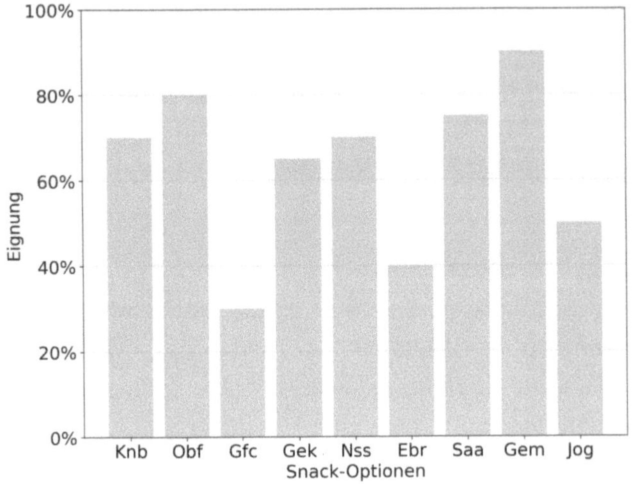

Ebr: Eiweißriegel (ohne Zusatzstoffe)

Gek: Gekochte Eier

Gem: Gemüse ohne Stärke (z. B. Karotten, Sellerie)

Gfc: Glutenfreie Cracker/Chips

Jog: Joghurt (Vollfett, ohne Zuckerzusatz)

Knb: Knochenbrühe

Nss: Nüsse (z. B. Mandeln, Walnüsse)

Obf: Obst mit niedrigem glykämischen Index (z. B. Beeren, Avocado)

Saa: Samen (z. B. Chia, Leinsamen)

Diese Tabelle zeigt die relative Eignung verschiedener Snacks für Personen, die ein Autoimmunprotokoll befolgen. Der Schwerpunkt liegt auf der Nährstoffdichte und den potenziellen entzündungshemmenden Eigenschaften. Während einige Snacks wie Obst und Gemüse breite Vorteile bieten, sind andere wie Nüsse und Samen aufgrund spezifischer Nährstoffprofile wertvoll. Verarbeitete Snacks, auch solche, die als "gesund" vermarktet werden, sind aufgrund potenziell entzündungsfördernder Inhaltsstoffe oder eines begrenzten Nährwerts im Allgemeinen weniger geeignet. Die individuelle Toleranz kann variieren, daher ist es wichtig, die Reaktionen zu überwachen und entsprechend anzupassen.

Konkrete Ratschläge

- Verwandeln Sie Ihr Frühstück in ein Geschmackserlebnis: Experimentieren Sie mit ungewöhnlichen Gewürzkombinationen wie Zimt und Kardamom im Porridge oder Curry im Rührei.
- Nutzen Sie die Kraft der Farben: Stellen Sie sich Ihre Mahlzeiten wie ein Gemälde vor und wählen Sie Lebensmittel in möglichst vielen verschiedenen Farben, um die Nährstoffvielfalt zu erhöhen.
- Verleihen Sie Ihren Gerichten Textur: Kombinieren Sie knusprige, cremige und weiche Lebensmittel in einer Mahlzeit, um das Esserlebnis interessanter zu gestalten und die Sättigung zu fördern.
- Essen Sie achtsam und mit allen Sinnen: Konzentrieren Sie sich beim Essen bewusst auf den Geschmack, den Duft und die Textur Ihrer Speisen.
- Machen Sie jedes Essen zu einem kleinen Fest: Decken Sie den Tisch schön, auch wenn Sie alleine essen und genießen Sie Ihre Mahlzeit in Ruhe.
- Verwandeln Sie Reste in neue Gerichte: Werden Sie kreativ und zaubern Sie aus übrig gebliebenem Gemüse eine leckere Suppe oder einen Auflauf.
- Probieren Sie regelmäßig neue Rezepte aus: So entdecken Sie neue Lieblingsgerichte und vermeiden Langeweile in der Küche.
- Bereiten Sie Ihre Mahlzeiten gemeinsam mit anderen zu: Das macht nicht nur Spaß, sondern fördert auch den Austausch über gesunde Ernährung.
- Belohnen Sie sich für Ihre Erfolge: Gönnen Sie sich beispielsweise einen entspannenden Abend oder ein neues Kochbuch.

2. 2 Einkauf und Vorratshaltung

Einkauf und Vorratshaltung spielen eine entscheidende Rolle für den Erfolg einer Ernährungsumstellung bei Autoimmunerkrankungen. Die richtige Auswahl und Lagerung von Lebensmitteln beeinflusst sowohl die Nährstoffversorgung als auch die Umsetzung der Ernährungstherapie im Alltag. Dabei stellen saisonale Verfügbarkeit, Haltbarkeit und die Vermeidung entzündungsfördernder Lebensmittel besondere Herausforderungen dar. Erfahren Sie in diesem Kapitel, wie Sie diese Herausforderungen meistern und einen gesunden, wohltuenden Vorrat anlegen.

Durch geschickte Kombination von saisonalem Einkauf und verschiedenen Haltbarmachungsmethoden (Einfrieren, Einkochen, Trocknen, Fermentieren) lässt sich ein reichhaltiger Vorrat an entzündungshemmenden Lebensmitteln anlegen, der ganzjährig eine autoimmunegerechte Ernährung unterstützt.

Saisonaler Einkaufsleitfaden

Saisonales Einkaufen bietet zahlreiche Vorteile für Menschen, die eine autoimmune Ernährungsumstellung anstreben. Frisches Obst und Gemüse, das zum natürlichen Reifepunkt geerntet wird, enthält oft höhere Konzentrationen an Vitaminen, Mineralstoffen und sekundären Pflanzenstoffen. [s41] Diese Mikronährstoffe und bioaktiven Verbindungen können die körpereigene Abwehr stärken und so zur Linderung von Entzündungen beitragen, die bei Autoimmunerkrankungen eine Rolle spielen. [s41] Wer im Winter Kürbis in seinen Speiseplan integriert, profitiert von dessen Beta-Carotinreichtum, der im Körper zu Vitamin A umgewandelt wird und antioxidative Eigenschaften besitzt. Durch den Fokus auf saisonale Produkte wird die Vielfalt auf dem Teller gefördert, was wiederum zu einer ausgewogenen Nährstoffzufuhr beiträgt. Saisonale Lebensmittel sind außerdem meist günstiger, da Transportwege und Lagerkosten geringer ausfallen. [s41] Kurze Transportwege bedeuten auch eine geringere Umweltbelastung, da weniger CO_2-Emissionen entstehen. [s41] Ein weiterer Aspekt ist der Geschmack: Saisonale Produkte schmecken intensiver, da sie reif geerntet und nicht unreif transportiert werden müssen. Beim Einkauf auf dem Wochenmarkt oder direkt beim Bauern lässt sich die Frische der Produkte zudem direkt überprüfen. Der saisonale Einkaufsplan kann durch das Einfrieren oder Einkochen bestimmter Obst- und Gemüsesorten erweitert werden, um auch außerhalb der Saison von deren positiven Eigenschaften zu profitieren. So lassen sich beispielsweise Beeren im Sommer einfrieren, um sie im Winter für Smoothies oder Desserts zu verwenden. Der bewusste Einkauf saisonaler Lebensmittel trägt somit nicht nur zur eigenen Gesundheit bei, sondern unterstützt auch regionale Anbieter und schont die Umwelt.

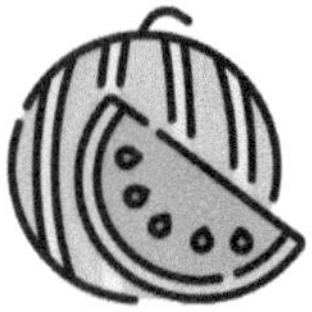

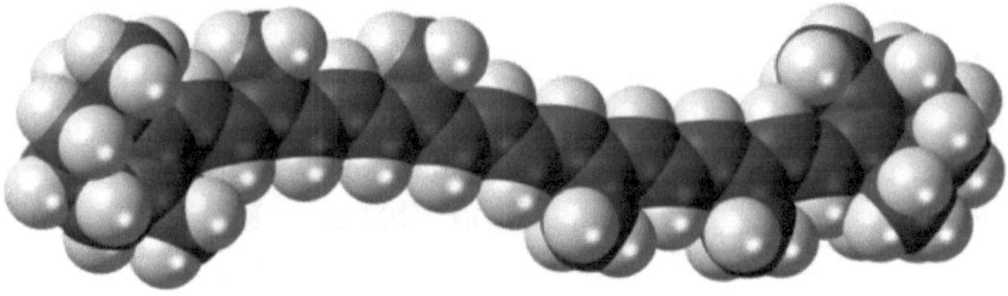

Beta-Carotin [i29]

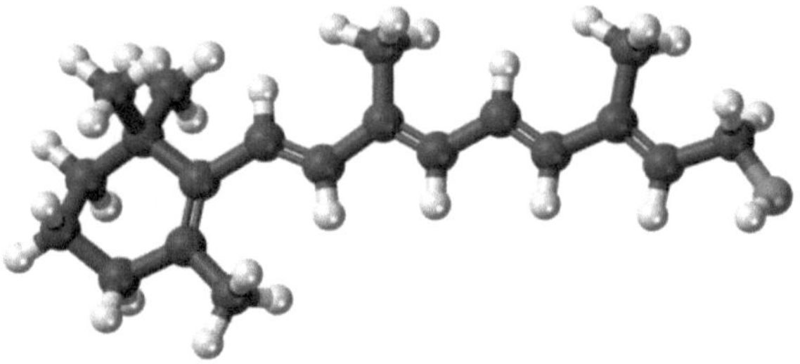

Vitamin A [i30]

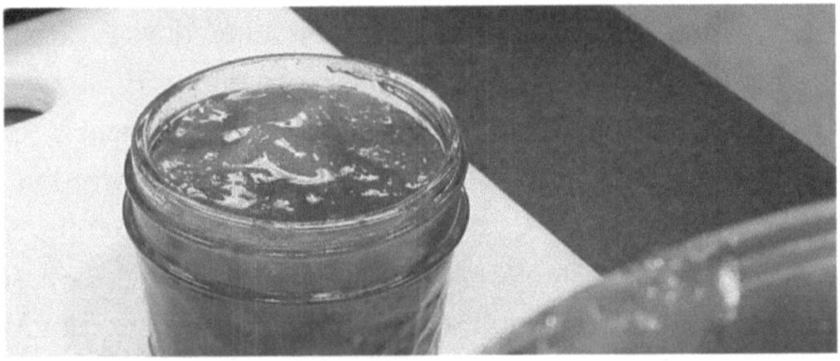

Einwecken [i31]

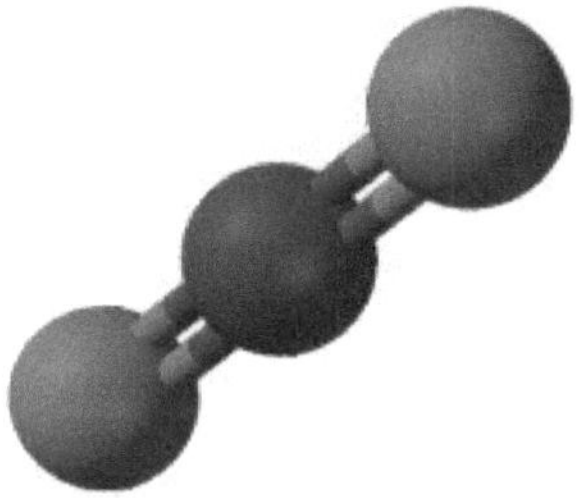

Kohlendioxid [i32]

Gut zu wissen

Antioxidative Eigenschaften

Die Fähigkeit von Substanzen, freie Radikale im Körper zu neutralisieren und so Zellschäden zu verhindern. Antioxidantien spielen eine wichtige Rolle bei der Vorbeugung von chronischen Krankheiten und können durch den Verzehr von saisonalem Obst und Gemüse aufgenommen werden.

Autoimmune Ernährungsumstellung

Eine Ernährungsumstellung, die darauf abzielt, durch die Auswahl bestimmter Lebensmittel Entzündungen zu reduzieren und das Immunsystem zu modulieren, um die Symptome von Autoimmunerkrankungen zu lindern.

Einfrieren

Eine Methode zur Konservierung von Lebensmitteln durch Tiefkühlung, die den Nährstoffgehalt weitgehend erhält und es ermöglicht, saisonale Lebensmittel über einen längeren Zeitraum zu lagern und zu verwenden.

Saisonale Produkte

Lebensmittel, die zur natürlichen Reifezeit geerntet werden und dadurch oft einen höheren Nährstoffgehalt und intensiveren Geschmack aufweisen. Der Einkauf von saisonalen Produkten unterstützt regionale Anbieter, schont die Umwelt und fördert eine abwechslungsreiche Ernährung.

Saisonale Produktverfügbarkeit

Hauptverfügbarkeit wichtiger autoimmunfreundlicher Lebensmittel.

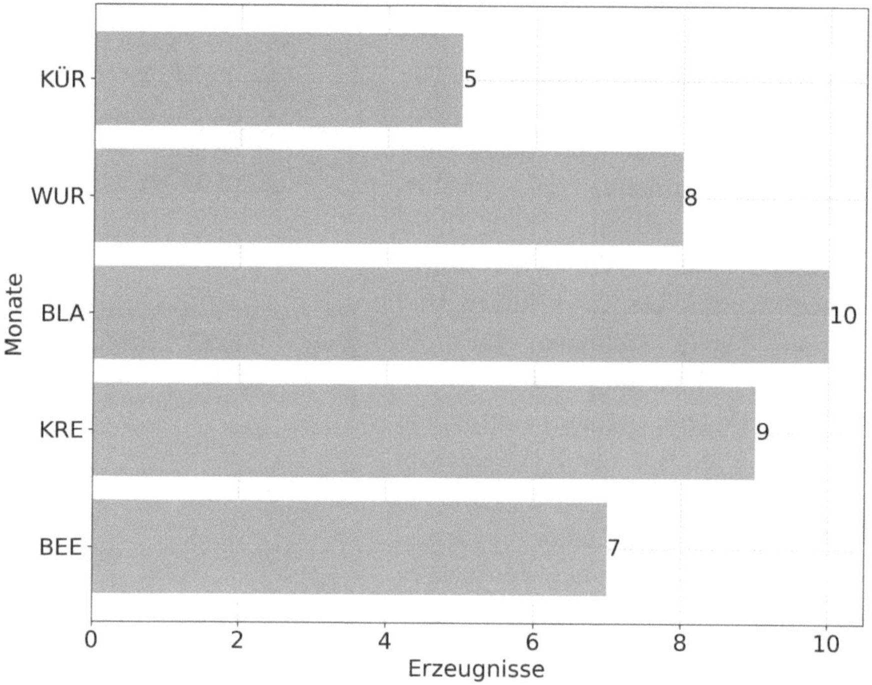

BEE: Beeren

KRE: Kreuzblütler

WUR: Wurzelgemüse

BLA: Blattgemüse

KÜR: Kürbis

Das Diagramm hebt die Monate mit der größten Fülle verschiedener Produkte hervor, sodass Personen, die eine autoimmune Diät einhalten, saisonale Einkäufe priorisieren können, um optimale Frische und Nährstoffdichte zu erzielen. Die Auswahl von Produkten der Saison führt häufig zu einer besseren Qualität und möglicherweise niedrigeren Kosten.

Vorratshaltung entzündungshemmender Lebensmittel

Eine durchdachte Vorratshaltung ist für eine antientzündliche Ernährung unerlässlich. Der Fokus sollte auf frischen, unverarbeiteten Lebensmitteln liegen. [s42] Tiefkühlgemüse und -obst bieten eine praktische Alternative zu frischen Produkten und behalten viele ihrer wertvollen Nährstoffe. Getrocknete Hülsenfrüchte, Nüsse und Samen sind ebenfalls gute Optionen für die langfristige Lagerung und liefern wichtige Proteine, Ballaststoffe und gesunde Fette. Bei der Auswahl von Ölen sollten kaltgepresste Varianten wie Olivenöl oder Leinöl bevorzugt werden, die reich an omegafettsaeuren sind. Diese mehrfach ungesättigten Fettsäuren wirken sich positiv auf Entzündungsprozesse im Körper aus.

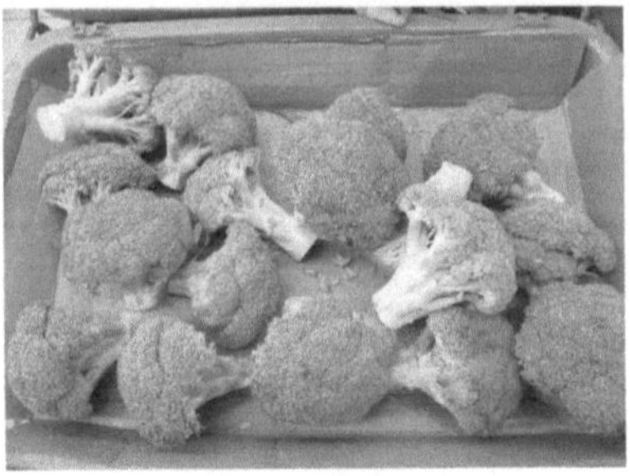

Brokkoli [i33]

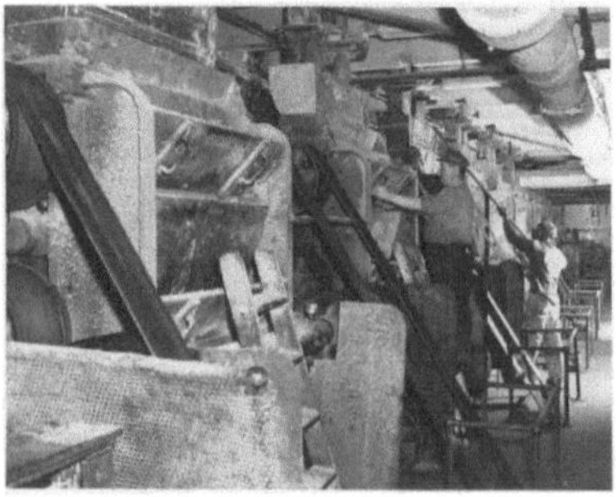

Leinöl [i34]

So kann ein Vorrat an Leinsamen oder Walnüssen, die ebenfalls reich an Omega-3-Fettsäuren sind, die Versorgung auch außerhalb der Saison für frische Nüsse sicherstellen. Entzündungsfördernde Lebensmittel wie verarbeitete Produkte, Zucker und Alkohol sollten hingegen vermieden werden. [s42] Auch die Zubereitung spielt eine Rolle: Die bioverfuegbarkeit und damit die entzündungshemmende Wirkung bestimmter Inhaltsstoffe, wie Flavone, kann durch die Zubereitung beeinflusst werden. Flavone, die als Aglycone vorliegen, werden besser vom Körper aufgenommen und

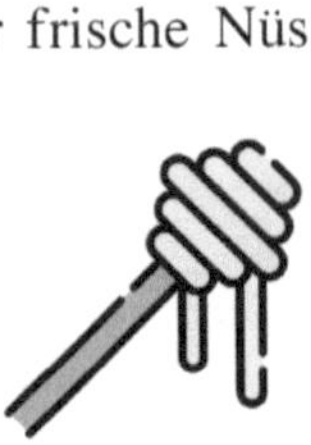

entfalten so ihre volle Wirkung. [s43] Ein Gericht mit gedünstetem Brokkoli (reich an Flavon-Aglyconen) ist somit entzündungshemmender als eines mit rohem Brokkoli, der mehr Flavonglykoside enthält. Die gezielte Auswahl und Zubereitung von Lebensmitteln ermöglicht es, die entzündungshemmende Wirkung der Ernährung zu optimieren und langfristig von den gesundheitlichen Vorteilen zu profitieren.

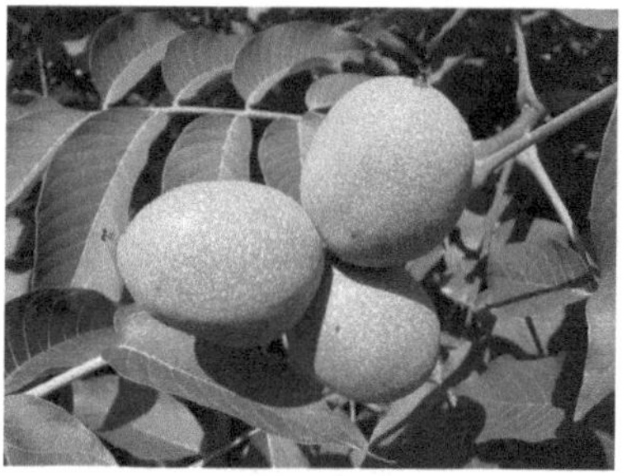

Walnuss [i35]

Gut zu wissen

Antientzündliche Ernährung

Eine Ernährungsweise, die darauf abzielt, Entzündungen im Körper zu reduzieren, indem entzündungsfördernde Lebensmittel vermieden und entzündungshemmende Lebensmittel bevorzugt werden. Sie spielt eine wichtige Rolle bei der Behandlung von Autoimmunerkrankungen.

Flavonglykoside

Flavone, die an ein Zuckermolekül gebunden sind. Diese Bindung muss im Darm erst gelöst werden, bevor der Körper sie aufnehmen kann.

Verteilung der Lagerung von entzündungshemmenden Lebensmitteln

Verteilung der Lagerkategorien für entzündungshemmende Lebensmittel.

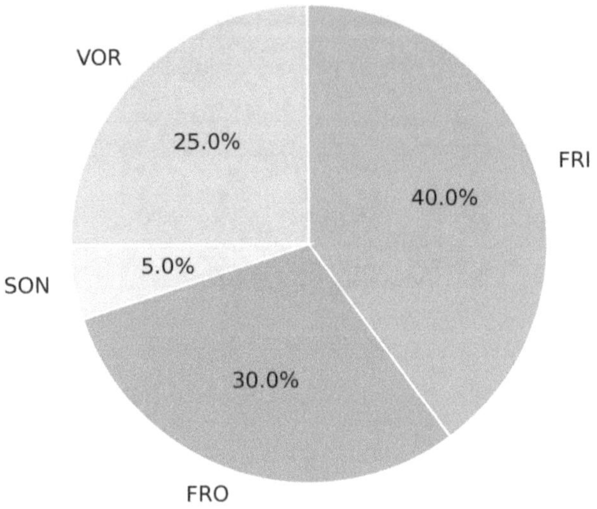

FRI: Frische Produkte (Obst und Gemüse)

FRO: Gefroren (Obst, Gemüse und Fertiggerichte)

SON: Sonstige (Kräuter, Gewürze, Öle usw.)

VOR: Vorratsartikel (Getreide, Hülsenfrüchte, Nüsse, Samen)

Der größte Teil der Lagerung konzentriert sich auf frisches Obst und Gemüse, was die Bedeutung von leicht verfügbaren Vitaminen und Antioxidantien widerspiegelt. Tiefgekühlte Produkte stellen eine wesentliche Ergänzung zu Obst, Gemüse und Fertiggerichten dar und gewährleisten einen kontinuierlichen Zugang zu nützlichen Zutaten. Vorratsartikel bilden die Grundlage für die Zubereitung von Mahlzeiten, während die kleinste Kategorie "Sonstige" wahrscheinlich Artikel wie Kräuter, Gewürze und spezielle Öle umfasst, die den Geschmack und weitere entzündungshemmende Vorteile beitragen.

Haltbarmachung

Haltbarmachung von Lebensmitteln bietet vielfältige Möglichkeiten, die Vorteile einer antientzündlichen und autoimmunegerechten Ernährung langfristig zu nutzen. Durch geeignete Konservierungsmethoden lassen sich saisonale Spitzen abfangen und die Verfügbarkeit wertvoller Nährstoffe über das ganze Jahr sichern. Das Einfrieren ist eine besonders schonende Methode, um Vitamine und sekundaere_pflanzenstoffe zu erhalten. Tiefkühlfächer bieten Platz für Beeren, Gemüse oder Kräuter, die so ihre Frische bewahren. Einfrieren eignet sich etwa für portioniertes Obst für Smoothies oder Suppengrün für Eintöpfe. Das Einkochen, eine traditionelle Methode der Haltbarmachung, ermöglicht die Konservierung von Obst und Gemüse in Gläsern. Durch Erhitzen werden Mikroorganismen abgetötet und die Lebensmittel haltbar gemacht. Selbstgemachte Marmeladen, Chutneys oder eingekochtes Gemüse erweitern den Speiseplan und reduzieren den Bedarf an industriell verarbeiteten Produkten. Trocknen ist eine weitere Methode, die Haltbarkeit zu verlängern. Obst, Gemüse, Kräuter und Pilze können schonend getrocknet und anschließend luftdicht verpackt aufbewahrt werden. Getrocknete Lebensmittel eignen sich hervorragend für die Zubereitung von Suppen, Soßen oder als Snack. Auch die Fermentation, also die kontrollierte Gärung von Lebensmitteln, ist eine wertvolle Methode zur Haltbarmachung und

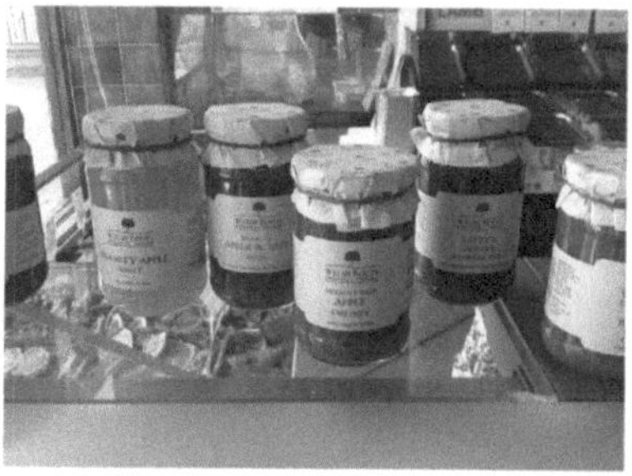

Chutney [i36]

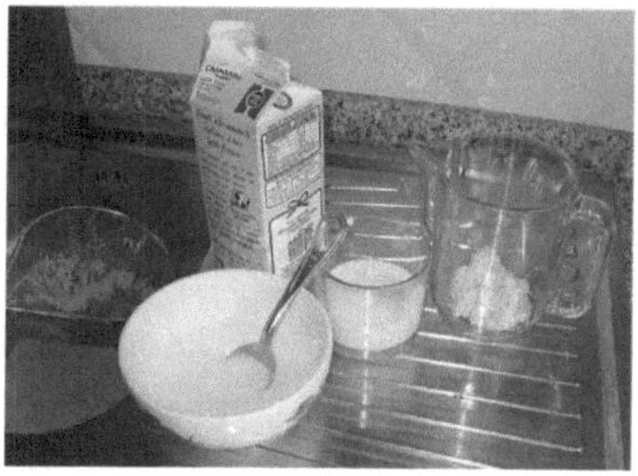

Kefir [i37]

bietet zusätzlich gesundheitliche Vorteile. Fermentierte Lebensmittel wie Sauerkraut, Kimchi oder Kefir enthalten Probiotika, die die Darmgesundheit fördern. Ein gesunder Darm spielt eine wichtige Rolle im Immunsystem und kann dazu beitragen, Entzündungen zu reduzieren. Bei allen Methoden der Haltbarmachung ist auf Hygiene zu achten, um das Wachstum von Schimmelpilzen und Bakterien zu verhindern. Die richtige Lagerung der konservierten Lebensmittel ist ebenfalls entscheidend, um Qualität und Nährstoffgehalt zu erhalten. Kühl, trocken und dunkel sind optimale Bedingungen für die meisten Vorräte. So können Sie sicherstellen, dass Ihre Lebensmittel lange haltbar und gesund bleiben. Durch die Kombination verschiedener Konservierungsmethoden lässt sich ein abwechslungsreicher und gesunder Vorrat anlegen, der die Basis für eine ausgewogene Ernährung bildet und die positiven Effekte der Ernährungstherapie optimal unterstützt.

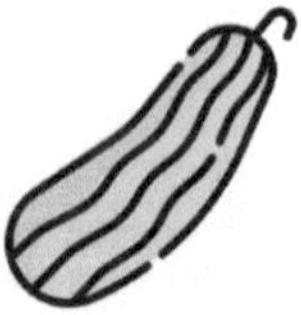

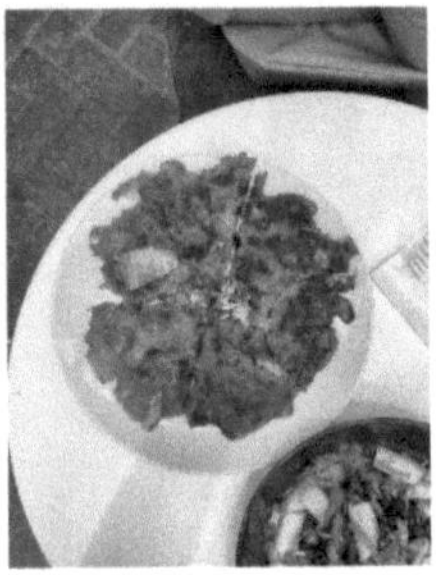

Kimchi [i38]

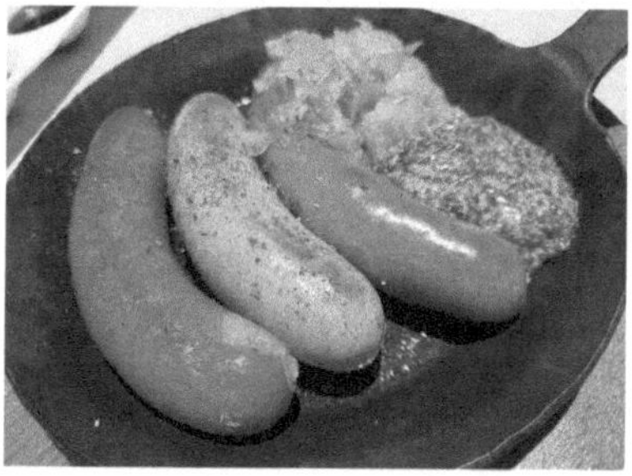

Sauerkraut [i39]

Gut zu wissen

Antientzündlich

Im Kontext der Autoimmunernährung bedeutet antientzündlich, dass Lebensmittel oder Maßnahmen dazu beitragen, chronische Entzündungen im Körper zu reduzieren, die häufig mit Autoimmunerkrankungen in Verbindung stehen.

Ernährungstherapie

Ernährungstherapie nutzt die Ernährung, um Krankheiten zu behandeln oder vorzubeugen. Im Kontext von Autoimmunerkrankungen zielt sie darauf ab, Entzündungen zu reduzieren und das Immunsystem zu regulieren.

Konservierungsmethoden

Konservierungsmethoden dienen dazu, die Haltbarkeit von Lebensmitteln zu verlängern. Sie ermöglichen es, saisonale Lebensmittel das ganze Jahr über zu genießen und die Verschwendung von Lebensmitteln zu reduzieren.

Nährstoffrückhalt im Zeitverlauf

Nährstoffverlust bei verschiedenen Lebensmittelkonservierungsmethoden im Zeitverlauf.

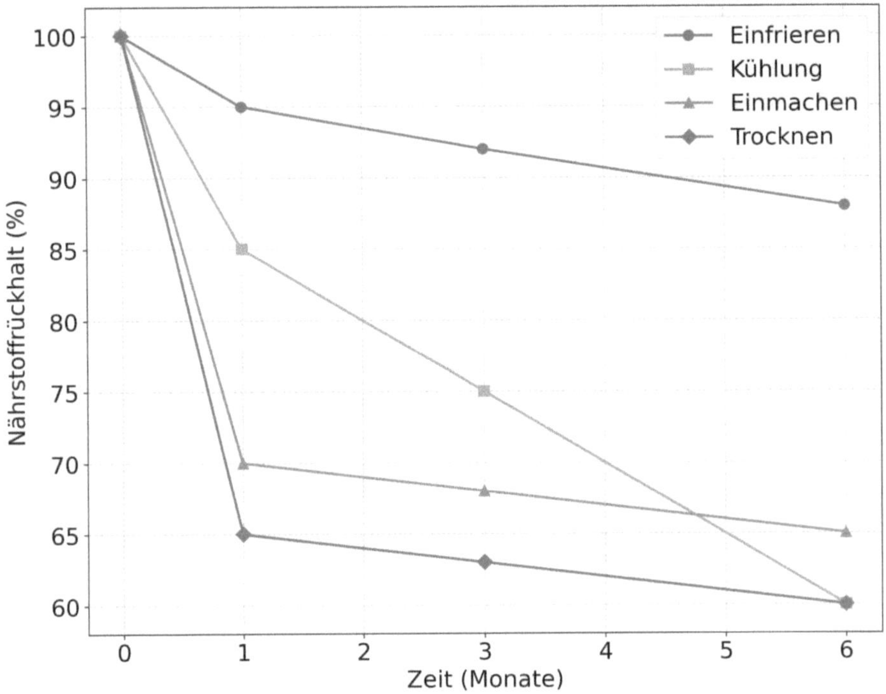

Einfrieren erhält im Allgemeinen Nährstoffe besser als andere Methoden, insbesondere über längere Zeiträume. Kühlung zeigt einen allmählichen Rückgang, während Einmachen und Trocknen einen erheblichen anfänglichen Verlust erfahren, sich dann aber stabilisieren. Dies unterstreicht die Bedeutung der Wahl der richtigen Konservierungsmethode für bestimmte Lebensmittel und den gewünschten Nährstoffrückhalt.

Konkrete Ratschläge

- Richten Sie sich einen „Saisonkalender“ ein, der Ihnen beim Einkauf den Überblick über das aktuelle Angebot an regionalem Obst und Gemüse erleichtert.
- Besuchen Sie regelmäßig Bauernmärkte in Ihrer Umgebung und entdecken Sie dort unbekannte Gemüsesorten und alte Obstsorten.
- Tauschen Sie sich mit den Marktbeschickern über die optimale Lagerung und Zubereitung der Produkte aus.
- Organisieren Sie Ihren Vorratsschrank nach Haltbarkeit und Verwendung, um Lebensmittelverschwendung zu minimieren und stets den Überblick zu behalten.
- Beschriften Sie eingefrorene Lebensmittel mit Datum und Inhalt, um die Übersicht zu wahren und rechtzeitig aufzubrauchen.
- Legen Sie sich einen kleinen Kräutergarten auf dem Balkon oder der Fensterbank an, um frische Kräuter immer griffbereit zu haben.
- Experimentieren Sie mit dem Einlegen von Gemüse in Essig oder Öl – so schaffen Sie aromatische und haltbare Vorräte.
- Bereiten Sie größere Mengen an Suppen, Eintöpfen oder Soßen zu und frieren Sie diese portionsweise ein, um schnell eine gesunde Mahlzeit zur Hand zu haben.
- Nutzen Sie das Wochenende, um saisonales Obst und Gemüse für die Woche vorzubereiten und so Zeit im Alltag zu sparen.
- Schaffen Sie sich ein Ritual, bei dem Sie einmal im Monat Ihren Vorrat überprüfen und aufbrauchen, was bald abläuft.
- Verarbeiten Sie Obst und Gemüse, das nicht mehr frisch genug zum direkten Verzehr ist, zu Smoothies, Suppen oder Pürees.

2. 3 Küchentechniken

Eine autoimmungerechte Ernährung erfordert oft spezielle Küchentechniken. Die richtige Zubereitung erhält wertvolle Nährstoffe und beeinflusst Geschmack, Textur und Haltbarkeit von Lebensmitteln. Herausforderungen wie Nährstoffverluste durch Hitze oder zeitaufwendige Prozesse gilt es zu meistern. Schonende Garmethoden minimieren den Verlust wasserlöslicher Vitamine und erhalten wichtige Mineralstoffe. Effiziente Vorbereitung und zeitsparende Strategien erleichtern die Umsetzung im Alltag. Entdecken Sie in diesem Kapitel, wie Sie mit den richtigen Küchentechniken Ihre autoimmungerechte Ernährung optimal gestalten und genießen.

Für eine nährstoffreiche Ernährung bei Autoimmunerkrankungen sind schonende Garmethoden wie Dämpfen, Mikrowellenkochen oder Sous-vide entscheidend, da sie Vitamin- und Mineralstoffverluste minimieren und die Nährstoffverfügbarkeit verbessern.

Schonende Zubereitung

Schonende Zubereitung reduziert Nährstoffverluste und erhält die Qualität der Lebensmittel. Besonders wasserlösliche Vitamine, wie Vitamin C, sind empfindlich gegenüber Hitze und Auslaugung ins Kochwasser [s44]. Dämpfen und Mikrowellenkochen minimieren diese Verluste, da der Kontakt mit Wasser und die Garzeit reduziert werden [s44]. Die Zellwände des Gemüses werden zwar durch die Hitzeeinwirkung aufgebrochen, was die Verfügbarkeit fettlöslicher Vitamine erhöht, doch die kurze Garzeit verhindert größere Nährstoffverluste [s44]. So bleiben bei schonend gegartem Brokkoli mehr Vitamine erhalten, als bei lange gekochtem. Auch β-Carotin profitiert von schonender Zubereitung, da die durch Hitze aufgebrochenen Zellwände die Aufnahme dieses Provitamins erleichtern [s44]. Neben Dämpfen und Mikrowellenkochen bietet Sous-vide, das Garen im Vakuumbeutel bei niedrigen Temperaturen, weitere Vorteile [s45]. Durch die präzise Temperaturkontrolle und den fehlenden Kontakt mit Sauerstoff bleiben Geschmack, Textur und Nährstoffe optimal erhalten [s45] [s46]. Sous-vide gegartes Gemüse behält so mehr Aroma und Vitamine, da die wasserlöslichen Nährstoffe im Vakuumbeutel verbleiben [s45]. Auch die Haltbarkeit von Lebensmitteln kann durch

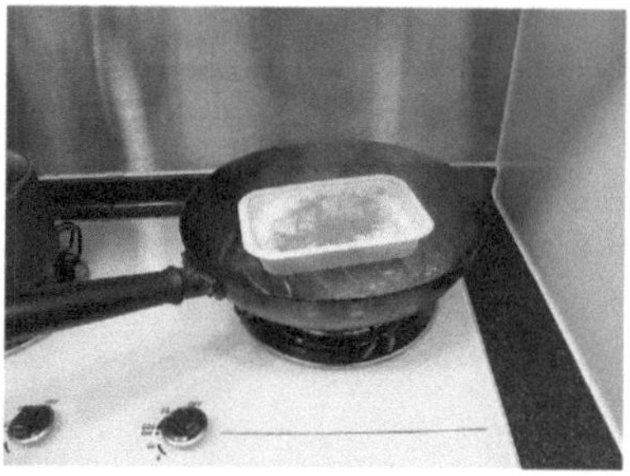

Dämpfen [i40]

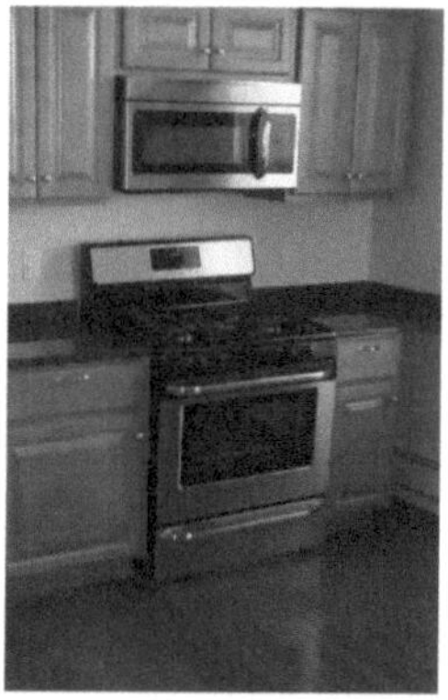

Mikrowellenkochen [i41]

Sous-vide verlängert werden, da das Wachstum von Bakterien durch die niedrigen Temperaturen und die Vakuumierung gehemmt wird [s46]. Die schonende Zubereitung von Fleisch, etwa durch Niedrigtemperaturlangzeitgaren, erhält ebenfalls die Nährstoffe und verbessert gleichzeitig die Zartheit und den Geschmack [s47]. Die Wahl der richtigen Methode hängt also von Lebensmittel und gewünschtem Ergebnis ab.

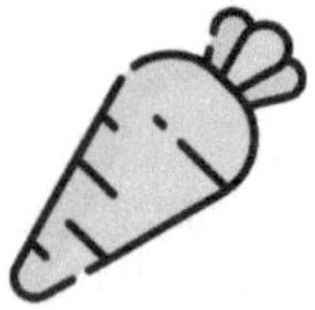

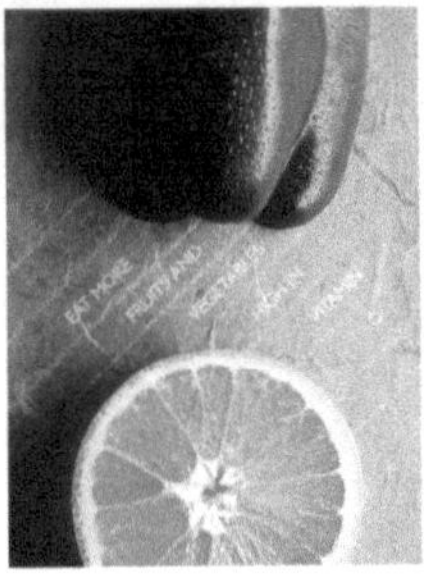

Vitamin C [i42]

Gut zu wissen

fettlösliche Vitamine

Fettlösliche Vitamine (A, D, E und K) spielen eine wichtige Rolle für verschiedene Körperfunktionen, darunter das Immunsystem, die Knochengesundheit und die Zellfunktion. Bei Autoimmunerkrankungen ist eine ausreichende Versorgung mit diesen Vitaminen wichtig, um Mangelerscheinungen vorzubeugen und die Gesundheit zu unterstützen.

Niedrigtemperaturlangzeitgaren

Niedrigtemperaturlangzeitgaren ist eine Garmethode, bei der Lebensmittel über einen längeren Zeitraum bei niedrigen Temperaturen gegart werden. Diese Methode macht Fleisch besonders zart und saftig und erhält gleichzeitig die Nährstoffe. Bei Autoimmunerkrankungen kann diese Garmethode dazu beitragen, die Verdaulichkeit von Fleisch zu verbessern und die Nährstoffversorgung zu optimieren.

Vitamin C

Vitamin C ist ein wichtiges Antioxidans, das im Körper beim Aufbau von Kollagen, der Wundheilung und der Stärkung des Immunsystems hilft. Bei Autoimmunerkrankungen kann eine ausreichende Vitamin-C-Zufuhr dazu beitragen, oxidativen Stress zu reduzieren und die Immunfunktion zu unterstützen.

Nährstoffrückhalt bei Garmethoden

Vergleich des Nährstoffrückhalts verschiedener Garmethoden, relevant für autoimmune Diäten.

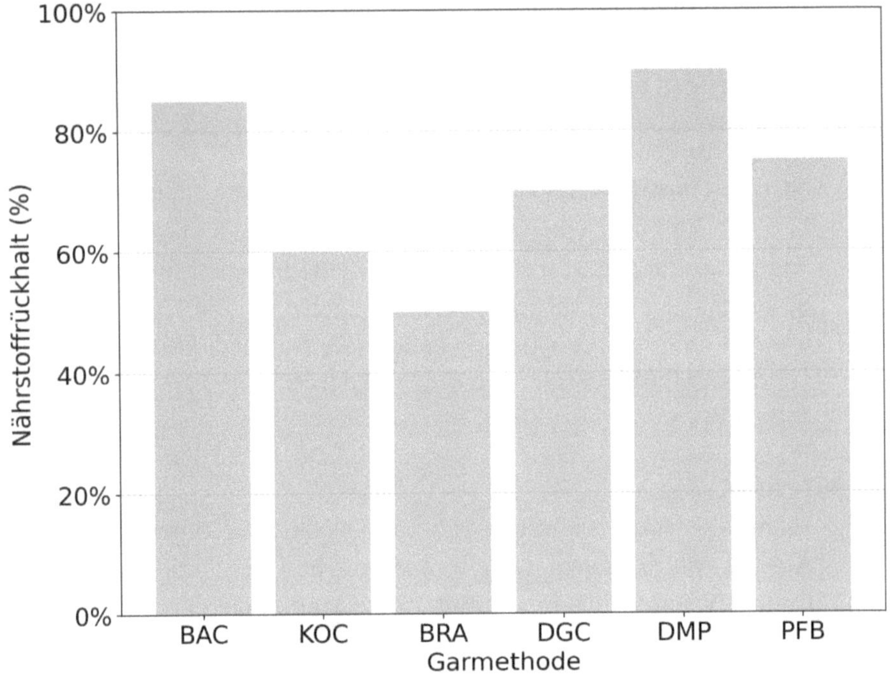

BAC: Backen

DGC: Druckgaren

KOC: Kochen

BRA: Braten

DMP: Dämpfen

PFB: Pfannenbraten

Dämpfen und Backen erhalten Nährstoffe im Allgemeinen besser als Kochen oder Braten. Während Druckgaren effizient ist, können einige wasserlösliche Vitamine verloren gehen. Die Wahl geeigneter Garmethoden kann die Nährstoffaufnahme für Personen, die Autoimmunerkrankungen behandeln, erheblich beeinflussen.

Nährstofferhaltende Garmethoden

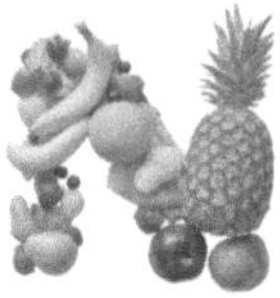

Nährstoffe bleiben durch die Wahl der richtigen Zubereitungsart besser erhalten. Während langes Kochen in Wasser zu erheblichen Verlusten wasserlöslicher Vitamine (z.B. Vitamin C) und Mineralstoffe führen kann, da diese ins Kochwasser übergehen [s48], bieten alternative Garmethoden Vorteile. Dampfgaren erhält vergleichbare Nährstoffwerte wie konventionelles Kochen, insbesondere bei Gemüse wie Brokkoli [s48]. Mikrowellenkochen kann sogar die Verfügbarkeit bestimmter Nährstoffe, wie Carotinoide, verbessern [s48]. Auch die Zubereitung im Vakuumbeutel (Sous-vide) bei niedrigen Temperaturen minimiert Nährstoffverluste und erhält zusätzlich Aroma und Textur [s49]. Die schonende Zubereitung erhält nicht nur Vitamine, sondern beeinflusst auch den Mineralstoffgehalt, z.B. von Kalium und Natrium [s48]. Ein wichtiger Aspekt ist das Vermeiden übermäßiger Hitze und langer Garzeiten. Durch Blanchieren – kurzes Eintauchen in kochendes Wasser – lässt sich die Aktivität von Enzymen stoppen, die zum Nährstoffabbau führen und gleichzeitig die Farbe und Textur des Gemüses erhalten. Das Blanchierwasser kann anschließend für Suppen oder Soßen verwendet werden, um die darin gelösten Nährstoffe zu nutzen. Die richtige Garmethode trägt entscheidend zur Nährstoffversorgung bei und bietet vielfältige Möglichkeiten, Geschmack und gesundheitlichen Nutzen optimal zu verbinden. Die Information der Öffentlichkeit über nährstoffschonende Zubereitungsmethoden ist essentiell, um die Nährstoffaufnahme durch pflanzliche Lebensmittel zu optimieren [s50].

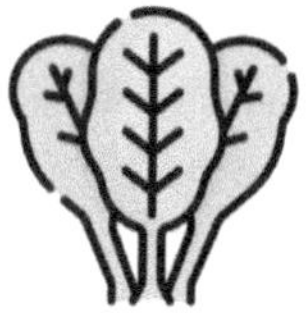

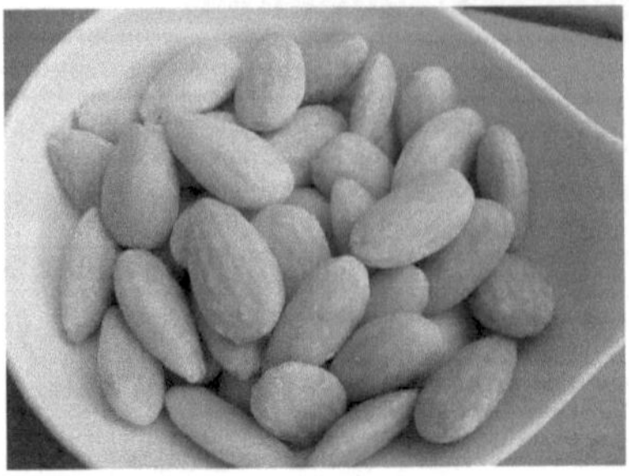

Blanchieren [i43]

Gut zu wissen

Blanchieren

Das Blanchieren ist eine Küchentechnik, bei der Lebensmittel kurz in kochendes Wasser getaucht und anschließend in Eiswasser abgeschreckt werden. Durch das Blanchieren werden Enzyme deaktiviert, die den Nährstoffabbau beschleunigen. Gleichzeitig bleiben Farbe, Textur und wichtige Nährstoffe, die für eine autoimmune Ernährung relevant sind, besser erhalten.

Carotinoide

Carotinoide, wie Beta-Carotin oder Lycopin, sind fettlösliche Pigmente, die in Obst und Gemüse vorkommen und antioxidative Eigenschaften besitzen. Sie können das Immunsystem unterstützen und Entzündungen reduzieren, was bei Autoimmunerkrankungen von Vorteil sein kann. Durch schonende Garmethoden, wie das Dünsten oder Mikrowellenkochen, kann die Bioverfügbarkeit von Carotinoiden erhöht werden.

Nährstoffgehalt in Kochmethoden

Nährstoffgehalt vs. Zeit und Temperatur für verschiedene Kochmethoden.

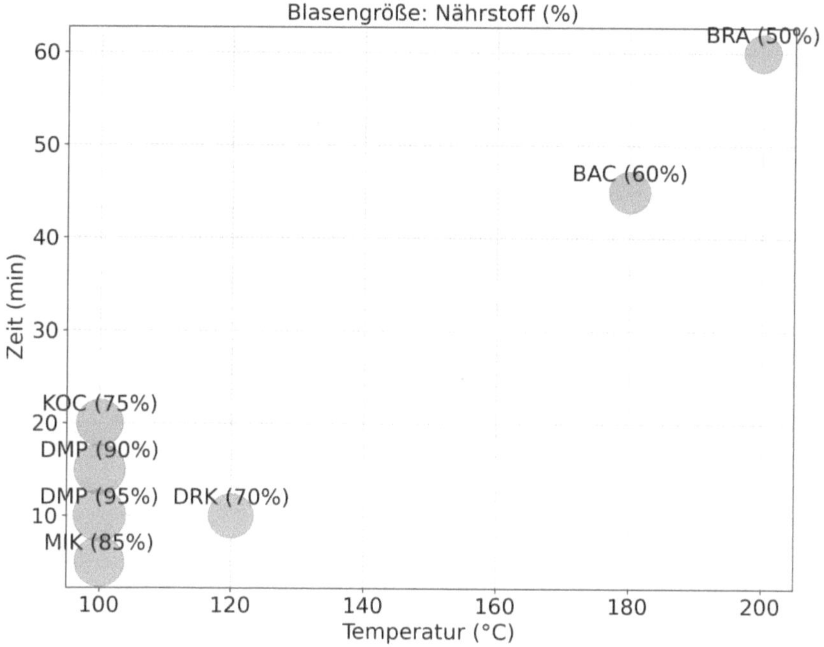

Blasengröße: Nährstoff (%)

BAC: Backen (Hühnchen)

DMP: Dämpfen (Gemüse)

KOC: Kochen (Gemüse)

BRA: Braten (Rindfleisch)

DRK: Druckkochen (Fleisch)

MIK: Mikrowelle (Gemüse)

Dämpfen und Mikrowellen erhalten im Allgemeinen mehr Nährstoffe aufgrund kürzerer Garzeiten und niedrigerer Temperaturen. Kochen und Druckkochen sind zwar effizient, können aber zu Nährstoffverlusten führen, insbesondere bei wasserlöslichen Vitaminen. Backen und Braten weisen aufgrund der längeren Garzeiten und höheren Temperaturen das größte Potenzial für Nährstoffverluste auf. Die Wahl der richtigen Kochmethode hängt vom jeweiligen Nährstoff und dem gewünschten Ergebnis ab. Für einen optimalen Nährstofferhalt werden im Allgemeinen kürzere Garzeiten und niedrigere Temperaturen bevorzugt.

Zeiteffiziente Vorbereitung

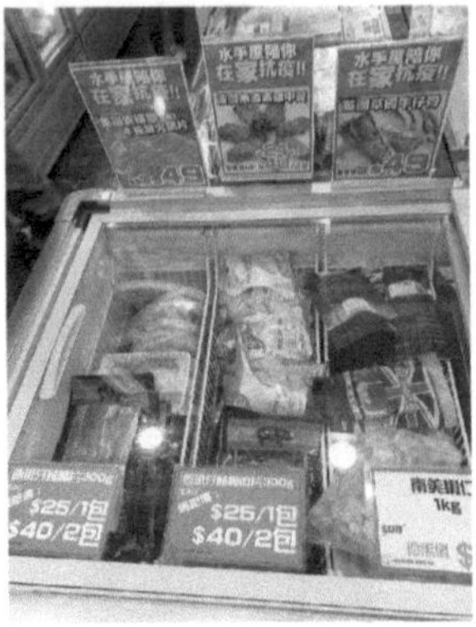

Einfrieren [i44]

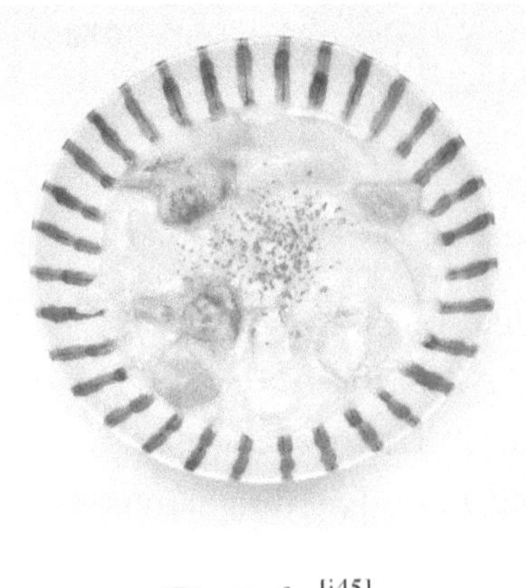

Eintöpfe [i45]

Zeiteffiziente Vorbereitung ist ein wichtiger Faktor für die erfolgreiche Umsetzung einer Autoimmun-Ernährung. Das einfrieren von Lebensmitteln – Gemüse, Obst, aber auch fertig zubereitete Gerichte oder Soßen – spart Zeit und erhöht die Verfügbarkeit gesunder Zutaten, auch außerhalb der Saison. [s51] Tiefgekühltes Gemüse lässt sich portionsweise entnehmen und direkt verarbeiten, ohne vorheriges Waschen und Schneiden. So verkürzt sich die Zubereitungszeit für eine Mahlzeit erheblich. [s51] Auch das Vorbereiten einzelner Komponenten im Voraus trägt zur Küchenorganisation bei. Hülsenfrüchte lassen sich über Nacht einweichen, Gemüse kann bereits geschnitten und im Kühlschrank aufbewahrt werden. [s51] Für einen schnellen Snack zwischendurch bieten sich Smoothies an: Gefrorenes Obst und Gemüse sind schnell verarbeitet und liefern wertvolle Nährstoffe. [s51] Ein weiterer Aspekt der zeiteffizienten Küchenorganisation ist die Auswahl der Rezepte. Einfache Gerichte mit wenigen Zutaten und kurzen Garzeiten erleichtern die Umsetzung einer gesunden Ernährung im Alltag. [s51] Unter anderem sind Eintöpfe ideal, da sie sich in größeren Mengen zubereiten und portionsweise einfrieren lassen. Anstatt jeden Tag frisch zu kochen, kann so auf Vorräte zurückgegriffen werden. Auch das Vorkochen von Beilagen wie Quinoa oder Reis für mehrere Tage spart Zeit und Aufwand. Die Kombination aus cleverer Planung, vorbereiteten Zutaten und einfachen Rezepten ermöglicht eine gesunde und zugleich zeitsparende Ernährung.

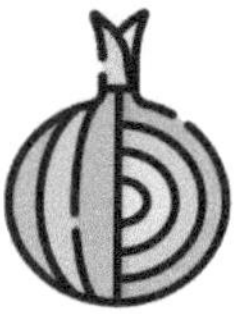

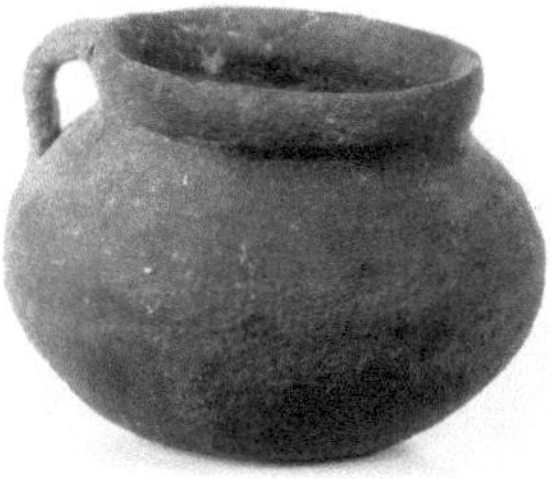

Vorkochen [i46]

Zeit effiziente Kochtechniken

Vergleich des Zeitaufwands für verschiedene Kochmethoden.

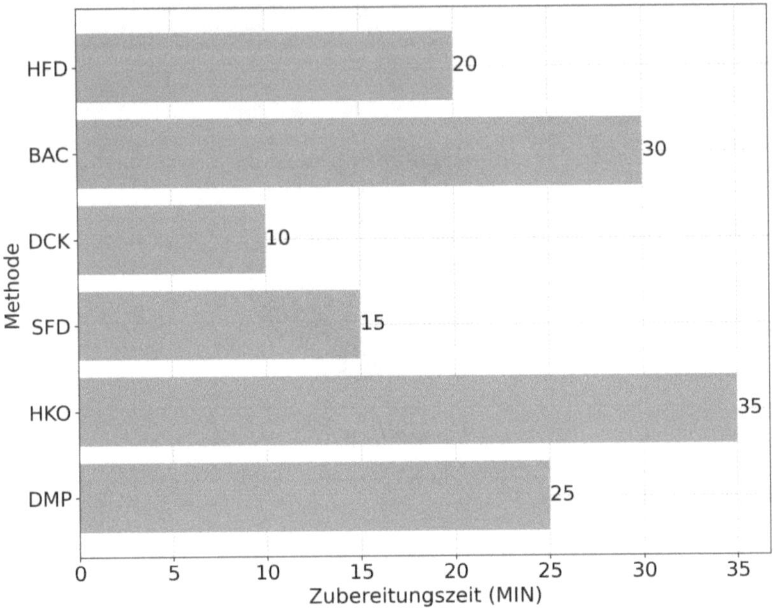

BAC: Backen

DMP: Dampfgaren

HKO: Herdkochen

DCK: Druckkochen

HFD: Heißluftfritteuse

SFD: Schongaren

Das Diagramm zeigt signifikante Zeitunterschiede zwischen verschiedenen Kochmethoden. Schnellkochen und Schongaren zeichnen sich als besonders zeiteffiziente Optionen aus, während Methoden wie Backen und Kochen auf dem Herd mehr aktive Zeit erfordern. Diese Informationen können für Personen wertvoll sein, die ihre Zeit in der Küche optimieren möchten, insbesondere für diejenigen, die Autoimmunerkrankungen behandeln und sich Ruhe und Stressreduktion priorisieren müssen.

Konkrete Ratschläge

- Verarbeiten Sie Gemüseabschnitte wie Karottengrün oder Brokkolistrunk weiter, indem Sie daraus Pesto, Suppen oder Gemüsebrühe herstellen.
- Variieren Sie Ihre Kochtechniken: Braten Sie Gemüse einmal scharf an, anstatt es zu dünsten, um Röstaromen zu erzeugen.
- Experimentieren Sie mit ungewöhnlichen Gewürzkombinationen bei der Gemüsebereitung, wie z.B. Zimt mit Rosenkohl oder Kardamom mit Blumenkohl.
- Nutzen Sie die Schale von Zitrusfrüchten: Reiben Sie die Schale ab und frieren Sie sie ein, um später Gebäck oder Smoothies zu aromatisieren.
- Garen Sie Ihr Gemüse im eigenen Saft in einem Bratschlauch im Backofen – so bleiben Aroma und Nährstoffe optimal erhalten.
- Investieren Sie in einen Dampfgarer: So können Sie mehrere Gemüsesorten gleichzeitig schonend zubereiten und Zeit sparen.
- Pürieren Sie übrig gebliebenes Gemüse zu einer cremigen Suppe oder Soße und frieren Sie diese portionsweise ein.
- Verwenden Sie Kochwasser von Gemüse als Basis für Suppen oder Soßen, um die darin gelösten Nährstoffe zu nutzen.
- Legen Sie Obst und Gemüse vor dem Verzehr kurz in kaltes Wasser ein, um die Zellwände zu entspannen und die Nährstoffaufnahme zu verbessern.
- Bereiten Sie Ihre eigenen Gewürzmischungen zu und experimentieren Sie mit verschiedenen Aromen.
- Trocknen Sie Kräuter und Gemüse selbst, um diese länger haltbar zu machen und im Winter für Ihre Gerichte zu verwenden.

Rückblick - 2. Praktische Umsetzung im Alltag

Die Umsetzung einer autoimmunen Ernährung im Alltag mag zunächst komplex erscheinen, doch mit einer durchdachten Strategie und den richtigen Werkzeugen lässt sich diese Herausforderung meistern. Ein wichtiger erster Schritt ist die Planung Ihrer Mahlzeiten – Frühstück, Mittagessen, Abendessen und Zwischenmahlzeiten. Überlegen Sie, welche Lebensmittel Ihnen guttun und welche Sie meiden sollten. Ein Ernährungstagebuch kann Ihnen dabei helfen, Unverträglichkeiten zu identifizieren und Ihre Fortschritte zu dokumentieren. Integrieren Sie abwechslungsreiche Proteinquellen wie Eier, Fisch und – je nach Ernährungsform – auch Fleisch, kombiniert mit einer bunten Vielfalt an Gemüse, das schonend zubereitet wird, um wertvolle Nährstoffe zu erhalten. Denken Sie auch an gesunde Fette, beispielsweise durch die Verwendung von hochwertigem Olivenöl oder Kokosöl.

Um den Aufwand in der Küche zu minimieren und gleichzeitig die Nährstoffzufuhr zu optimieren, empfiehlt sich die zeiteffiziente Vorbereitung Ihrer Mahlzeiten. Vorkochen und Einfrieren sind hier wertvolle Strategien. Bereiten Sie beispielsweise größere Mengen an Eintöpfen, Suppen oder Soßen vor und portionieren Sie diese für die Woche. Auch Beilagen wie Quinoa oder Reis lassen sich vorkochen und im Kühlschrank aufbewahren. Tiefkühlgemüse und -obst sind ebenfalls praktische Helfer im Alltag und bieten eine schnelle und nährstoffreiche Alternative zu frischen Produkten, besonders außerhalb der Saison. Nutzen Sie die Vorteile von Smoothies, um schnell und unkompliziert eine Extraportion Vitamine und Mineralstoffe zu sich zu nehmen. Experimentieren Sie mit verschiedenen Zutaten und finden Sie Ihre persönlichen Lieblingsrezepte.

Saisonale und regionale Produkte bieten nicht nur intensive Geschmackserlebnisse, sondern enthalten oft auch eine höhere Konzentration an Vitaminen und Mineralstoffen. Besuchen Sie Ihren lokalen Wochenmarkt oder Bauernhof, um frische und qualitativ hochwertige Lebensmittel zu erwerben. Durch den Einkauf saisonaler Produkte unterstützen Sie zudem regionale Anbieter und tragen zu einer nachhaltigeren Lebensweise bei. Nutzen Sie die Möglichkeit, saisonale Lebensmittel durch Einfrieren, Einkochen oder Trocknen haltbar zu machen und so das ganze Jahr über von deren gesundheitlichen Vorteilen zu profitieren. Achten Sie bei der Haltbarmachung stets auf Hygiene, um die Qualität Ihrer Lebensmittel zu gewährleisten.

Die Umstellung auf eine autoimmune Ernährung ist ein Prozess, der Zeit, Geduld und Experimentierfreude erfordert. Seien Sie nicht zu streng mit sich selbst, wenn es einmal nicht nach Plan läuft. Konzentrieren Sie sich auf kleine, machbare Schritte und feiern Sie Ihre Erfolge. Eine gesunde Ernährung ist ein Geschenk an Ihren Körper und trägt maßgeblich zu Ihrem Wohlbefinden bei. Mit einer positiven Einstellung und der richtigen Strategie werden Sie langfristig von den positiven Effekten einer autoimmunen Ernährung profitieren.

3. Lebensmittelauswahl

Haben Sie sich schon einmal gefragt, warum manche Lebensmittel Ihre Beschwerden verschlimmern, während andere für Linderung sorgen? Bei Autoimmunerkrankungen spielt die tägliche Lebensmittelauswahl eine entscheidende Rolle für den Krankheitsverlauf. Der Weg zu einer ausgewogenen Ernährung führt über das Verständnis, welche Nahrungsmittel den Körper unterstützen und welche ihm schaden können. Die richtige Wahl der Lebensmittel kann den Unterschied zwischen einem Krankheitsschub und beschwerdefreien Tagen ausmachen. In diesem Kapitel entdecken Sie, wie Sie Ihre Ernährung gezielt optimieren und dabei geschmackvolle Alternativen finden.

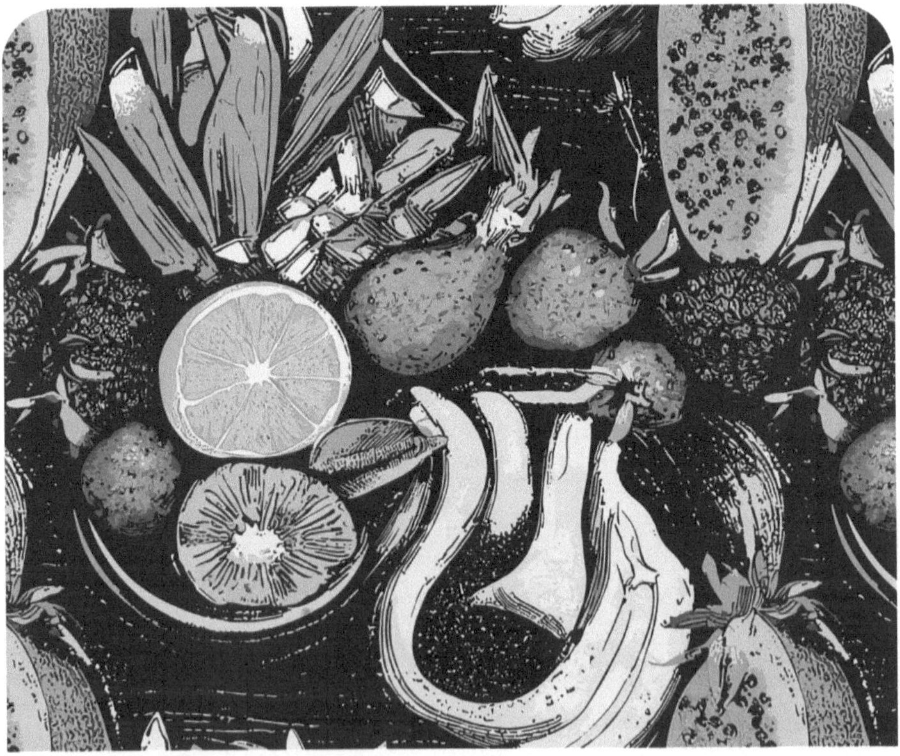

3. 1 Empfehlenswerte Lebensmittel

Die richtige Lebensmittelauswahl spielt bei Autoimmunerkrankungen eine entscheidende Rolle. Welche Nahrungsmittel positive und welche negative Auswirkungen auf den Körper und das Immunsystem haben, ist oft komplex. Dieser Abschnitt bietet eine praktische Orientierungshilfe, um die optimale Nährstoffversorgung sicherzustellen und gleichzeitig entzündungsfördernde Lebensmittel zu meiden. Erfahren Sie, welche Gemüse, Kräuter, Protein- und Fettquellen im Rahmen einer Autoimmun-Ernährung besonders empfehlenswert sind und wie diese Ihre Gesundheit unterstützen können. Entdecken Sie die Kraft der richtigen Ernährung und nehmen Sie Ihre Gesundheit selbst in die Hand.

Für Menschen mit Autoimmunerkrankungen ist eine abwechslungsreiche Ernährung mit viel Gemüse, Obst, hochwertigen Proteinen und gesunden Fetten, insbesondere Omega-3-Fettsäuren, empfehlenswert, wobei stark verarbeitete Lebensmittel, Transfette und übermäßiger Konsum von rotem Fleisch reduziert werden sollten. Die individuelle Verträglichkeit von Lebensmitteln sollte beachtet werden.

Gemüse und Kräuter

Gemüse und Kräuter liefern Vitamine, Mineralstoffe, Ballaststoffe und sekundäre Pflanzenstoffe, die im Rahmen einer Autoimmun-Ernährung positive Effekte auf den Körper haben können. Ballaststoffe fördern die Darmgesundheit und unterstützen eine gesunde Darmflora, die wiederum das Immunsystem beeinflusst. Sekundäre Pflanzenstoffe, unter anderem Flavonoide und carotinoide, wirken antioxidativ und können Entzündungsprozesse im Körper modulieren. Durch ihren hohen Wassergehalt tragen viele Gemüsearten, wie Gurken oder Tomaten, zur Flüssigkeitsversorgung bei. Eine ausreichende Flüssigkeitszufuhr ist für zahlreiche Stoffwechselprozesse unerlässlich. Eine abwechslungsreiche Auswahl an Gemüse und Kräutern in verschiedenen Farben stellt sicher, dass eine breite Palette an Nährstoffen aufgenommen wird. So enthalten grüne Blattgemüse, wie Spinat oder Grünkohl, viel Vitamin K und Folsäure, während orangefarbene Gemüse, wie Karotten oder Kürbis, reich an Beta-Carotin sind. Kräuter bieten nicht nur aromatische Vielfalt in der Küche, sondern enthalten ebenfalls wertvolle Inhaltsstoffe. Rosmarin besitzt beispielsweise antioxidative Eigenschaften, während Ingwer entzündungshemmend wirken kann. Bei einer Autoimmunerkrankung ist es ratsam, Gemüse schonend zuzubereiten, um den Nährstoffgehalt zu erhalten. Dämpfen oder blanchieren sind hierfür geeignete Methoden. Der Verzehr von rohem Gemüse ist ebenfalls empfehlenswert, sollte aber individuell angepasst werden, da manche Rohkostsorten bei bestimmten Autoimmunerkrankungen Beschwerden verursachen können. Alkohol und Lebensmittelzusatzstoffe, die in verarbeiteten Lebensmitteln häufig vorkommen, können entzündungsfördernd wirken und sollten im Rahmen einer Autoimmun-Ernährung reduziert oder vermieden werden. Stattdessen kann der Fokus auf frische, unverarbeitete Lebensmittel, insbesondere Gemüse und Kräuter, gelegt werden, um die Nährstoffzufuhr zu optimieren und das Immunsystem zu unterstützen. Um die Vielfalt zu erhöhen und die Nährstoffaufnahme zu verbessern, kann man beispielsweise täglich eine Handvoll unterschiedlicher Kräuter, wie Petersilie, Schnittlauch und Basilikum, in den Speiseplan integrieren.

Referenz zu einer Quelle über die Vorteile von Gemüse und Kräutern für die Gesundheit, z.B. ein Ernährungslehrbuch oder eine wissenschaftliche Publikation.

Referenz zu einer Quelle über die Wirkung von sekundären Pflanzenstoffen bei Autoimmunerkrankungen.

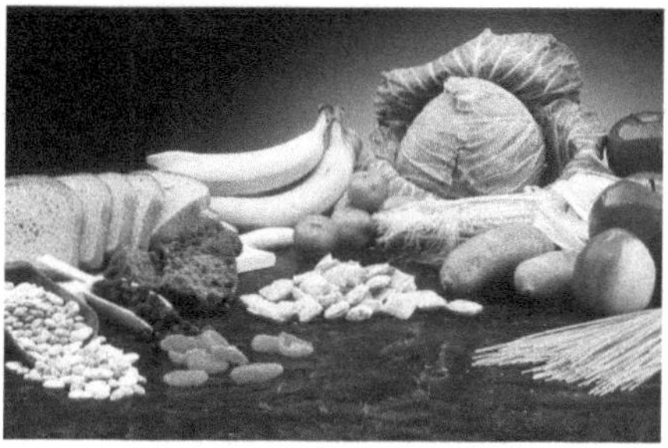

Ballaststoffe [i47]

Nährstoffdichte ausgewählter Gemüse

Vergleich wichtiger Nährstoffe in gängigen Gemüsesorten.

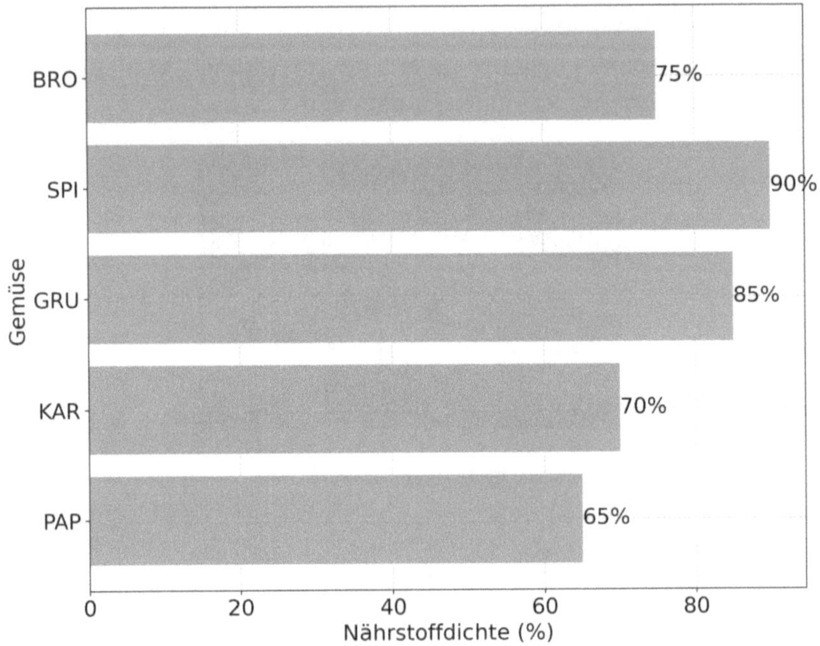

BRO: Brokkoli

KAR: Karotten

SPI: Spinat

GRU: Grünkohl

PAP: Paprika

Blattgemüse wie Spinat und Grünkohl zeichnen sich durch einen hohen Vitamin- und Mineralstoffgehalt aus, insbesondere Vitamin K, Vitamin A und Folsäure. Während alle Gemüse wertvolle Nährstoffe bieten, sind Karotten besonders reich an Vitamin A, Paprika an Vitamin C und Brokkoli an Vitamin C und Ballaststoffen. Die Auswahl einer Vielzahl von buntem Gemüse gewährleistet eine abwechslungsreiche Nährstoffaufnahme.

Hochwertige Proteinquellen

Proteinreiche Nahrungsmittel sind für den Erhalt der Körperfunktionen, insbesondere des Immunsystems und der Muskulatur, unerlässlich. Dabei ist nicht nur die Menge, sondern auch die Zusammensetzung der Proteine relevant. Hochwertige Proteine liefern alle essentiellen Aminosäuren, die der Körper nicht selbst herstellen kann, in ausreichender Menge und in bioverfügbarer Form [s52]. Tierische Produkte wie Fisch, Eier, Geflügel und Milchprodukte gelten allgemein als hochwertige Proteinlieferanten, da ihre Aminosäurezusammensetzung den menschlichen Bedürfnissen sehr nahe kommt [s52]. Fettreiche Fische, wie Lachs oder Makrele, sind besonders empfehlenswert, da sie zusätzlich omegafettsaeuren enthalten, die entzündungshemmend wirken können [s53]. Der Konsum von rotem Fleisch sollte, im Gegensatz zu Geflügel, auf ein bis zwei Mal pro Monat beschränkt bleiben [s53]. Neben tierischen Produkten gibt es auch zahlreiche pflanzliche Proteinquellen. Hülsenfrüchte, zu denen Linsen, Kichererbsen und verschiedene Bohnensorten zählen, liefern nicht nur Proteine, sondern auch Ballaststoffe, Vitamine und Mineralstoffe [s54] [s55]. Nüsse und Samen, wie Mandeln, Cashewkerne, Chia- oder Leinsamen, sind ebenfalls proteinreich und liefern wertvolle Fettsäuren [s54] [s55]. Sojaprodukte und Vollkornprodukte tragen ebenfalls zur Proteinversorgung bei [s54]. Um die Proteinqualität pflanzlicher Lebensmittel zu optimieren, können verschiedene Proteinquellen kombiniert werden. So ergänzen sich beispielsweise Hülsenfrüchte und Getreide in ihrer Aminosäurezusammensetzung und ergeben zusammen ein hochwertigeres Proteinprofil [s55]. Eine abwechslungsreiche Ernährung mit tierischen und pflanzlichen Proteinquellen deckt den Bedarf an essentiellen Aminosäuren und trägt zu einer optimalen Nährstoffversorgung bei. Wer seinen Proteinbedarf überwiegend pflanzlich decken möchte, kann seinen Speiseplan durch die gezielte Kombination verschiedener Lebensmittelgruppen optimieren. Ein

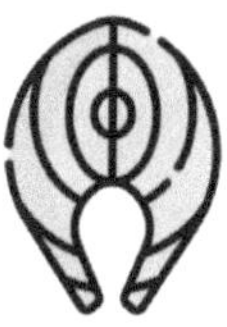

Linseneintopf mit Vollkornbrot liefert so ein vollständigeres Aminosäureprofil als jedes Lebensmittel für sich allein.

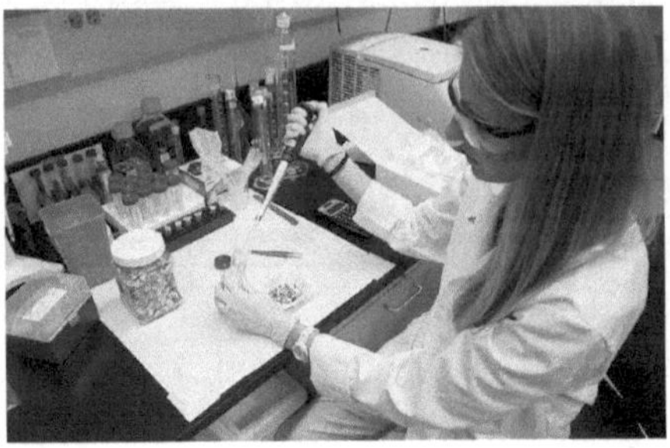

Proteinprofil [i48]

Gut zu wissen

Ballaststoffe

Ballaststoffe sind unverdauliche Kohlenhydrate, die die Darmgesundheit fördern und das Immunsystem positiv beeinflussen können. Sie tragen zur Regulierung des Stuhlgangs bei, fördern das Wachstum nützlicher Darmbakterien und können helfen, Entzündungen im Darm zu reduzieren, was bei Autoimmunerkrankungen von Vorteil sein kann.

Essentielle Aminosäuren

Essentielle Aminosäuren kann der Körper nicht selbst herstellen und müssen daher über die Nahrung aufgenommen werden. Sie sind entscheidend für viele Körperfunktionen, einschließlich der Bildung von Proteinen, Enzymen und Hormonen. Eine ausreichende Zufuhr von essentiellen Aminosäuren kann dazu beitragen, das Immunsystem zu stärken und Entzündungen zu reduzieren.

Proteinprofil

Das Proteinprofil beschreibt die Zusammensetzung der Aminosäuren in einem Protein. Ein vollständiges Proteinprofil enthält alle essentiellen Aminosäuren in ausreichender Menge. Durch die Kombination verschiedener pflanzlicher Proteinquellen, wie Hülsenfrüchten und Getreide, kann ein vollständiges Proteinprofil erzielt werden, das dem Körper alle benötigten Aminosäuren liefert.

Optimale Proteinquellen für Autoimmun-Diäten

Empfohlene Proteinverteilung für Personen mit Autoimmunerkrankungen.

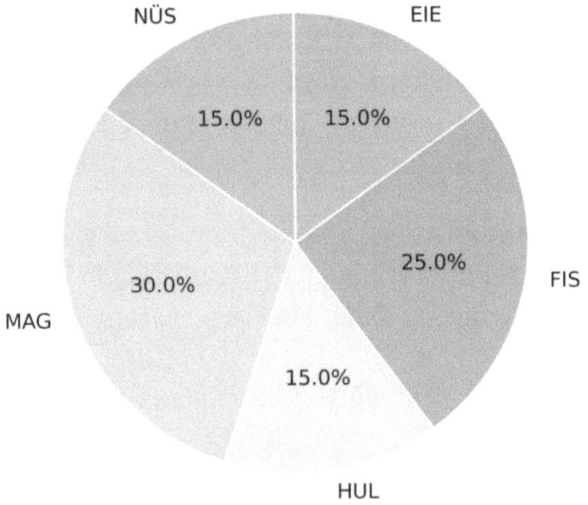

EIE: Eier

FIS: Fisch (z. B. Lachs, Thunfisch, Sardinen)

HUL: Hülsenfrüchte (z. B. Linsen, Bohnen, Kichererbsen)

MAG: Mageres Fleisch und Geflügel (z. B. Huhn, Pute, Rindfleisch)

NÜS: Nüsse und Samen (z. B. Mandeln, Walnüsse, Chiasamen)

Dieses Diagramm verdeutlicht, wie wichtig die Diversifizierung von Proteinquellen bei einer Autoimmun-Diät ist. Mageres Fleisch und Geflügel liefern essentielle Aminosäuren, während Fisch entzündungshemmende Omega-3-Fettsäuren bietet. Eier sind eine vollständige Proteinquelle und pflanzliche Optionen wie Hülsenfrüchte und Nüsse liefern Ballaststoffe und andere nützliche Nährstoffe. Dieser ausgewogene Ansatz trägt dazu bei, eine ausreichende Proteinzufuhr zu gewährleisten und gleichzeitig potenzielle Auslöser zu minimieren.

Gesunde Fettquellen

Fette spielen eine wichtige Rolle in der Autoimmun-Ernährung, wobei die Qualität der Fette entscheidend ist. Ungesättigte Fettsäuren, sowohl einfach als auch mehrfach ungesättigte, sind bevorzugt gegenüber gesättigten und Transfetten. [s56] Einfach ungesättigte Fettsäuren finden sich reichlich in Olivenöl, einem Kernbestandteil der mediterranen Ernährung, sowie in Nüssen wie Mandeln oder Cashews. [s57] [s58] [s56] Mehrfach ungesättigte Fettsäuren, insbesondere Omega-3-Fettsäuren, sind in fettreichen Fischen wie Lachs und Makrele, aber auch in pflanzlichen Quellen wie Leinsamen und Chiasamen enthalten. [s59] [s60] Diese Omega-3-Fettsäuren wirken entzündungshemmend und können somit positive Effekte bei Autoimmunerkrankungen wie rheumatoider Arthritis oder Multipler Sklerose haben. [s61] [s60] Ein ausgewogenes Verhältnis von Omega-6- zu Omega-3-Fettsäuren ist anzustreben, idealerweise im Bereich von 1:1,80 bis 1:5. [s58] [s59] Omega-6-Fettsäuren sind zwar ebenfalls wichtig, ein Übermaß kann jedoch Entzündungen fördern. Daher sollte der Konsum von stark verarbeiteten Pflanzenölen, die oft reich an Omega-6-Fettsäuren sind, reduziert werden. [s59] Avocados stellen eine weitere Quelle für gesunde Fette dar. [s57] Bei der Auswahl von Ölen ist darauf zu achten, dass diese kaltgepresst und möglichst wenig verarbeitet sind.

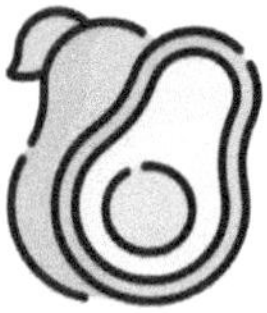

[s57] [s56] Transfette, die häufig in frittierten Lebensmitteln und industriell verarbeiteten Produkten vorkommen, sollten gänzlich vermieden werden, da sie das Risiko für Entzündungen und verschiedene Erkrankungen erhöhen. [s56] Gesättigte Fettsäuren, die hauptsächlich in tierischen Produkten wie rotem Fleisch und Butter vorkommen, sollten nur in geringen Mengen konsumiert werden. [s56] Eine Ernährung, die reich an ungesättigten Fettsäuren und arm an gesättigten und Transfetten ist, kann dazu beitragen, Entzündungen zu reduzieren und die Symptome von Autoimmunerkrankungen zu lindern. Wer etwa täglich einen Esslöffel

Olivenöl über seinen Salat gibt und zwei- bis dreimal pro Woche fettreichen Fisch konsumiert, kann seine Versorgung mit wertvollen Fettsäuren verbessern.

Gut zu wissen

Einfach ungesättigte Fettsäuren

Einfach ungesättigte Fettsäuren, wie in Olivenöl und Nüssen enthalten, unterstützen die Herzgesundheit und können Entzündungen reduzieren. Sie sind eine wertvolle Ergänzung in der Autoimmun-Ernährung.

Gesättigte Fettsäuren

Gesättigte Fettsäuren sollten nur in Maßen konsumiert werden, da ein Überkonsum Entzündungen verstärken kann. Im Rahmen einer Autoimmun-Ernährung ist es ratsam, den Fokus auf ungesättigte Fettsäuren zu legen.

Mehrfach ungesättigte Fettsäuren

Mehrfach ungesättigte Fettsäuren, insbesondere Omega-3-Fettsäuren, sind essentiell für die Gesundheit und spielen eine wichtige Rolle bei der Regulierung des Immunsystems. Sie sind besonders wichtig in der Autoimmun-Ernährung.

Ungesättigte Fettsäuren

Ungesättigte Fettsäuren, sowohl einfach als auch mehrfach ungesättigt, wirken entzündungshemmend und sind daher besonders empfehlenswert bei Autoimmunerkrankungen. Sie tragen zu einem gesunden Immunsystem bei und können die Symptome lindern.

Gesunde Fettquellen für Autoimmunerkrankungen

Verteilung von gesunden Fetten.

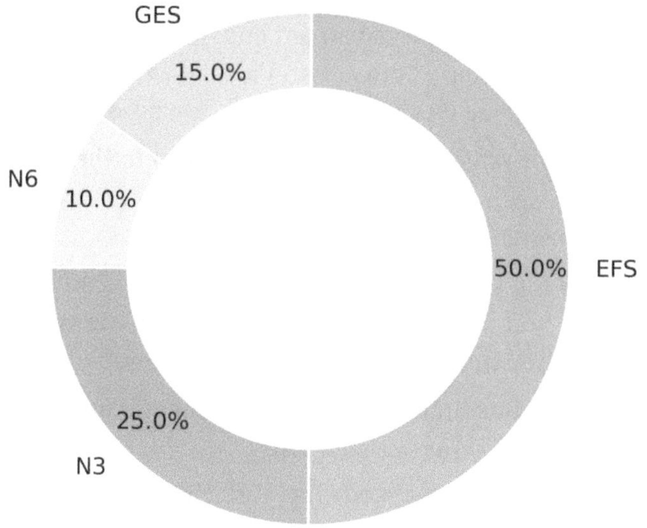

EFS: Einfach ungesättigte Fettsäuren (z. B. Olivenöl, Avocado)

GES: Gesättigte Fettsäuren (z. B. Kokosöl, Butter aus Weidehaltung)

N3: Omega-3-Fettsäuren (z. B. Fettfisch, Leinsamen)

N6: Omega-6-Fettsäuren (z. B. Nüsse, Samen)

Dieses Diagramm visualisiert die empfohlene Ausgewogenheit der Fettsäuren in einer Ernährung, die auf Personen mit Autoimmunerkrankungen zugeschnitten ist. Der Schwerpunkt auf einfach ungesättigten Fettsäuren unterstützt die Verringerung von Entzündungen, während die moderate Einbeziehung von Omega-3-Fettsäuren zusätzlich zu entzündungshemmenden Vorteilen und allgemeinem Wohlbefinden beiträgt. Gesättigte Fettsäuren werden niedrig gehalten, um mögliche entzündliche Reaktionen zu minimieren. Die begrenzte Aufnahme von mehrfach ungesättigten Omega-6-Fettsäuren trägt zur Aufrechterhaltung eines ausgewogenen Verhältnisses von Omega-6 zu Omega-3 bei, das für die Kontrolle von Entzündungen entscheidend ist. Dieses Gleichgewicht ist der Schlüssel zur Unterstützung der Gesundheit des Immunsystems.

Konkrete Ratschläge

- Entdecken Sie die Welt der Sprossen: Ziehen Sie selbst Kresse, Radieschen- oder Brokkolisprossen und bereichern Sie Ihre Mahlzeiten mit diesen nährstoffreichen Keimlingen.
- Erweitern Sie Ihren Speiseplan um ungewöhnliche Gemüsesorten: Probieren Sie einmal Topinambur, Pastinaken oder Schwarzwurzeln – diese bieten neue Geschmackserlebnisse und wertvolle Nährstoffe.
- Integrieren Sie Algen wie Wakame oder Nori in Ihre Ernährung: Diese Meeresgemüse sind reich an Mineralstoffen und Spurenelementen.
- Verwenden Sie Gemüse und Kräuter als Hauptbestandteil Ihrer Mahlzeiten und nicht nur als Beilage: Bereiten Sie beispielsweise bunte Gemüsecurrys, -pfannen oder -aufläufe zu.
- Trinken Sie grüne Smoothies mit Wildkräutern, um Ihre Vitamin- und Mineralstoffzufuhr zu steigern.
- Machen Sie aus Gemüse und Obst Ihre eigenen Chips: Schneiden Sie dünne Scheiben und trocknen Sie diese im Backofen oder Dörrautomaten.
- Kreieren Sie Ihre eigenen Gemüsebrotaufstriche: Verwenden Sie beispielsweise gegarte Rote Bete, Karotten oder Auberginen als Basis.
- Stellen Sie Ihr eigenes Kimchi oder Sauerkraut her, um die Fermentation von Gemüse selbst zu steuern und auf Zusatzstoffe zu verzichten.
- Entdecken Sie die Vielfalt der Pilze: Integrieren Sie Austernpilze, Shiitake oder Champignons in Ihre Gerichte – sie sind reich an Vitaminen und Mineralstoffen.

3. 2 Kritische Lebensmittel

Nahrungsmittel können bei Autoimmunerkrankungen Entzündungen fördern und Symptome verstärken. Die westliche Ernährungsweise mit verarbeiteten Lebensmitteln, hohem Zucker- und Salzgehalt, sowie versteckten Allergenen und Zusatzstoffen birgt Risiken. Diese Faktoren erschweren die Identifizierung individueller Trigger und die gezielte Ernährungsanpassung. Erfahren Sie in diesem Kapitel, welche Lebensmittel problematisch sein können und wie Sie Ihre Ernährung optimieren, um Ihr Wohlbefinden zu steigern.

Bei Autoimmunerkrankungen ist die sorgfältige Auswahl von Lebensmitteln entscheidend, da sowohl Nährstoffmängel als auch ein Überschuss bestimmter Nährstoffe, versteckte Allergene und entzündungsfördernde Zusatzstoffe in verarbeiteten Lebensmitteln die Symptome verschlimmern können.

Häufige Triggerfaktoren

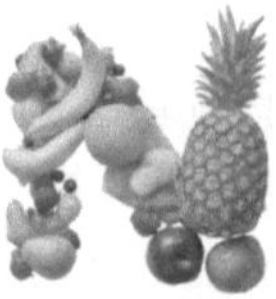

Nahrungsmittel können bei Autoimmunerkrankungen eine Rolle als Triggerfaktoren einnehmen und Symptome verstärken oder sogar auslösen. Die westliche Ernährungsweise, gekennzeichnet durch einen hohen Anteil an gesättigten Fetten, Zucker und Salz, sowie verarbeiteten Lebensmitteln und rotem Fleisch, wird mit einem erhöhten Risiko für Autoimmunerkrankungen in Verbindung gebracht [s62] [s63]. Insbesondere der hohe Salzkonsum kann proinflammatorische Immunzellen aktivieren und die Differenzierung von pathogenen TH17-Zellen fördern [s63]. Ein übermäßiger Konsum von rotem Fleisch wird ebenfalls mit einem erhöhten Risiko für rheumatoide_arthritis assoziiert [s64]. Gluten kann bei manchen Personen als Antigen wirken und die Immunantwort beeinflussen, insbesondere bei rheumatoider Arthritis und Zöliakie [s65] [s66] [s64].

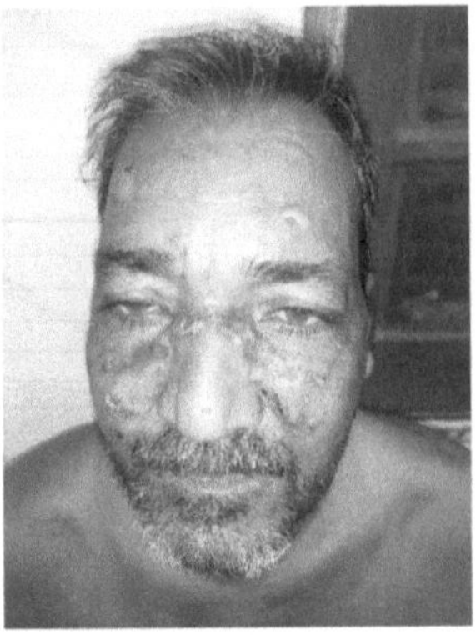

Pemphigus [i49]

Neben diesen weit verbreiteten Faktoren gibt es spezifischere Trigger, die je nach Erkrankung variieren. So können beispielsweise Thiols in Zwiebelgemüsen wie Knoblauch und Zwiebeln bei Pemphigus-Patienten Symptome auslösen [s67]. Auch Jod kann bei genetischer Prädisposition eine autoimmune Thyreoiditis, wie Hashimoto, auslösen [s65]. Während ein Mangel an mikronaehrstoffen wie Selen, Eisen oder Zink die Entstehung von Autoimmunerkrankungen begünstigen kann [s68] [s65], kann ein Überschuss, wie im Fall von Jod oder Vitamin A, ebenfalls negative Auswirkungen haben [s69] [s65]. Die Eliminationsdiät kann ein hilfreiches Werkzeug sein, um individuelle Nahrungsmittelunverträglichkeiten und -empfindlichkeiten zu identifizieren [s64]. Dabei werden potenziell problematische

Lebensmittelgruppen für einen bestimmten Zeitraum vom Speiseplan gestrichen und anschließend einzeln wieder eingeführt, um die Reaktion des Körpers zu beobachten. Eine Ernährungsumstellung, die den Fokus auf vollwertige, unverarbeitete Lebensmittel mit einem hohen Anteil an Ballaststoffen und einem ausgewogenen Verhältnis von Omega-3- zu Omega-6-Fettsäuren legt, kann dazu beitragen, Entzündungen zu reduzieren und das Immunsystem zu unterstützen [s68] [s64]. Alkohol hat eine umstrittene Beziehung zu Autoimmunerkrankungen, wobei einige Studien auf einen schützenden Effekt hindeuten, während andere einen negativen Zusammenhang sehen [s64]. Ein Beispiel hierfür ist die rheumatoide Arthritis, bei der der Einfluss von Alkohol noch nicht abschließend geklärt ist. Die Berücksichtigung dieser vielfältigen Faktoren kann Betroffenen helfen, ihre Ernährung gezielt anzupassen und so das Wohlbefinden zu verbessern.

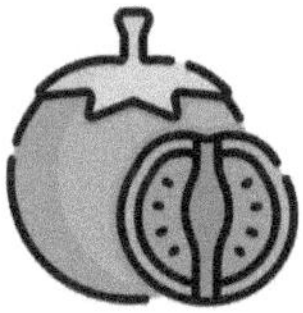

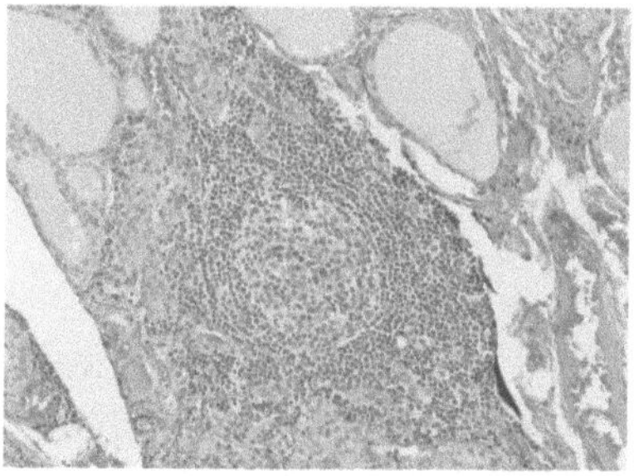

Autoimmunthyreoiditis [i50]

Gut zu wissen

Autoimmune Thyreoiditis

Autoimmune Thyreoiditis ist eine Gruppe von Autoimmunerkrankungen, die die Schilddrüse betreffen, wie z.B. Hashimoto-Thyreoiditis. Bei diesen Erkrankungen greift das Immunsystem die Schilddrüse an.

Eliminationsdiät

Die Eliminationsdiät ist eine Ernährungsstrategie, bei der potenziell problematische Lebensmittel für einen bestimmten Zeitraum weggelassen und dann einzeln wieder eingeführt werden, um individuelle Unverträglichkeiten zu identifizieren.

Verarbeitete Lebensmittel

Verarbeitete Lebensmittel enthalten oft Zusatzstoffe, Zucker und ungesunde Fette, die das Immunsystem belasten und Entzündungen fördern können. In der Autoimmun-Ernährung wird empfohlen, auf unverarbeitete, natürliche Lebensmittel zu achten.

Westliche Ernährungsweise

Die westliche Ernährungsweise, reich an verarbeiteten Lebensmitteln, Zucker und ungesunden Fetten, kann Entzündungen fördern und das Risiko für Autoimmunreaktionen erhöhen. Im Rahmen einer autoimmunen Ernährung wird empfohlen, diese Ernährungsweise zu meiden und stattdessen auf vollwertige, nährstoffreiche Lebensmittel zu setzen.

Häufige Nahrungsmittelauslöser bei Autoimmunerkrankungen

Relative Häufigkeit der Auslöser

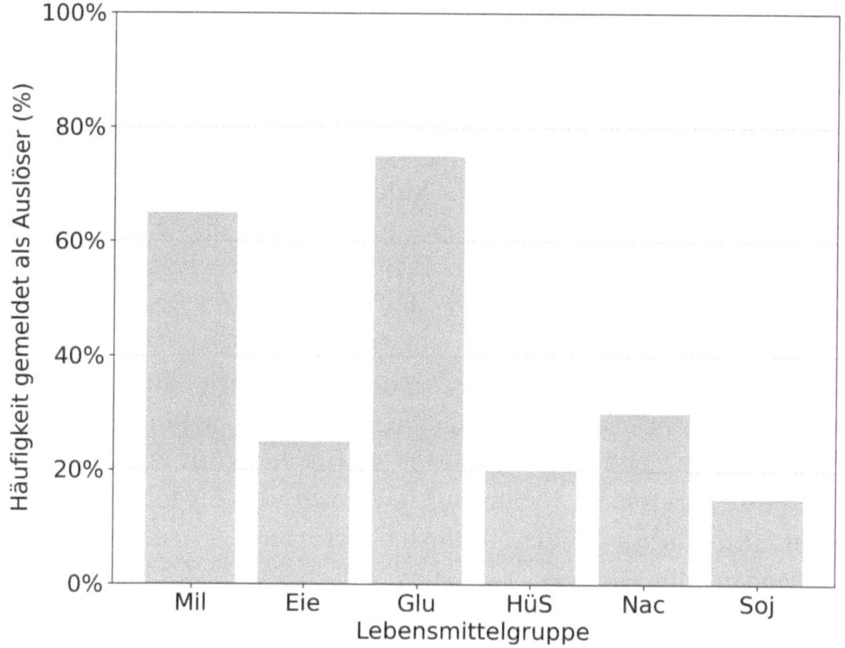

Eie: Eier

HüS: Hülsenfrüchte

Nac: Nachtschattengewächse

Glu: Gluten

Mil: Milchprodukte

Soj: Soja

Gluten und Milchprodukte zeichnen sich als die häufigsten Nahrungsmittelauslöser aus und betreffen einen größeren Anteil von Menschen mit Autoimmunerkrankungen. Während Nachtschattengewächse, Eier und Hülsenfrüchte ebenfalls Auslöser sind, betreffen sie einen geringeren Prozentsatz der Bevölkerung. Dies unterstreicht die Bedeutung personalisierter Ernährungsansätze, da die individuellen Reaktionen auf auslösende Lebensmittel erheblich variieren können. Die Konzentration auf die Eliminierung von Gluten und Milchprodukten kann für viele eine breitere anfängliche Linderung bieten, während weitere individualisierte Tests und Eliminierungsdiäten andere weniger häufige Auslöser identifizieren können.

Versteckte Allergene

Versteckte Allergene stellen eine besondere Schwierigkeit für Menschen mit Autoimmunerkrankungen dar, da sie unerwartet in verarbeiteten Lebensmitteln auftreten und so die Identifizierung von Triggern erschweren. Während die eliminationsdiaet hilft, individuelle Unverträglichkeiten aufzudecken, können versteckte Allergene diesen Prozess sabotieren und zu anhaltenden Symptomen führen. Milch, Eier, Weizen, Soja, Nüsse, Fisch und Schalentiere gehören zu den häufigsten versteckten Allergenen [s70]. Sie finden sich oft in verarbeiteten Produkten, wo sie nicht immer eindeutig deklariert sind [s71]. Selbst geringe Mengen eines Allergens können bei empfindlichen Personen Reaktionen auslösen [s71]. Problematisch ist zudem, dass viele dieser Allergene wichtige Nährstoffe liefern. So kann der Verzicht auf Milchprodukte zu einem Kalzium- und Vitamin-D-Mangel führen [s70]. Ähnlich verhält es sich mit Soja, einem wichtigen Lieferanten verschiedener Nährstoffe, dessen Eliminierung die Nährstoffversorgung, insbesondere bei bestehender Milchallergie, zusätzlich einschränkt [s70]. Auch Nüsse, Fisch und Meeresfrüchte tragen, wenn auch in geringerem Umfang, zur Nährstoffzufuhr bei [s70]. Lebensmittelzusatzstoffe, wie Emulgatoren, können die Darmbarriere negativ beeinflussen und die Durchlässigkeit des Darms erhöhen [s72]. Dies kann dazu führen, dass Allergene, aber auch andere unverdaute Nahrungsbestandteile, leichter in den Blutkreislauf gelangen und systemische Entzündungen fördern [s72]. Wer beispielsweise verarbeitete Backwaren meidet, um Gluten zu reduzieren, sollte dennoch die Zutatenliste sorgfältig prüfen, da diese Produkte häufig Eier oder Nüsse in Spuren enthalten können [s71]. Eine gezielte Auswahl unverarbeiteter Lebensmittel und das genaue Studium der Zutatenlisten sind daher unerlässlich.

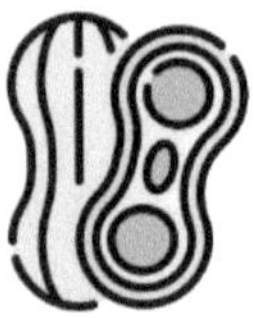

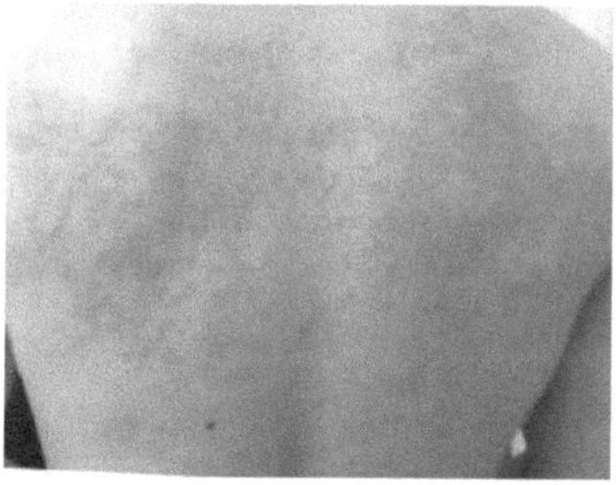

Nahrungsmittelallergen [i51]

Gut zu wissen

Systemische Entzündungen

Systemische Entzündungen sind Entzündungen, die im gesamten Körper auftreten und nicht auf ein bestimmtes Organ oder Gewebe beschränkt sind. Im Kontext von Autoimmunerkrankungen können systemische Entzündungen durch bestimmte Lebensmittel getriggert werden und zu einer Vielzahl von Symptomen führen. Die Ernährungsumstellung spielt eine wichtige Rolle bei der Reduzierung systemischer Entzündungen.

Trigger

Trigger im Zusammenhang mit Autoimmunerkrankungen sind spezifische Nahrungsmittel oder Substanzen, die eine Immunreaktion und damit verbundene Symptome auslösen oder verschlimmern können. Die Identifizierung und Eliminierung dieser Trigger ist ein zentraler Bestandteil der Autoimmun-Ernährung, um Entzündungen zu reduzieren und die Symptome zu kontrollieren.

Versteckte Allergene in kritischen Lebensmitteln

Häufigkeit, Risiko und Verborgenheit häufiger Lebensmittelallergene.

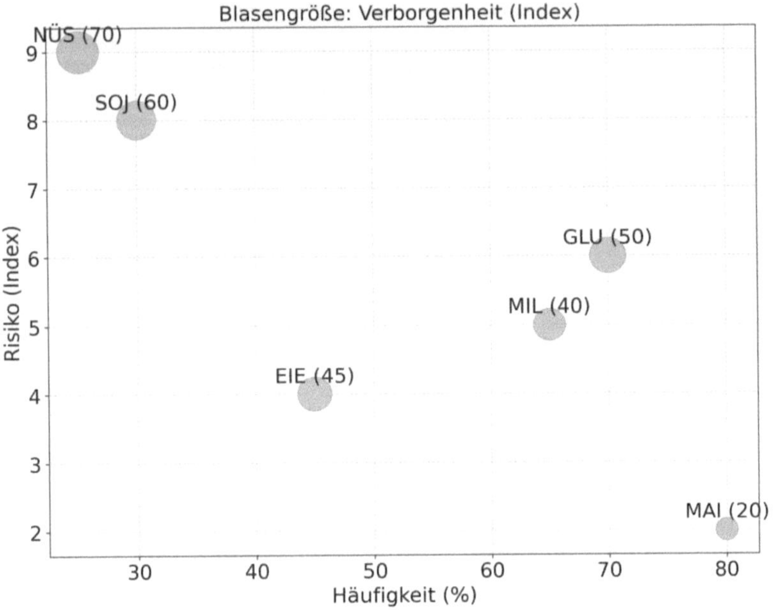

Blasengröße: Verborgenheit (Index)

EIE: Eier

MAI: Mais

NÜS: Nüsse

GLU: Gluten

MIL: Milchprodukte

SOJ: Soja

Gluten und Milchprodukte weisen eine hohe Häufigkeit und ein moderates Risiko auf, was auf häufige, aber beherrschbare Reaktionen hindeutet. Soja und Nüsse weisen eine geringere Häufigkeit, aber ein höheres Risiko auf, was auf weniger häufige, aber potenziell schwere Reaktionen hindeutet. Mais stellt trotz seiner Häufigkeit ein geringes Risiko und eine geringe Verborgenheit dar, was sein Potenzial für leichte, unentdeckte Reaktionen unterstreicht. Eier zeigen eine moderate Häufigkeit, ein moderates Risiko und eine moderate Verborgenheit. Insgesamt unterstreicht das Diagramm, wie wichtig es ist, sowohl die Häufigkeit als auch den Schweregrad zu berücksichtigen, wenn es darum geht, Autoimmunität durch Ernährung zu behandeln.

Problematische Zusatzstoffe

Zusatzstoffe in verarbeiteten Nahrungsmitteln können, besonders bei Autoimmunerkrankungen, problematisch sein. Viele dieser Stoffe wirken entzündungsfördernd, was bestehende Symptome verschlimmern kann. [s73] Öle, Zucker, Salz und weitere Zusätze in hochverarbeiteten Produkten tragen zu diesem Effekt bei. [s73] Besonders Transfette gelten als bedenklich und sollten, soweit möglich, vermieden werden. [s73] Emulgatoren, etwa Polysorbat 80, können die Darmbarriere schädigen und so Entzündungen und Stoffwechselerkrankungen begünstigen. [s74] Durch die erhöhte Durchlässigkeit der Darmwand gelangen Bakterien und unverdaute Nahrungsbestandteile leichter in den Blutkreislauf und verstärken systemische_entzuendungen. [s74] Auch eine veränderte Darmflora, die durch Emulgatoren beeinflusst werden kann, steht im Zusammenhang mit chronischen Entzündungen. [s74] Wer etwa Fertigprodukte konsumiert, sollte die Zutatenliste prüfen und Produkte mit diesen Zusatzstoffen meiden.

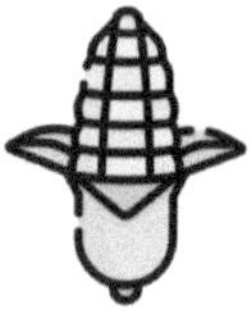

Gut zu wissen

Chronische Entzündungen

Chronische Entzündungen sind anhaltende Entzündungsreaktionen im Körper, die im Zusammenhang mit Autoimmunerkrankungen stehen. Eine Ernährungsumstellung kann dazu beitragen, chronische Entzündungen zu lindern.

Entzündungsfördernd

Entzündungsfördernde Substanzen verstärken Entzündungsreaktionen im Körper, was bei Autoimmunerkrankungen zu einer Verschlimmerung der Symptome führen kann. Eine Ernährungsumstellung kann helfen, entzündungsfördernde Stoffe zu reduzieren.

Zusatzstoffe

Zusatzstoffe können bei Menschen mit Autoimmunerkrankungen Entzündungen fördern und die Symptome verschlimmern. Daher ist es wichtig, verarbeitete Lebensmittel mit Zusatzstoffen zu meiden und auf natürliche, unverarbeitete Lebensmittel zu setzen.

Risikobewertung problematischer Zusatzstoffe

Zusammenhang zwischen Häufigkeit des Verzehrs und potenziellem Risiko problematischer Lebensmittelzusatzstoffe.

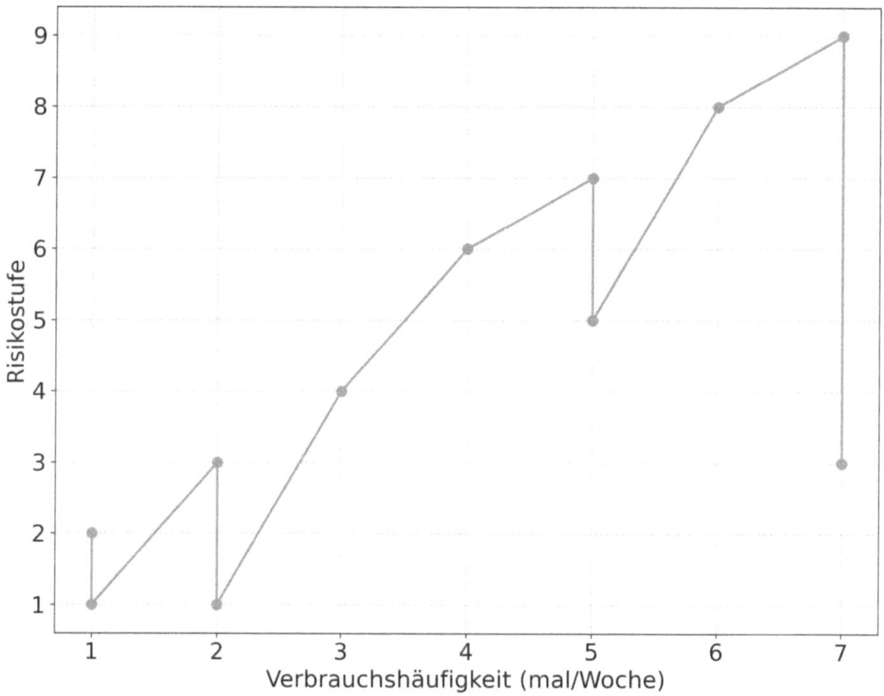

Diese Grafik visualisiert das potenzielle Risiko bestimmter Lebensmittelzusatzstoffe basierend auf der Häufigkeit ihres Verzehrs. Häufiger konsumierte Zusatzstoffe, selbst mit moderatem Einzelrisiko, stellen ein höheres Gesamtrisiko dar. Umgekehrt können selten konsumierte Zusatzstoffe, selbst mit höherem Einzelrisiko, eine geringere Gesamtbedrohung darstellen. Dies unterstreicht die Bedeutung der Berücksichtigung sowohl der Häufigkeit als auch des Einzelrisikos bei der Bewertung der Ernährungsgewohnheiten von Personen mit Autoimmunerkrankungen.

Konkrete Ratschläge

- Verfeinern Sie Ihre Speisen mit selbst angesetzten Kräuterölen und -essig, um kritische Zusatzstoffe zu vermeiden und gleichzeitig den Geschmack zu intensivieren.
- Tauschen Sie stark verarbeitete Getreideprodukte gegen Pseudogetreide wie Amaranth oder Quinoa, die oft besser verträglich sind und mehr Nährstoffe bieten.
- Ersetzen Sie Kuhmilch durch Nuss- oder Samenmilch, achten Sie jedoch auf Zusatzstoffe und wählen Sie möglichst naturbelassene Varianten.
- Verwenden Sie beim Backen reifes Obst als natürliche Süße, um raffinierten Zucker zu reduzieren und gleichzeitig wertvolle Nährstoffe zu erhalten.
- Entdecken Sie die Vielfalt der Hülsenfrüchte und integrieren Sie diese regelmäßig in Ihren Speiseplan, achten Sie aber auf die richtige Zubereitung, um die Verträglichkeit zu verbessern.
- Informieren Sie sich über die Herkunft Ihrer Lebensmittel und bevorzugen Sie Produkte aus nachhaltiger und artgerechter Landwirtschaft.
- Lesen Sie aufmerksam die Zutatenlisten von verarbeiteten Lebensmitteln und hinterfragen Sie unbekannte Zusatzstoffe kritisch.
- Reflektieren Sie regelmäßig Ihre Essgewohnheiten und identifizieren Sie kritische Lebensmittel, die Ihre Symptome beeinflussen könnten.
- Suchen Sie bei Bedarf professionelle Unterstützung durch einen Ernährungsberater oder Arzt, um Ihre Ernährung individuell anzupassen.

3. 3 Heilsame Alternativen

Lebensmittelauswahl spielt bei Autoimmunerkrankungen eine entscheidende Rolle. Dieser Abschnitt "Heilsame Alternativen" untersucht, wie der gezielte Austausch bestimmter Lebensmittel Beschwerden lindern und das Wohlbefinden steigern kann. Dabei betrachten wir sowohl etablierte als auch weniger bekannte Optionen, deren Eigenschaften und potenzielle Auswirkungen auf den Körper. Konkret werden Alternativen für Zucker, Gluten und Kuhmilch vorgestellt, die häufig im Zusammenhang mit Autoimmunreaktionen stehen. Die Auswahl der richtigen Lebensmittel kann komplex sein und erfordert die Berücksichtigung individueller Bedürfnisse und Unverträglichkeiten. Entdecken Sie im Folgenden, wie Sie Ihre Ernährung mit heilsamen Alternativen optimieren und so Ihre Gesundheit positiv beeinflussen können.

Bei Autoimmunerkrankungen ist die Wahl heilsamer Alternativen entscheidend. Individuelle Bedürfnisse und Verträglichkeiten sollten bei der Auswahl von naturbelassenen Süßungsmitteln, glutenfreien Getreiden und Milchersatzprodukten berücksichtigt werden, um die Ernährung optimal zu gestalten und mögliche negative Auswirkungen zu minimieren.

Naturbelassene Süßungsmittel

Naturbelassene Süßungsmittel bieten Alternativen zu raffiniertem Zucker und synthetischen Süßstoffen, insbesondere für Menschen mit Autoimmunerkrankungen, die oft auf bestimmte Lebensmittel empfindlich reagieren. Stevia, gewonnen aus der Pflanze *Stevia rebaudiana*, ist um ein Vielfaches süßer als Zucker und enthält Steviol-Glykoside, die nicht nur für den süßen Geschmack verantwortlich sind, sondern auch positive gesundheitliche Effekte aufweisen können [s75]. So kann Stevia die Insulinproduktion anregen und die Insulinsensitivität verbessern, was ihn interessant für Menschen mit Diabetes macht [s75]. Darüber hinaus werden Stevia antioxidative, antidiabetische, antihypertensive, antitumorale, entzündungshemmende und antimikrobielle Eigenschaften zugeschrieben [s75]. Neben den Steviol-Glykosiden enthalten Steviablätter weitere biologisch aktive Substanzen, die sich positiv auf die Gesundheit auswirken können [s75]. Stevia gilt als nicht-karzinogen und kann die Darmflora beeinflussen, indem es von bestimmten Bakterien, den *Bacteroides*, abgebaut wird [s76]. Neben Stevia gibt es weitere naturbelassene Süßungsmittel mit jeweils eigenen Eigenschaften. Glycyrrhizin aus der Süßholzwurzel besitzt zwar potenzielle gesundheitliche Vorteile, kann aber auch den Blutdruck erhöhen und sollte daher maßvoll konsumiert werden [s76]. Andere natürliche Süßstoffe wie Neohesperidin-Dihydrochalcon und Thaumatin sind hinsichtlich ihrer Auswirkungen auf die Darmflora noch wenig erforscht [s76]. Polyole, eine Gruppe von Zuckeraustauschstoffen, können das Wachstum bestimmter nützlicher Darmbakterien, der Bifidobakterien, fördern und so präbiotisch wirken, während andere Zuckeralkohole keinen Einfluss auf die Darmflora haben [s76]. Bei der Auswahl eines naturbelassenen Süßungsmittels sollten individuelle Bedürfnisse und etwaige Unverträglichkeiten berücksichtigt werden. So kann eine moderate Verwendung von Stevia

in Getränken oder Speisen eine Möglichkeit sein, den Zuckerkonsum zu reduzieren und gleichzeitig von den potenziellen gesundheitlichen Vorteilen zu profitieren.

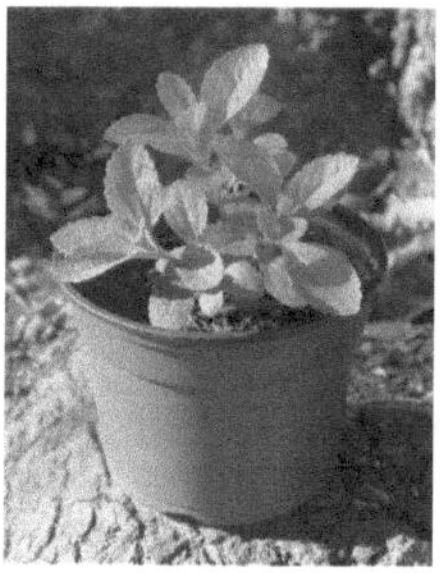

Stevia rebaudiana [i52]

Glykämischer Index und Last von natürlichen Süßungsmitteln

Vergleich von GI und GL verschiedener Süßungsmittel.

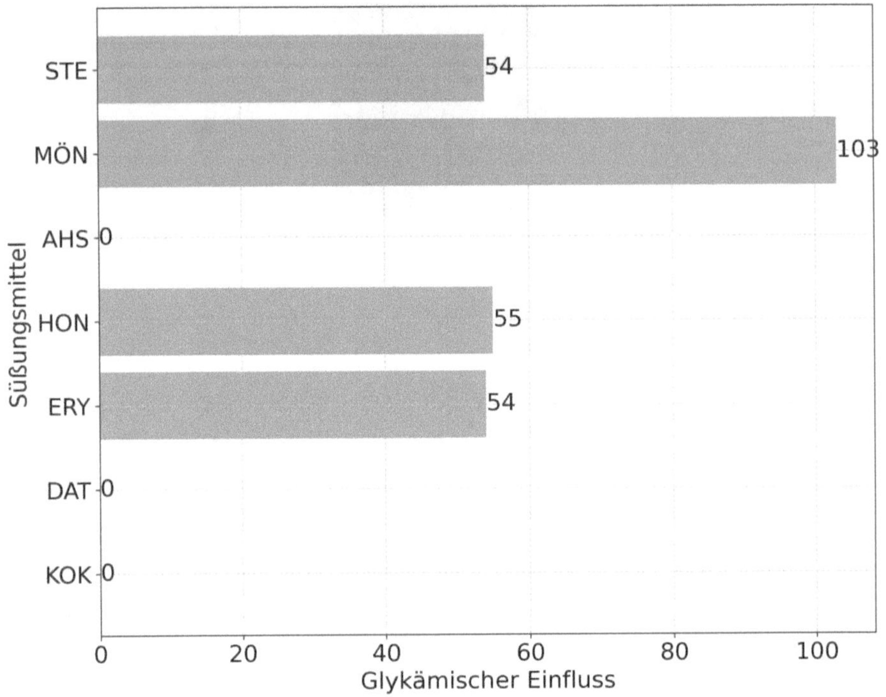

AHS: Ahornsirup

ERY: Erythrit

KOK: Kokosblütenzucker

STE: Stevia

DAT: Datteln

HON: Honig

MÖN: Mönchsfrucht

Stevia und Erythrit haben den niedrigsten glykämischen Einfluss und eignen sich daher zur Steuerung des Blutzuckerspiegels. Honig, Ahornsirup und Kokosblütenzucker sind zwar natürlich, haben aber höhere GI/GL-Werte und sollten im Rahmen einer autoimmun-fokussierten Ernährung in Maßen konsumiert werden.

Glutenfreie Getreidealternativen

Glutenfreie Getreidealternativen gewinnen zunehmend an Bedeutung, insbesondere für Menschen mit Autoimmunerkrankungen, die auf Gluten empfindlich reagieren oder gänzlich verzichten müssen. Neben den bekannten Alternativen wie Reis, Mais und Kartoffeln existiert eine Vielzahl weiterer Optionen, die den Speiseplan bereichern und ernährungsphysiologisch wertvolle Inhaltsstoffe liefern. Hirse etwa, ein glutenfreies Getreide, ist reich an Mineralstoffen wie Eisen, Magnesium und Mangan sowie an Ballaststoffen, die die Verdauung unterstützen. Pseudocerealien, botanisch keine Getreide, bieten ebenfalls glutenfreie Alternativen. Quinoa, reich an Proteinen und allen neun essentiellen Aminosäuren, ist ein Beispiel für eine solche nahrhafte Alternative. Auch Amaranth, Buchweizen und Teff gehören zu den Pseudocerealien und liefern wertvolle Nährstoffe.

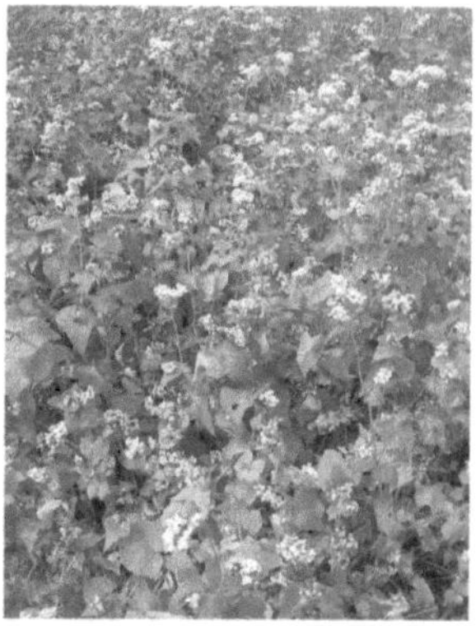

Buchweizen [i53]

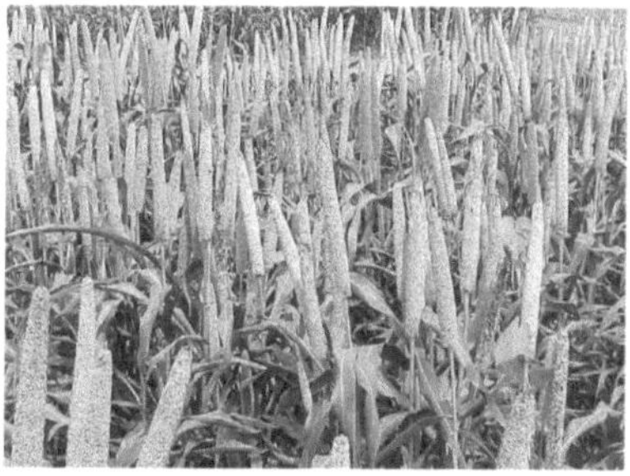

Hirse [i54]

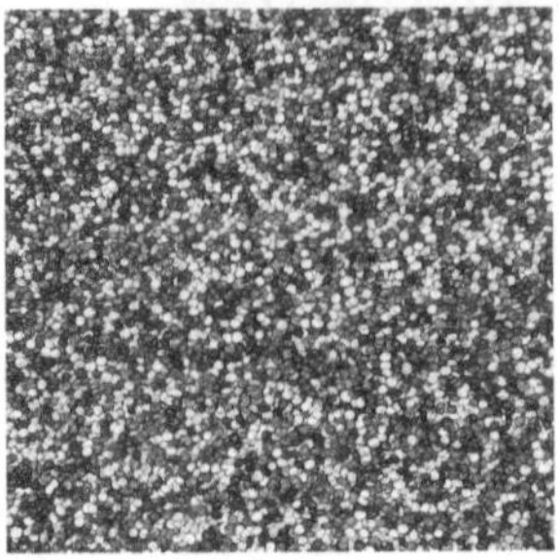

Quinoa [i55]

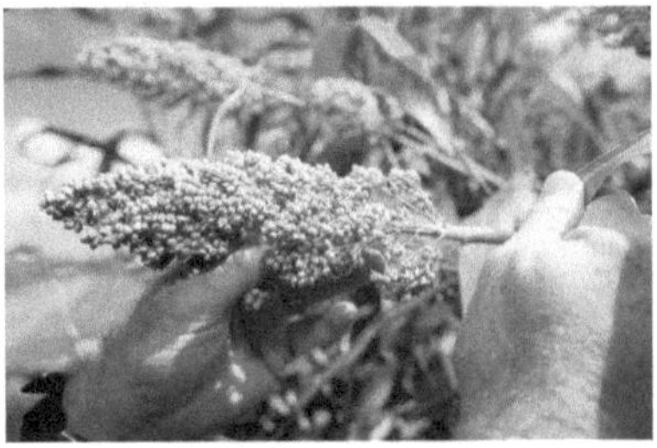

Sorghum [i56]

Neben den klassischen Alternativen rücken zunehmend auch exotischere glutenfreie Getreidesorten in den Fokus. So ist Sorghum, ein uraltes Getreide aus Afrika und Asien, von Natur aus glutenfrei und reich an Antioxidantien. Auch Canihua, ein Verwandter von Quinoa aus den Anden, zeichnet sich durch einen hohen Proteingehalt und eine gute Verträglichkeit aus. Bei der Auswahl glutenfreier Getreidealternativen ist es ratsam, auf Vielfalt zu achten, um eine breite Palette an Nährstoffen zu gewährleisten. Die Integration verschiedener Sorten in den Speiseplan kann nicht nur Abwechslung in die Ernährung bringen, sondern auch dazu beitragen, potenzielle Nährstoffdefizite zu vermeiden. Ein glutenfreier Haferbrei mit Früchten und Nüssen etwa liefert Ballaststoffe, Vitamine, Mineralstoffe und gesunde Fette. Die Entscheidung für glutenfreie Getreidealternativen kann jedoch auch mit gewissen Aspekten verbunden sein, die berücksichtigt werden sollten. Getreide, einschließlich glutenhaltiger Sorten, enthalten sogenannte "Anti-Nährstoffe", die die Aufnahme von Nährstoffen beeinträchtigen und bei empfindlichen Personen Beschwerden verursachen können. Diese Substanzen, wie Phytinsäure oder Lektine, können die intestinale Permeabilität, also die Durchlässigkeit der Darmwand, erhöhen und das

Immunsystem aktivieren. Obwohl die Forschung zu diesen Effekten in anderen Getreidearten, die verwandte Bestandteile

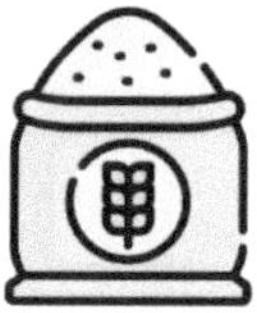

enthalten, noch weniger umfangreich ist, ist es ratsam, glutenfreie Alternativen sorgfältig auszuwählen und auf die individuelle Verträglichkeit zu achten. Einweichen, Keimen oder Fermentieren von glutenfreien Getreiden und Pseudocerealien kann den Gehalt an Anti-Nährstoffen reduzieren und die Verdaulichkeit verbessern. So kann beispielsweise über Nacht eingeweichter Buchweizen bekömmlicher sein und die Nährstoffaufnahme verbessern.

Gut zu wissen

Anti-Nährstoffe

Anti-Nährstoffe sind natürlich vorkommende Substanzen in Pflanzen, die die Aufnahme bestimmter Nährstoffe hemmen können. In der Autoimmun-Ernährung ist es wichtig, die Aufnahme von Anti-Nährstoffen zu minimieren, um eine optimale Nährstoffversorgung zu gewährleisten. Einweichen, Keimen oder Fermentieren von Getreiden und Hülsenfrüchten kann den Gehalt an Anti-Nährstoffen reduzieren.

Intestinale Permeabilität

Intestinale Permeabilität, auch bekannt als „Leaky Gut", beschreibt eine erhöhte Durchlässigkeit der Darmwand. Bei Autoimmunerkrankungen kann eine erhöhte intestinale Permeabilität dazu führen, dass unverdaute Nahrungsbestandteile, Toxine und Bakterien in den Blutkreislauf gelangen und Entzündungsreaktionen auslösen.

Pseudocerealien

Pseudocerealien sind glutenfreie Körnerfrüchte, die ernährungsphysiologisch wertvoll sind und in der Autoimmun-Ernährung als Alternative zu Getreide eingesetzt werden können. Quinoa, Amaranth und Buchweizen sind Beispiele für Pseudocerealien, die reich an Proteinen, Ballaststoffen und Mineralstoffen sind.

Glutenfreie Getreidealternativen

Beliebtheit von glutenfreien Getreiden.

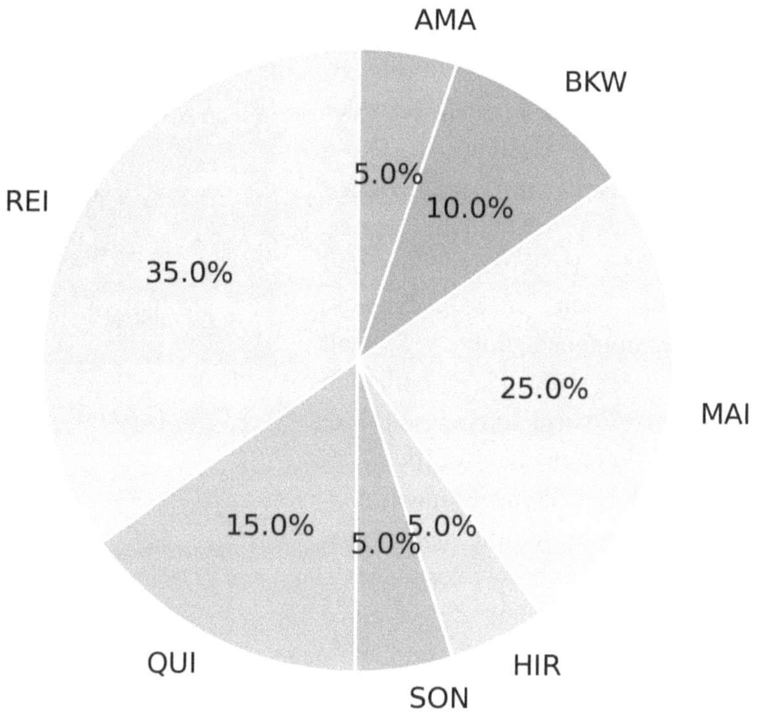

AMA: Amaranth

BKW: Buchweizen

HIR: Hirse

MAI: Mais (Mehl, Grieß)

QUI: Quinoa

REI: Reis (Weiß, Braun, Wild)

SON: Sonstige (Teff, Sorghum usw.)

Reis und Mais, die leicht verfügbar und vielseitig sind, stellen den größten Teil des glutenfreien Getreidekonsums dar. Während Pseudogetreide wie Quinoa und Buchweizen hervorragende Nährwertprofile bieten, können ihre etwas höheren Kosten und einzigartigen Aromen zu ihrem geringeren Marktanteil beitragen. Das wachsende Interesse an alten Getreidesorten wie Amaranth und Hirse deutet auf einen Trend zur Erforschung vielfältigerer Optionen innerhalb der glutenfreien Ernährung hin.

Milchersatzprodukte

Milchersatzprodukte bieten Menschen mit autoimmunerkrankungen, die Kuhmilch meiden möchten oder müssen, vielfältige Alternativen. Diese Produkte werden aus pflanzlichen Quellen wie Soja, Mandeln, Hafer, Kokosnuss oder Reis gewonnen und unterscheiden sich in Geschmack, Nährstoffzusammensetzung und Konsistenz. Sojadrinks enthalten beispielsweise vergleichsweise viel Eiweiß und können in Rezepten oft 1:1 Kuhmilch ersetzen. Mandelmilch hingegen ist kalorienärmer und eignet sich gut für Smoothies oder Müesli. Hafermilch zeichnet sich durch einen mild-süßlichen Geschmack und eine cremige Textur aus, die sich unter anderem für Kaffeegetränke eignet. Neben diesen häufig verwendeten Varianten gibt es weitere Optionen wie Cashewmilch, Erbsenmilch oder Dinkelmilch, die den Speiseplan abwechslungsreich gestalten. Bei der Auswahl eines Milchersatzproduktes ist es wichtig, die Zutatenliste zu prüfen. Viele Produkte enthalten zusatzstoffe wie Zucker, Verdickungsmittel oder Aromen, um Geschmack und Konsistenz zu optimieren. Für eine autoimmune Ernährung sind Produkte ohne diese Zusätze empfehlenswert. Auch der Kalzium- und Vitamin-D-Gehalt kann variieren, daher ist es ratsam, angereicherte Produkte zu wählen

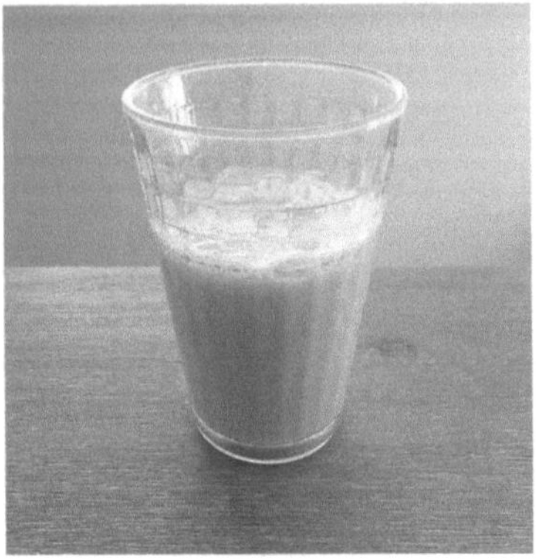

Cashew [i57]

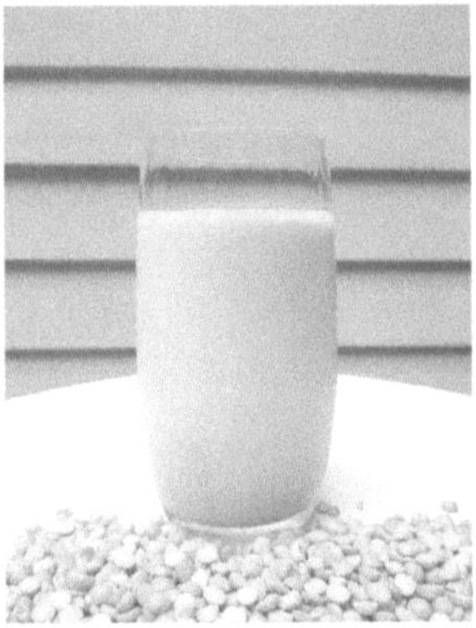

Erbse [i58]

oder die Nährstoffzufuhr über andere Lebensmittel sicherzustellen. Die Lebensmittelindustrie forscht zudem an der Verwendung von Milchproteinen in der Entwicklung funktioneller Lebensmittel mit gesundheitlichem Mehrwert [s77]. Ob und in welcher Form diese Entwicklungen für Menschen mit Autoimmunerkrankungen relevant sind, müssen zukünftige Studien zeigen. Unabhängig davon bieten die aktuell verfügbaren Milchersatzprodukte eine gute Möglichkeit, Kuhmilch zu ersetzen und die Ernährungsbedürfnisse im Rahmen einer autoimmunen Ernährung zu decken.

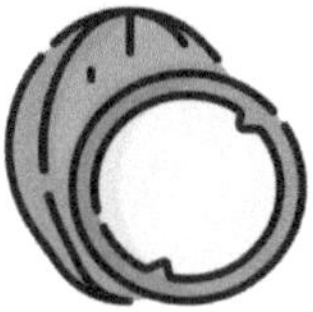

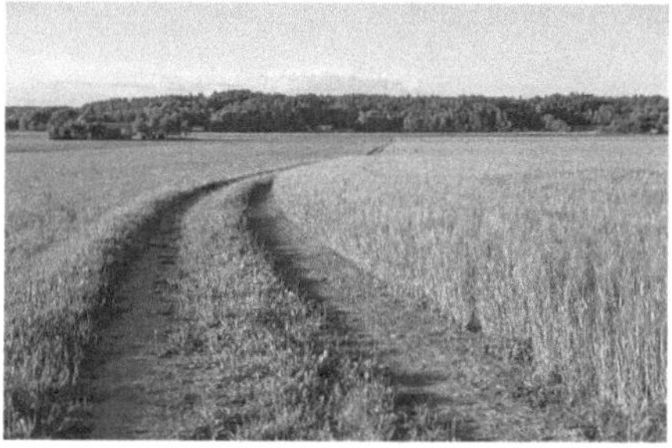

Hafer [i59]

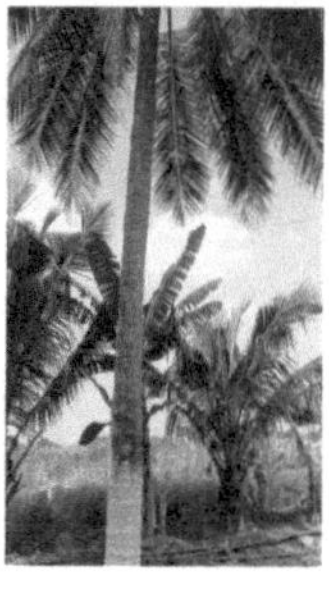

Kokosnuss [i60]

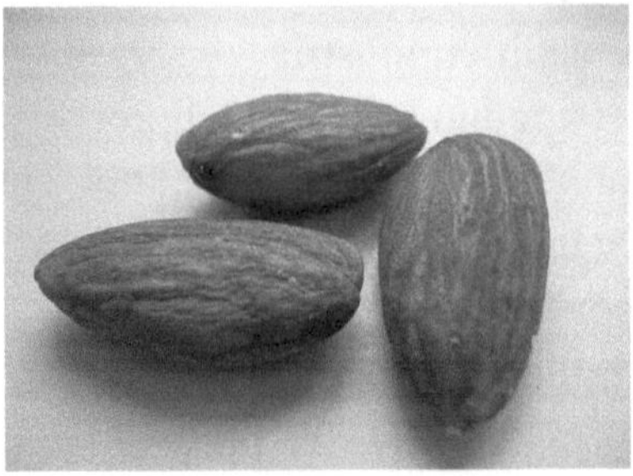

Mandel [i61]

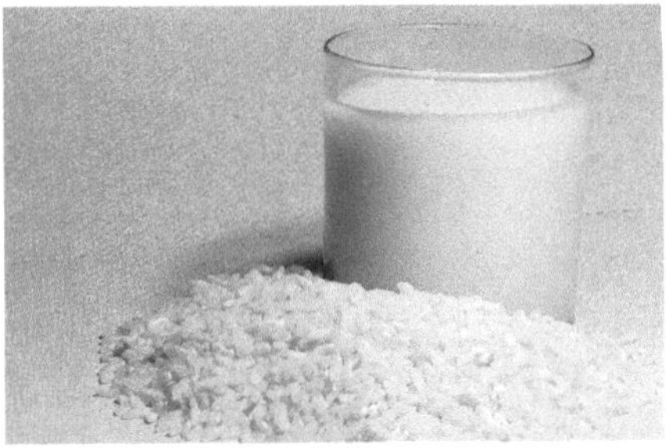

Reis [i62]

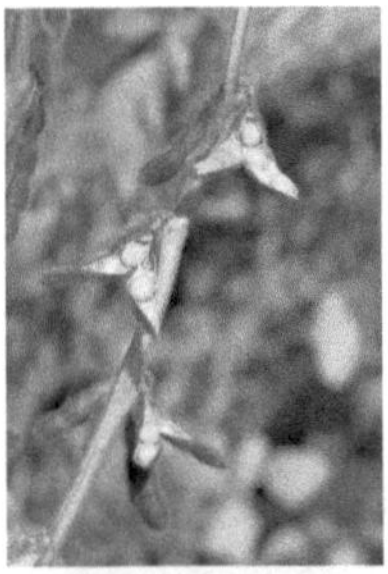

Sojabohne [i63]

Nährstoffprofil von Milchalternativen

Durchschnittliche Makronährstoffzusammensetzung gängiger Milchalternativen, die für Autoimmunerkrankungen geeignet sind.

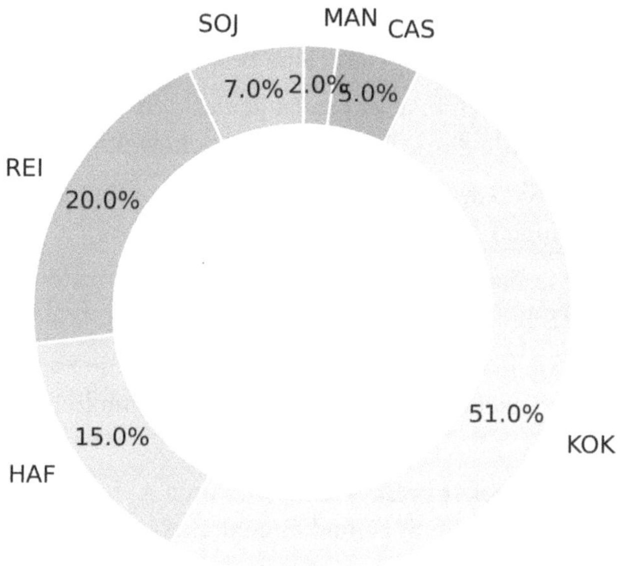

CAS: Cashewmilch (ungesüßt)
KOK: Kokosmilch (Vollfett)
REI: Reismilch (ungesüßt)
HAF: Hafermilch (ungesüßt)
MAN: Mandelmilch (ungesüßt)
SOJ: Sojamilch (ungesüßt)

Dieses Diagramm zeigt die unterschiedlichen Makronährstoffzusammensetzungen von Milchalternativen. Einige Optionen basieren hauptsächlich auf Kohlenhydraten, während andere einen höheren Fettgehalt bieten. Diese Informationen sind für Personen, die Autoimmunerkrankungen über die Ernährung behandeln, von entscheidender Bedeutung, da bestimmte Makronährstoffverhältnisse je nach den individuellen Bedürfnissen und Empfindlichkeiten vorteilhaft oder schädlich sein können.

Konkrete Ratschläge

- Entdecken Sie die Süße der Datteln: Verarbeiten Sie diese zu Dattelmus oder -sirup als gesunde Alternative zu raffiniertem Zucker.
- Experimentieren Sie mit Yaconsirup: Dieser Sirup hat einen niedrigen glykämischen Index und kann Ihre Speisen natürlich süßen.
- Rösten Sie Kokosblütenzucker leicht an, um ein karamelliges Aroma zu erzielen und Ihren Desserts eine besondere Note zu verleihen.
- Süßen Sie Ihre Getränke mit selbstgemachtem Holunderblütensirup und genießen Sie den erfrischenden Geschmack.
- Verwenden Sie Ahornsirup in Maßen, um von seinen Mineralstoffen und dem milden Aroma zu profitieren.
- Kreieren Sie Ihre eigenen Fruchtpürees aus saisonalen Früchten als natürliche Süßungsmittel für Joghurt oder Müsli.
- Trocknen Sie Früchte selbst und mahlen Sie diese zu Pulver, um eine gesunde und zuckerfreie Alternative zu herkömmlichem Puderzucker zu erhalten.
- Ersetzen Sie Zucker in Backrezepten durch Apfelmark oder Bananenmus, um die Süße und Feuchtigkeit zu gewährleisten.
- Entdecken Sie die Vielfalt der Honigsorten und wählen Sie einen regionalen Honig, um Ihre Speisen natürlich zu süßen.
- Süßen Sie Ihre Getränke mit etwas frisch gepresstem Zitronen- oder Orangensaft, um den Geschmack zu intensivieren und gleichzeitig Vitamin C zu tanken.
- Verwenden Sie gemahlene Vanilleschoten, um Ihren Speisen eine natürliche Süße und ein intensives Aroma zu verleihen.

Rückblick - 3. Lebensmittelauswahl

Die richtige Lebensmittelauswahl spielt bei Autoimmunerkrankungen eine entscheidende Rolle, denn Ihre Ernährung kann sowohl Symptome lindern als auch verschlimmern. Eine auf Ihre individuellen Bedürfnisse abgestimmte Ernährungsstrategie kann Ihnen helfen, Entzündungsprozesse zu modulieren und Ihr Wohlbefinden zu steigern. Der Fokus sollte dabei auf frischen, unverarbeiteten Lebensmitteln liegen, die reich an Nährstoffen und arm an potenziellen Triggerfaktoren sind. Beginnen Sie mit dem Aufbau einer soliden Basis, indem Sie Ihren Speiseplan mit einer bunten Vielfalt an Gemüse und Kräutern bereichern. Deren Vitamine, Mineralstoffe und sekundäre Pflanzenstoffe unterstützen nicht nur Ihre Darmgesundheit, sondern können auch antioxidativ und entzündungshemmend wirken. Integrieren Sie beispielsweise täglich eine Handvoll verschiedener Kräuter wie Petersilie, Schnittlauch und Basilikum in Ihre Mahlzeiten. Experimentieren Sie mit schonenden Zubereitungsmethoden wie Dämpfen oder Blanchieren, um den Nährstoffgehalt optimal zu erhalten und achten Sie dabei auf Ihre individuelle Verträglichkeit von Rohkost.

Neben Gemüse und Kräutern sind hochwertige Proteinquellen essentiell für den Erhalt Ihrer Körperfunktionen. Achten Sie auf eine ausgewogene Mischung aus tierischen und pflanzlichen Proteinen. Fettreicher Fisch liefert beispielsweise wertvolle Omega-3-Fettsäuren, während Hülsenfrüchte neben Proteinen auch Ballaststoffe, Vitamine und Mineralstoffe bieten. Um die Proteinqualität pflanzlicher Lebensmittel zu optimieren, kombinieren Sie verschiedene Quellen – ein Linseneintopf mit Vollkornbrot liefert beispielsweise ein vollständigeres Aminosäureprofil als jedes Lebensmittel für sich allein. Auch die Auswahl gesunder Fette ist entscheidend. Bevorzugen Sie ungesättigte Fettsäuren aus Olivenöl, Nüssen, Avocados, fettreichem Fisch und pflanzlichen Ölen wie Lein- oder Chiaöl. Achten Sie darauf, dass die Öle kaltgepresst sind und meiden Sie Transfette, die in vielen verarbeiteten Produkten vorkommen. Gesättigte Fettsäuren sollten Sie nur in Maßen konsumieren.

Eine der größten Herausforderungen bei einer Autoimmunerkrankung ist die Identifizierung individueller Triggerfaktoren. Die westliche Ernährungsweise mit ihrem hohen Anteil an verarbeiteten Lebensmitteln, Zucker, Salz und rotem Fleisch kann Entzündungen fördern. Zusätzlich können versteckte Allergene in verarbeiteten Produkten die Symptomatik beeinflussen. Führen Sie, idealerweise in Absprache mit einer Ernährungsberaterin oder einem Ernährungsberater, ein Ernährungstagebuch und probieren Sie eine Eliminationsdiät, um potenzielle Trigger zu identifizieren. Achten Sie beim Einkauf von verarbeiteten Lebensmitteln genau auf die Zutatenliste und meiden Sie Zusatzstoffe wie Emulgatoren, die die Darmbarriere schädigen können. Ersetzen Sie raffinierten Zucker durch naturbelassene Süßungsmittel wie Stevia und greifen Sie bei Glutenunverträglichkeit auf die Vielfalt glutenfreier Getreidealternativen zurück. Denken Sie daran, auch diese können Anti-Nährstoffe enthalten, die durch Einweichen, Keimen oder Fermentieren reduziert werden können. Milchersatzprodukte bieten bei Laktoseintoleranz oder Kuhmilchallergie eine gute Alternative, wählen Sie jedoch möglichst zuckerfreie Varianten.

Die Umstellung der Ernährung bei einer Autoimmunerkrankung mag zunächst komplex erscheinen, doch mit einem schrittweisen Vorgehen und der richtigen Unterstützung werden Sie schnell positive Veränderungen feststellen. Konzentrieren Sie sich zunächst auf kleine, realistische Ziele und erweitern Sie Ihren Speiseplan nach und nach. Seien Sie geduldig mit sich selbst und lassen Sie sich von Rückschlägen nicht entmutigen. Eine bewusste Lebensmittelauswahl kann Ihnen helfen, Ihre Symptome zu kontrollieren, Ihr Energielevel zu steigern und Ihre Lebensqualität nachhaltig zu verbessern.

4. Ernährungstherapeutische Strategien

Wie können wir durch gezielte Ernährung aktiv Einfluss auf den Verlauf von Autoimmunerkrankungen nehmen? Die Antwort liegt in einem systematischen Ansatz, der weit über simple Diätempfehlungen hinausgeht. Moderne ernährungstherapeutische Konzepte basieren auf wissenschaftlichen Erkenntnissen und klinischen Erfahrungen. Der Weg zu einer individualisierten Ernährungsstrategie führt über verschiedene Phasen und erfordert fachkundige Begleitung. In diesem Kapitel entdecken Sie praxiserprobte Methoden, die Ihren Körper dabei unterstützen, wieder ins Gleichgewicht zu finden.

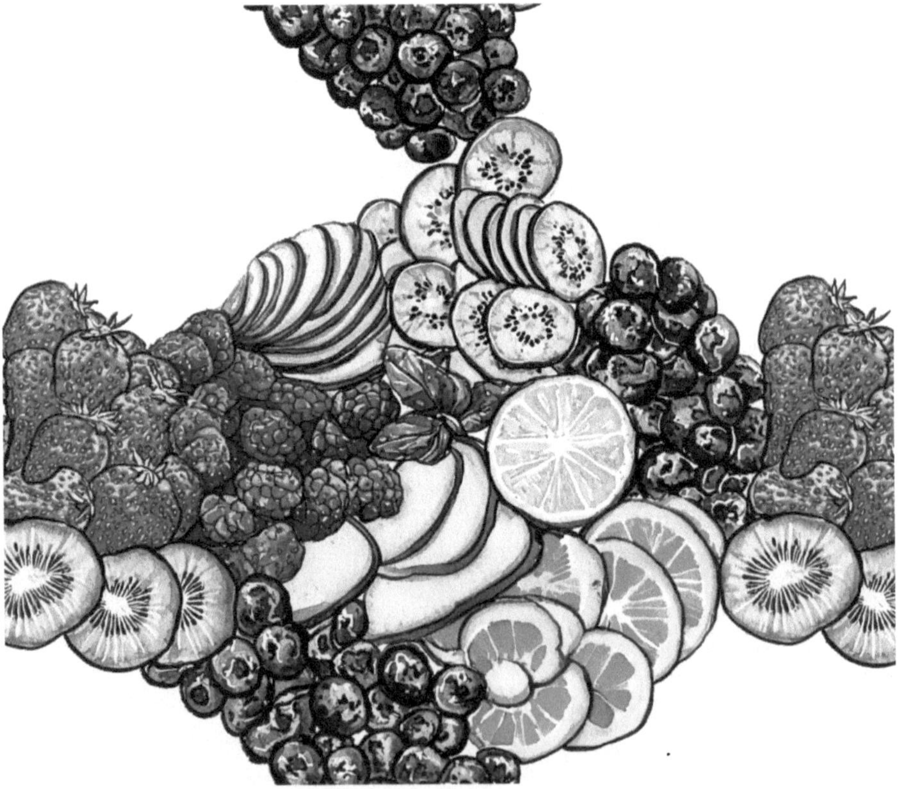

4. 1 Phasenweise Ernährungsumstellung

Eine phasenweise Ernährungsumstellung bietet bei Autoimmunerkrankungen die Chance, Ernährungsmuster zu optimieren und den Einfluss von Lebensmitteln auf den Krankheitsverlauf zu verstehen. Die Analyse der Essgewohnheiten, das schrittweise Einführen verträglicher und Vermeiden potenziell problematischer Lebensmittel sowie die Begleitung durch Fachkräfte sind zentrale Bestandteile dieses Prozesses. Dabei stellen sich Herausforderungen wie die Identifizierung individueller Unverträglichkeiten, die langfristige Umstellung der Ernährungsgewohnheiten und die Aufrechterhaltung der Motivation. Erfahren Sie in den folgenden Abschnitten, wie Sie diese Herausforderungen meistern und Ihre Gesundheit durch eine gezielte Ernährungsumstellung positiv beeinflussen können.

Eine erfolgreiche phasenweise Ernährungsumstellung, besonders bei Autoimmunerkrankungen, erfordert neben der Anpassung der Ernährung auch das Verstehen der zugrundeliegenden Prinzipien und eine kontinuierliche Begleitung durch qualifizierte Fachkräfte, um langfristige Erfolge zu erzielen.

Vorbereitungsphase

Die Vorbereitungsphase einer phasenweisen Ernährungsumstellung, besonders im Kontext von autoimmunerkrankungen und Ernährungsmedizin, beginnt mit einer detaillierten Analyse der aktuellen Essgewohnheiten. Hierbei dokumentiert man alle konsumierten Lebensmittel und Getränke über einen definierten Zeitraum, idealerweise eine Woche [s78]. Diese Analyse dient als Grundlage, um individuelle Ernährungsbedürfnisse zu identifizieren und Unverträglichkeiten, Mangelerscheinungen oder ungünstige Ernährungsmuster zu erkennen. Parallel dazu erfolgt eine umfassende Aufklärung über die Ziele und den Ablauf der Ernährungsumstellung. Je besser Patienten den Prozess und die zugrundeliegenden Mechanismen verstehen, desto höher ist ihre Motivation und ihr Engagement [s78]. Ein wichtiger Aspekt ist die schrittweise Einführung neuer Lebensmittel und der gleichzeitige, graduelle Verzicht auf potenziell problematische Nahrungsmittel. Anstatt von heute auf morgen die Ernährung komplett umzustellen, integriert man nach und nach verträgliche Lebensmittel in den Speiseplan und reduziert parallel den Konsum jener, die Entzündungen fördern oder Unverträglichkeiten auslösen könnten [s78] [s79]. So kann der Körper sich langsam an die Veränderungen gewöhnen. Die Begleitung durch qualifizierte Fachkräfte, wie Ernährungsberater oder Ärzte mit Schwerpunkt Ernährungsmedizin, kann in dieser Phase wertvolle Unterstützung bieten. Sie helfen, individuelle Schwierigkeiten zu meistern und einen Ernährungsplan zu entwickeln, der sowohl auf die spezifische Erkrankung als auch auf die persönlichen Bedürfnisse abgestimmt ist [s78] [s79]. Ein Beispiel hierfür wäre die schrittweise Einführung von glutenfreien Getreidesorten bei zoeliakie, beginnend mit kleinen Mengen und stetiger Steigerung, während gleichzeitig glutenhaltige Produkte reduziert werden. Abschließend werden in der Vorbereitungsphase realistische Ziele und ein

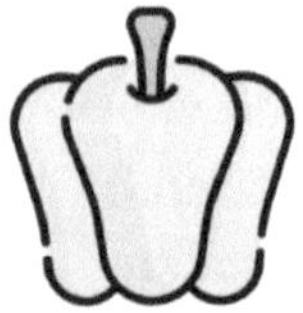

angemessener Zeitrahmen für die Ernährungsumstellung festgelegt [s78]. Das schafft eine klare Struktur und erhöht die Wahrscheinlichkeit eines langfristigen Erfolgs.

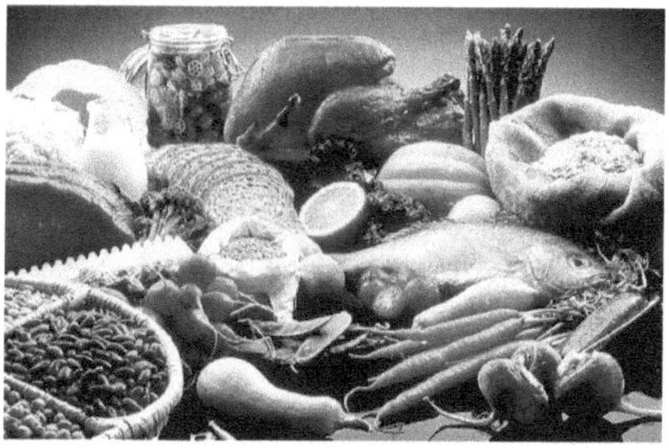

Nahrungsmittel [i64]

Gut zu wissen

Entzündung

Eine komplexe Reaktion des Körpers auf schädliche Reize, die durch Rötung, Schwellung, Schmerzen und Wärme gekennzeichnet ist. Chronische Entzündungen können im Zusammenhang mit Autoimmunerkrankungen stehen und durch eine gezielte Ernährungsumstellung positiv beeinflusst werden.

Mangelerscheinung

Ein Zustand, der durch einen anhaltenden Mangel an bestimmten Nährstoffen wie Vitaminen oder Mineralstoffen entsteht. Mangelerscheinungen können verschiedene gesundheitliche Probleme verursachen und sollten durch eine ausgewogene Ernährung oder gegebenenfalls durch Nahrungsergänzungsmittel behoben werden.

Unverträglichkeit

Reaktionen des Körpers auf bestimmte Nahrungsmittel, die nicht durch das Immunsystem vermittelt werden. Sie können verschiedene Symptome wie Verdauungsbeschwerden, Kopfschmerzen oder Hautausschläge auslösen. Im Rahmen einer Ernährungsumstellung ist es wichtig, Unverträglichkeiten zu identifizieren und die entsprechenden Lebensmittel zu meiden.

Verteilung der Vorbereitungsphase

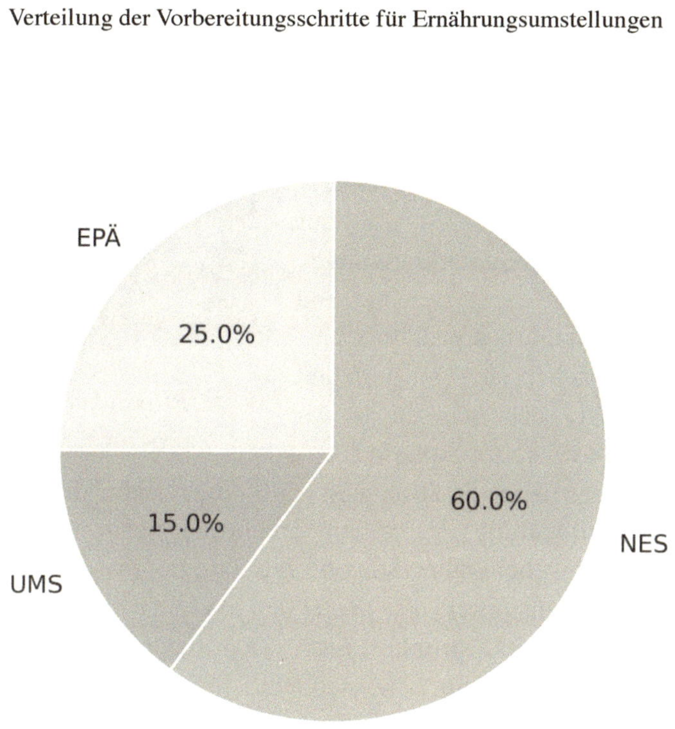

- EPÄ: Ernährungspläne anpassen
- NES: Nahrungsmittelempfindlichkeiten erkennen
- UMS: Umstellung der Ernährung

Der größte Teil der Vorbereitungsphase ist dem Identifizieren und Eliminieren von Nahrungsmittelunverträglichkeiten gewidmet. Dies unterstreicht die Bedeutung des Verständnisses individueller Reaktionen auf verschiedene Lebensmittel bei der Behandlung von Autoimmunerkrankungen. Die Planung und Umsetzung schrittweiser Ernährungsumstellungen, wenn auch in geringerem Umfang, sind dennoch entscheidend für den langfristigen Erfolg und die Minimierung von Störungen.

Durchführungsphase

Durchführungsphase: In der Durchführungsphase einer phasenweisen Ernährungsumstellung, die auf Autoimmunerkrankungen und ernährungsmedizinische Prinzipien ausgerichtet ist, setzt man die in der Vorbereitungsphase erarbeiteten Strategien um. Hier steht die konsequente Einhaltung des neuen Ernährungsplans im Vordergrund. Dies beinhaltet sowohl die Integration der empfohlenen Lebensmittel als auch den Verzicht auf jene, die als potenziell problematisch identifiziert wurden [s80]. So könnte die konsequente Elimination bestimmter Nahrungsmittelgruppen, wie etwa Getreide, Hülsenfrüchte oder Nachtschattengewächse, bei einigen Autoimmunerkrankungen zu einer Linderung der Symptome beitragen [s80]. Gleichzeitig konzentriert man sich auf die ausreichende Zufuhr aller essentiellen Nährstoffe, um Mangelerscheinungen vorzubeugen. Die Durchführungsphase kann, ähnlich der Vorbereitungsphase, durch die fachkundige Begleitung eines Ernährungsberaters oder Arztes unterstützt werden. Diese professionelle Anleitung hilft dabei, den Ernährungsplan kontinuierlich zu überwachen, anzupassen und auf individuelle Bedürfnisse und Veränderungen im Krankheitsverlauf reagieren zu können. Im Gegensatz zur Vorbereitungsphase, in der die Umstellung schrittweise

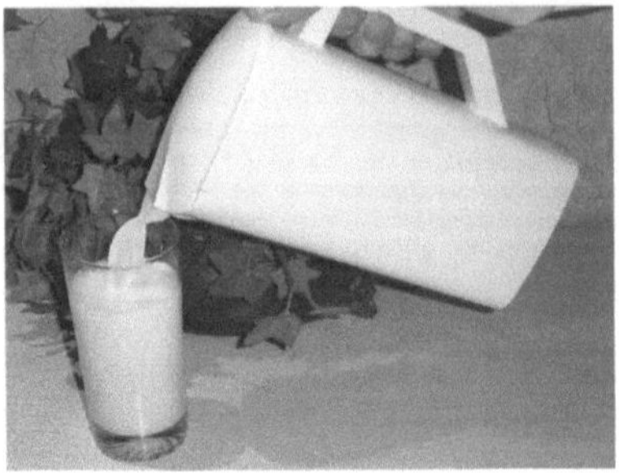

Flüssigkeitsdiät [i65]

erfolgt, liegt der Fokus nun auf der stabilen Umsetzu
Ernährungskonzepts. Bei Patienten mit chronischen

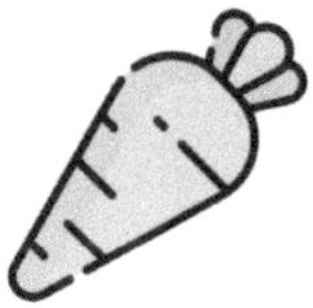

könnte dies die langfristige Befc
spezifischen Kohlenhydratdiät, einer
Diät oder einer anderen geeigneten E
bedeuten [s81]. Ähnlich wie bei
Flüssigkeitsdiät oder enteralen Ernähru
einer Therapie, dient die konsequente E
Diät in der Durchführungsphase dazu, die akuten S
kontrollieren und den Heilungsverlauf zu unterstützen
solche milde Kost kann die Verdauung entlasten und
reduzieren, wodurch die Remission gefördert wird [s81
dieser Phase ist variabel und richtet sich nach dem
Fortschritt und dem Erreichen einer messbaren Verb
Allgemeinzustands und der symptombezogenen Besch
Eine Ernährung, die zu Beginn auf flüssiger Kost basiert,
die akuten Symptome abklingen, schrittweise auf feste
Lebensmittel ausgeweitet werden, zu vergleichen mit de
Übergang von enteraler Ernährung zu einer vollwertigen,
tolerierten Kostform [s81].

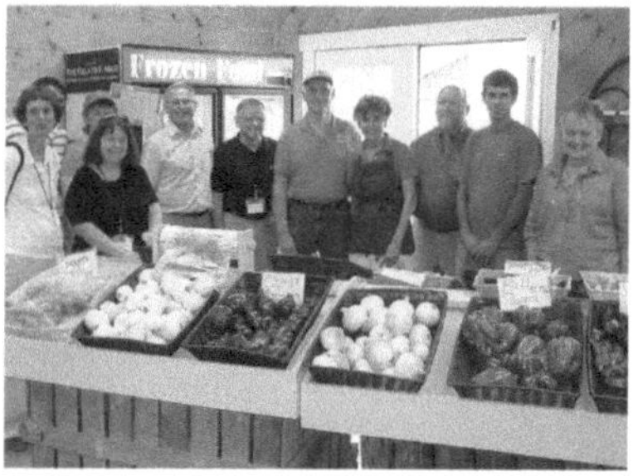

Mediterrane Diät [i66]

Gut zu wissen

Elimination

Das gezielte Weglassen bestimmter Lebensmittel aus dem Ernährungsplan, um deren Einfluss auf autoimmune Symptome zu überprüfen und Unverträglichkeiten zu identifizieren. In der Durchführungsphase einer phasenweisen Ernährungsumstellung spielt die Elimination eine wichtige Rolle, um Triggerfaktoren zu erkennen und den Körper zu entlasten.

Remission

Der Zustand des Nachlassens oder Verschwindens von Krankheitssymptomen. Im Kontext einer Autoimmunerkrankung bedeutet Remission, dass die Krankheitsaktivität reduziert ist und der Patient eine deutliche Verbesserung seines Zustands erlebt. Eine phasenweise Ernährungsumstellung kann dazu beitragen, eine Remission zu erreichen oder zu verlängern.

Symptomstärke im Zeitverlauf

Veranschaulicht die typische Reduktion von Autoimmunsymptomen während Ernährungsumstellungen.

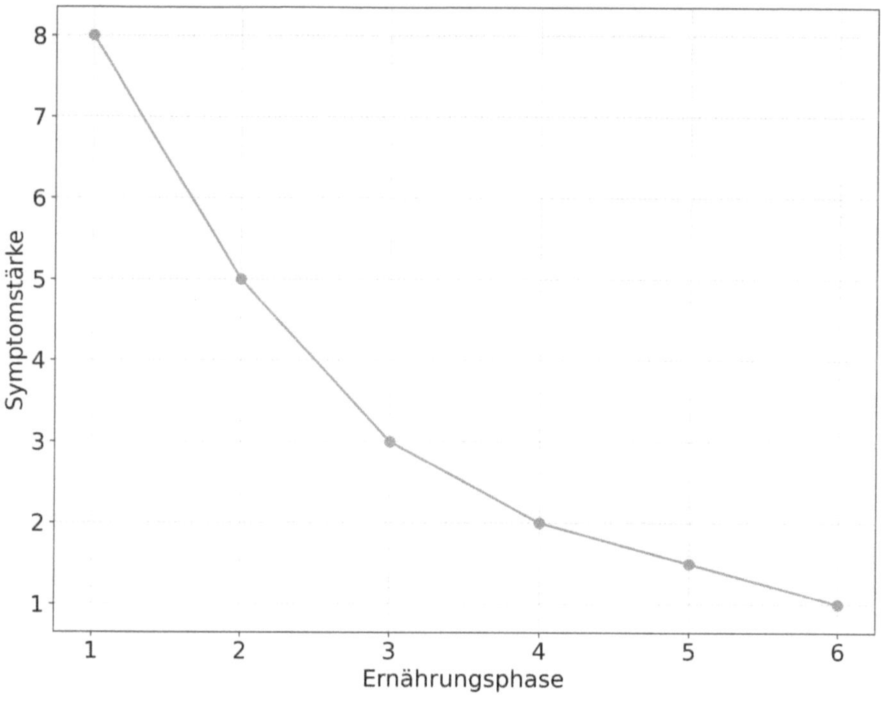

Das Diagramm zeigt einen allgemeinen Abwärtstrend der Symptomstärke, während der Patient die Phasen der Ernährungsumstellung durchläuft. Anfängliche Verbesserungen können schnell erfolgen, gefolgt von einer Phase langsameren Fortschritts oder sogar vorübergehenden Plateaus. Dies unterstreicht die Bedeutung einer nachhaltigen Ernährungsumstellung für einen langfristigen Nutzen.

Erhaltungsphase

Erhaltungsphase:

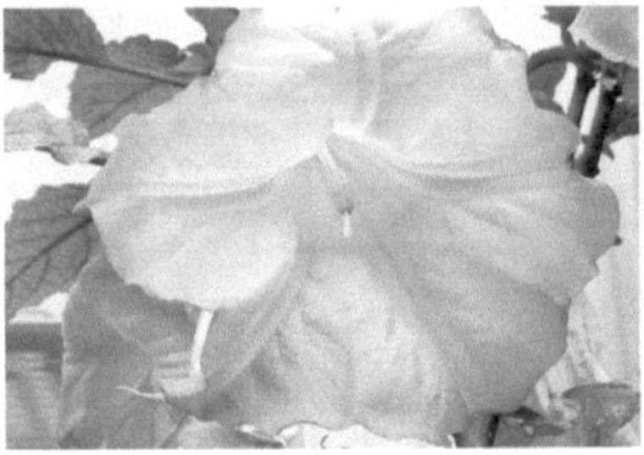

Nachtschattengewächse [i67]

In der Erhaltungsphase einer autoimmunen Ernährungstherapie geht es darum, den erreichten Gesundheitszustand zu stabilisieren und langfristig zu bewahren. Nachdem in den vorherigen Phasen problematische Lebensmittel identifiziert und eliminiert sowie neue, verträgliche Nahrungsmittel eingeführt wurden, konzentriert sich diese Phase auf die dauerhafte Integration der gewonnenen Erkenntnisse in den Ernährungsalltag. [s82] Die erreichte klinische remission soll aufrechterhalten und gleichzeitig eine optimale Nährstoffversorgung sichergestellt werden. [s82] Ein zentrales Element dieser Phase ist die schrittweise Wiedereinführung einzelner Lebensmittel oder Lebensmittelgruppen, die zuvor ausgeschlossen wurden. So kann man individuell testen, ob und welche Nahrungsmittel erneut Beschwerden verursachen. Ein Patient, der beispielsweise in der Durchführungsphase auf Nachtschattengewächse verzichtet hat, könnte nun zunächst kleine Mengen Tomaten in seinen Speiseplan integrieren und beobachten, ob Reaktionen auftreten. Diese Vorgehensweise erlaubt eine präzise Identifizierung von individuellen triggern und ermöglicht eine möglichst umfassende und abwechslungsreiche Ernährung, ohne die Gesundheit zu gefährden. Die Dauer der Erhaltungsphase ist variabel und richtet sich nach dem individuellen Krankheitsverlauf und dem subjektiven Wohlbefinden. [s82]

Sie kann solange andauern, bis eine spürbare und

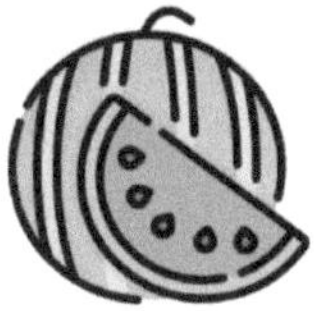

Verbesserung der Symptome und des Gesundheitszustands erreicht ist. kontinuierliche Begleitung durc Ernährungsberater oder Arzt kann auc Phase hilfreich sein, um die Ern optimieren und bei Bedarf anzupassen. Lan; die Erhaltungsphase darauf ab, die erlernten Ernährur selbstständig und dauerhaft im Alltag umzusetzen u Gesundheit aktiv mitzugestalten.

Strategien der Erhaltungsphase

Verteilung der langfristigen Ernährungsstrategien für Autoimmunerkrankungen.

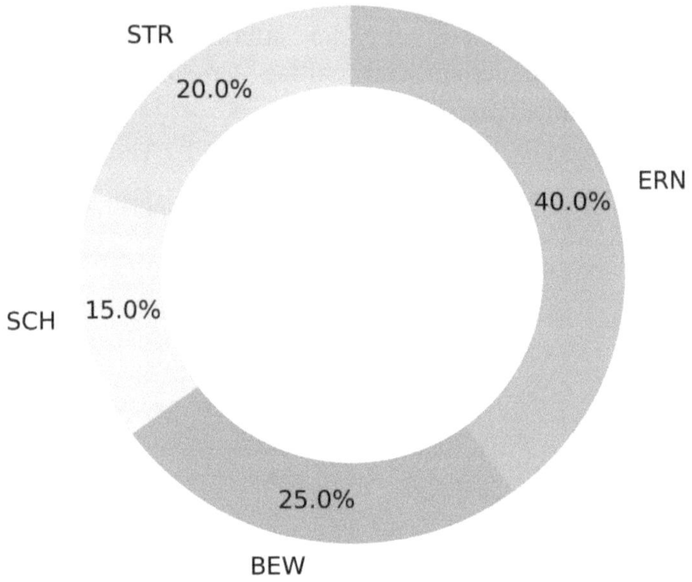

BEW: Regelmäßige Bewegung und Aktivität

SCH: Ausreichend Schlaf und Ruhe

ERN: Kontinuierliche Ernährungsumstellungen

STR: Stressbewältigungstechniken

Die Visualisierung unterstreicht die Bedeutung eines ausgewogenen Ansatzes zur Erhaltung der Remission bei Autoimmunerkrankungen. Während kontinuierliche Ernährungsumstellungen entscheidend sind, ist die Einbeziehung von Stressbewältigung, regelmäßiger Bewegung und ausreichend Schlaf ebenso wichtig für das langfristige Wohlbefinden. Die Betonung von Lebensstilfaktoren unterstreicht die ganzheitliche Natur der Behandlung von Autoimmunerkrankungen und die Notwendigkeit eines umfassenden, nachhaltigen Ansatzes.

Konkrete Ratschläge

- Verknüpfen Sie jede neue Ernährungsphase mit einem Sinneserlebnis, z.B. Duftöle in der Vorbereitungsphase, neue Geschmacksrichtungen in der Durchführungsphase.
- Integrieren Sie kleine Genussmomente in Ihren neuen Ernährungsplan, beispielsweise ein selbstgemachtes Gewürzsalz oder einen besonderen Tee.
- Verändern Sie Ihr Ess-Umfeld: Essen Sie an einem anderen Ort, mit anderer Musik oder in neuer Gesellschaft.
- Entwickeln Sie ein persönliches Belohnungssystem für erreichte Meilensteine, das nichts mit Essen zu tun hat, z.B. ein Kinobesuch oder ein neues Buch.
- Visualisieren Sie Ihren Ernährungserfolg: Stellen Sie sich vor, wie Sie sich mit der neuen Ernährungsweise fühlen und welche positiven Auswirkungen sie auf Ihre Gesundheit hat.
- Reflektieren Sie am Ende jeder Woche Ihre Fortschritte und Herausforderungen und passen Sie Ihre Strategie für die nächste Woche an.
- Konzentrieren Sie sich in der Erhaltungsphase darauf, Ihre Lieblingsrezepte so umzugestalten, dass sie zu Ihrer neuen Ernährungsweise passen.
- Tauschen Sie sich mit Ihrem Ernährungsberater über kreative Kochtechniken und neue Lebensmittel aus, um Ihre Ernährung abwechslungsreich zu gestalten.
- Schaffen Sie sich in der Erhaltungsphase kleine „Experimentiertage“, an denen Sie bewusst neue, verträgliche Lebensmittel ausprobieren.

4. 2 Symptomlinderung

Autoimmunerkrankungen gehen oft mit belastenden Symptomen einher, die den Alltag erheblich beeinträchtigen können. Ernährungstherapeutische Strategien bieten hier einen vielversprechenden Ansatz, um diese Beschwerden zu lindern und die Lebensqualität zu verbessern. Dabei spielen entzündungshemmende Maßnahmen, die Unterstützung der Verdauung und die Stärkung des Immunsystems eine zentrale Rolle. Die gezielte Auswahl und Kombination von Lebensmitteln kann Entzündungsprozesse regulieren, die Darmgesundheit fördern und die Immunabwehr stärken. Dieser Abschnitt beleuchtet die komplexen Zusammenhänge zwischen Ernährung und Autoimmunerkrankungen und bietet Ihnen praxisnahe Informationen. Lesen Sie weiter und entdecken Sie, wie Sie durch eine angepasste Ernährung Ihre Symptome effektiv beeinflussen und Ihr Wohlbefinden steigern können.

Symptomlinderung bei Autoimmunerkrankungen erfordert einen ganzheitlichen Ansatz, der neben medikamentöser Therapie auch eine gezielte Ernährungsstrategie umfasst, um Entzündungsprozesse zu reduzieren, die Verdauung zu unterstützen und das Immunsystem zu stärken.

Entzündungshemmende Maßnahmen

Entzündungshemmende Maßnahmen zielen darauf ab, chronische Entzündungsprozesse im Körper zu reduzieren, die bei Autoimmunerkrankungen eine zentrale Rolle spielen. Eine Ernährungsumstellung kann diese Prozesse positiv beeinflussen. So können antioxidative Nährstoffe wie Vitamin C und E oxidativen Stress reduzieren und Entzündungen regulieren [s83]. Eine Ernährung reich an Obst, Gemüse und gesunden Fetten, wie sie in der mediterranen Ernährung zu finden ist, senkt Entzündungsmarker und kann das Risiko für Autoimmunerkrankungen verringern [s83] [s84]. Gleichzeitig sollte die Zufuhr von gesättigten Fettsäuren und Zucker reduziert werden, da diese Entzündungen fördern können [s83]. Auch die Zusammensetzung der Darmbakterien spielt eine Rolle: Probiotika und Präbiotika können die Darmflora positiv beeinflussen und entzündliche Reaktionen modulieren [s83]. Wie eine Studie zeigt, kann eine gezielte Ernährungsumstellung die klinische Symptomlast deutlich reduzieren und Entzündungsmarker wie das C-reaktive Protein senken [s85]. Zusätzlich können durch eine solche Intervention positive Effekte auf die Lebensqualität, insbesondere in Bereichen wie körperliche und emotionale Funktionsfähigkeit, erzielt werden [s85]. Eine ballaststoffreiche Ernährung wirkt sich ebenfalls positiv auf die Darmgesundheit aus, indem sie die Diversität der Darmbakterien fördert und die Produktion kurzkettiger Fettsäuren anregt, die wiederum entzündungshemmende Eigenschaften besitzen [s86]. Die Integration von mehr Ballaststoffen in die tägliche Ernährung, etwa durch Vollkornprodukte, Hülsenfrüchte und Gemüse, kann daher einen wertvollen Beitrag zur Entzündungsreduktion leisten [s86].

Gut zu wissen

Antioxidative Nährstoffe

Antioxidative Nährstoffe wie Vitamin C und E schützen die Zellen vor Schäden durch freie Radikale, die bei Entzündungen vermehrt entstehen. Durch die Neutralisierung dieser Radikale können sie Entzündungsprozesse im Körper eindämmen und so zur Linderung von Symptomen beitragen.

Kurzkettige Fettsäuren

Kurzkettige Fettsäuren entstehen im Darm durch die Fermentation von Ballaststoffen durch die Darmbakterien. Sie dienen den Darmzellen als Energiequelle, stärken die Darmbarriere und wirken entzündungshemmend. Eine erhöhte Zufuhr von Ballaststoffen kann die Produktion dieser Fettsäuren fördern und so zur Linderung von Symptomen beitragen.

Wirksamkeit entzündungshemmender Interventionen

Potenzial zur Symptomreduktion

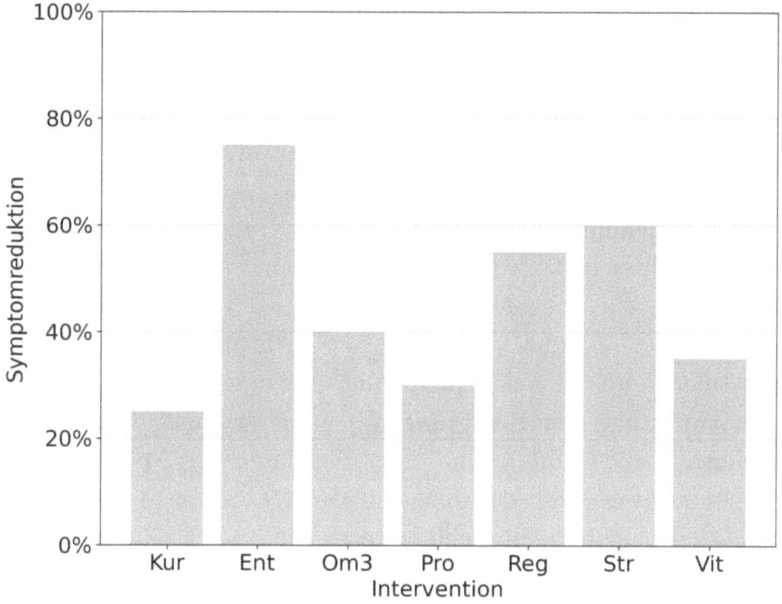

Ent: Entzündungsfördernde Lebensmittel weglassen

Kur: Kurkuma

Om3: Omega-3-Fettsäuren

Pro: Probiotika

Reg: Regelmäßige Bewegung

Str: Stressbewältigung

Vit: Vitamin-D-Ergänzung

Dieses Diagramm veranschaulicht die potenzielle Wirksamkeit verschiedener entzündungshemmender Maßnahmen. Das Weglassen entzündungsfördernder Lebensmittel zeigt die stärkste Wirkung, was darauf hindeutet, dass Ernährungsumstellungen entscheidend sind. Stressbewältigung und regelmäßige Bewegung tragen ebenfalls erheblich zur Symptomreduktion bei. Während Nahrungsergänzungsmittel nützlich sein können, ist ihre Wirkung im Allgemeinen weniger ausgeprägt als die von Änderungen des Lebensstils. Die Kombination mehrerer Ansätze kann die besten Ergebnisse für den Umgang mit Autoimmunität erzielen.

Verdauungsunterstützung

Eine intakte Verdauungsfunktion ist für Menschen mit Autoimmunerkrankungen besonders relevant. Neben den bereits erwähnten positiven Effekten einer ballaststoffreichen Ernährung und der Modulation der Darmflora durch Probiotika und Präbiotika gilt es, weitere Aspekte zu berücksichtigen. So können etwa Nahrungsmittelzusätze in industriell verarbeiteten Lebensmitteln die Durchlässigkeit der Darmwand erhöhen, was die Entstehung und den Verlauf von Autoimmunerkrankungen negativ beeinflussen kann [s87]. Ein weiterer Faktor ist das Verhältnis von Omega-6- zu omegafettsaeuren. Die in der westlichen Ernährung oft übermäßige Zufuhr von Omega-6-Fettsäuren im Vergleich zu Omega-3-Fettsäuren kann Entzündungsprozesse fördern [s87]. Eine gezielte Anpassung der Ernährung mit einer Reduktion von industriell verarbeiteten Lebensmitteln und einer Erhöhung des Anteils an Omega-3-Fettsäuren, etwa durch den Konsum von fettem Fisch wie Lachs oder Makrele, kann daher empfehlenswert sein [s88]. Zusätzlich bieten Polyphenole, die in vielen pflanzlichen Lebensmitteln, insbesondere in der mediterranen Ernährung, vorkommen, entzündungshemmende Eigenschaften und können die Aktivität entzündungsfördernder Gene modulieren [s87]. Der gezielte Verzehr polyphenolreicher Lebensmittel wie Beeren, Olivenöl oder dunkler Schokolade kann somit die Verdauungsgesundheit unterstützen und Entzündungen im Körper reduzieren. Bei Beschwerden im oberen Verdauungstrakt, wie sie etwa bei Autoimmun-Gastritis auftreten können, bieten Medikamente wie Protonenpumpenhemmer (PPIs) oder H2-Rezeptorantagonisten Linderung, indem sie die Magensäureproduktion reduzieren [s89]. Auch eine Anpassung der Essgewohnheiten, wie der Verzehr kleinerer, häufiger Mahlzeiten, kann Symptome wie Völlegefühl und frühes Sättigungsgefühl mildern [s89].

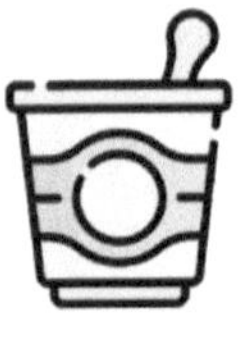

Gut zu wissen

Autoimmun-Gastritis

Eine chronische Entzündung der Magenschleimhaut, die durch das Immunsystem verursacht wird und zu Verdauungsbeschwerden führen kann.

Probiotika

Probiotika sind lebende Mikroorganismen, die, wenn sie in ausreichender Menge aufgenommen werden, positive Auswirkungen auf die Gesundheit haben können, indem sie das Gleichgewicht der Darmflora wiederherstellen und so zur Linderung von Verdauungsbeschwerden beitragen.

Protonenpumpenhemmer

Protonenpumpenhemmer reduzieren die Magensäureproduktion und können so Symptome wie Sodbrennen und Schmerzen lindern, die bei einigen Autoimmunerkrankungen auftreten können.

Unterstützung der Verdauung und Linderung der Symptome

Wirksamkeit, Dauer und Intensität von Methoden zur Unterstützung der Verdauung.

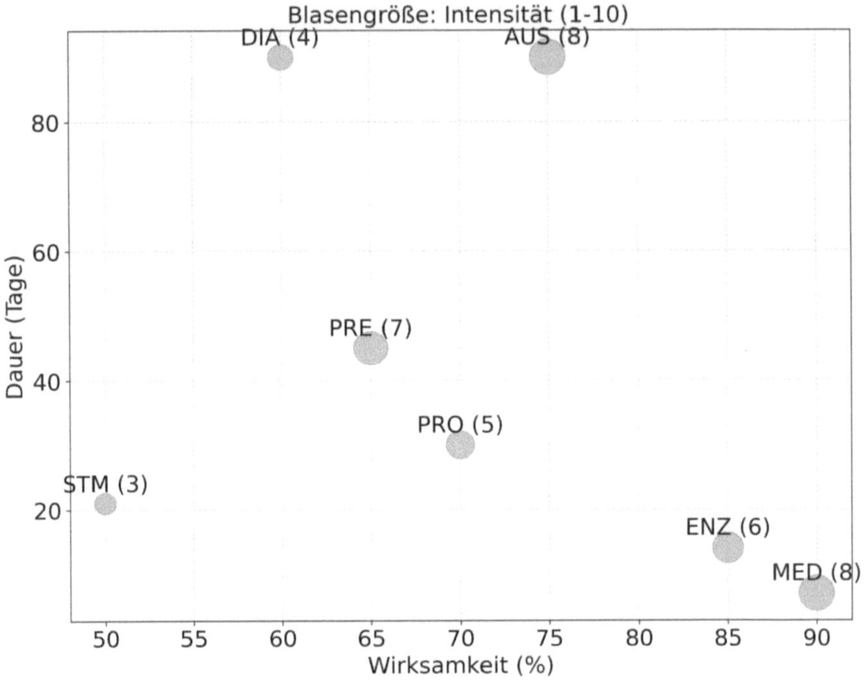

Blasengröße: Intensität ((1-10))

AUS: Ausschlussdiät

DIA: Ernährungsumstellungen

ENZ: Enzympräparate

MED: Medikamente

PRE: Präbiotika

PRO: Probiotika

STM: Stressbewältigung

Die Ergänzung mit Enzymen zeigt eine hohe Wirksamkeit und eine moderate Dauer, während Probiotika eine etwas geringere Wirksamkeit, aber eine längere Dauer bieten. Ernährungsumstellungen haben die längste Dauer, aber unterschiedliche Wirksamkeit und Intensität. Präbiotika zeigen moderate Wirksamkeit, Dauer und Intensität. Dies deutet darauf hin, dass personalisierte Strategien entscheidend sind und möglicherweise Methoden für eine optimale Linderung kombiniert werden.

Immunsystemstärkung

Ein robustes Immunsystem ist für die allgemeine Gesundheit unerlässlich, insbesondere bei Autoimmunerkrankungen. Neben den bereits erwähnten Ernährungsstrategien zur Entzündungshemmung und Verdauungsunterstützung gibt es weitere Möglichkeiten, die Immunfunktion positiv zu beeinflussen. Körperliche Aktivität, etwa regelmäßiges Ausdauertraining oder moderates Krafttraining, kann die Abwehrkräfte stärken und die Anfälligkeit für Infektionen senken [s90]. Bewegung regt die Zirkulation von Immunzellen an und fördert die Produktion von Antikörpern. Zudem kann eine ausreichende Versorgung mit mikronaehrstoffen die Immunkompetenz verbessern, insbesondere bei älteren Menschen [s90]. Während eine ausgewogene Ernährung in der Regel den Bedarf an Vitaminen und Mineralstoffen deckt, kann in bestimmten Fällen eine Supplementierung, zum Beispiel mit einem Multivitaminpräparat, sinnvoll sein. Darüber hinaus zeigen Studien, dass bestimmte Nährstoffe gezielt die Immunantwort modulieren können. So hemmt Zink die Bildung entzündungsfördernder Botenstoffe und unterstützt die Entwicklung regulatorischer T-Zellen, die eine überschießende Immunreaktion kontrollieren [s91]. Auch die Aminosäure Tryptophan und ihre Stoffwechselprodukte, die sowohl über die Nahrung als auch durch die Darmbakterien gebildet werden, beeinflussen das Immunsystem. Sie können regulatorische T-Zellen aktivieren und so Entzündungsprozesse, auch im Gehirn, reduzieren [s92]. Ein weiterer Aspekt ist die Rolle von Cholesterin für die Immunantwort. Als Bestandteil der Zellmembran beeinflusst es deren

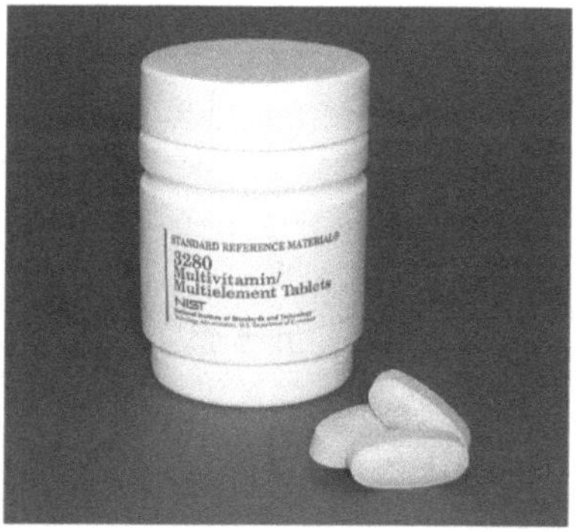

Multivitaminpräparat [i69]

Fluidität und damit die Funktionsfähigkeit von Immunzellen [s91]. Eine ausgewogene Cholesterinzufuhr über die Nahrung ist daher wichtig für ein intaktes Immunsystem. Bovines Kolostrum, die Erstmilch von Kühen, enthält eine Vielzahl bioaktiver Substanzen und kann ebenfalls die Immunfunktion, besonders bei körperlicher Belastung, unterstützen [s90]. Neben diesen ernährungsbezogenen Maßnahmen ist es ratsam, Stress zu reduzieren und auf ein gesundes Gewicht zu achten, da beides die Immunfunktion und den Verlauf von Autoimmunerkrankungen beeinflussen kann [s93].

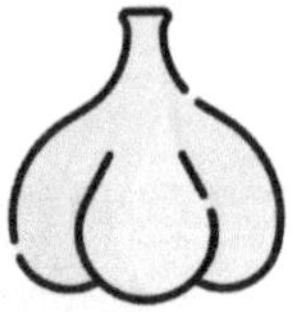

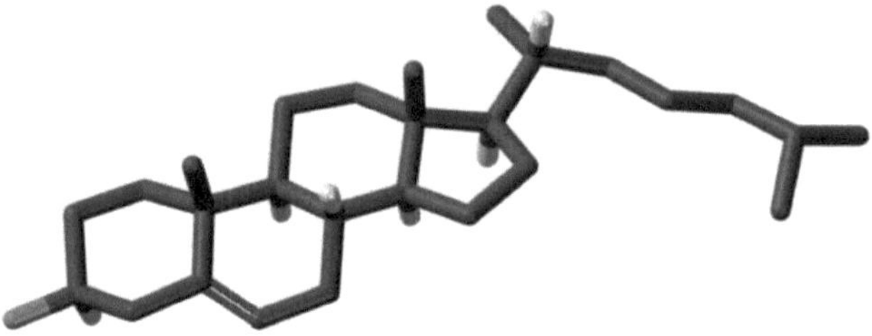

Cholesterin [i68]

Gut zu wissen

Bovines Kolostrum

Bovines Kolostrum ist die Erstmilch von Kühen und enthält eine Vielzahl von bioaktiven Substanzen, darunter Antikörper, Wachstumsfaktoren und Immunmodulatoren. Es kann die Immunfunktion stärken, die Darmgesundheit fördern und die Regeneration nach körperlicher Belastung unterstützen.

Multivitaminpräparat

Ein Multivitaminpräparat enthält eine Kombination verschiedener Vitamine und Mineralstoffe und kann dazu beitragen, eine ausreichende Versorgung mit diesen wichtigen Nährstoffen sicherzustellen. Es kann insbesondere bei unausgewogener Ernährung oder erhöhtem Bedarf sinnvoll sein, die Immunfunktion durch ein Multivitaminpräparat zu unterstützen.

Regulatorische T-Zellen

Regulatorische T-Zellen sind eine spezielle Art von Immunzellen, die dazu beitragen, die Immunantwort zu regulieren und überschießende Reaktionen zu unterdrücken. Sie spielen eine wichtige Rolle bei der Aufrechterhaltung der Immuntoleranz und der Verhinderung von Autoimmunerkrankungen.

Auswirkung auf das Immunsystem vs. Linderung der Symptome

Vergleich von Faktoren, die die Immunstärke und die Linderung der Symptome beeinflussen.

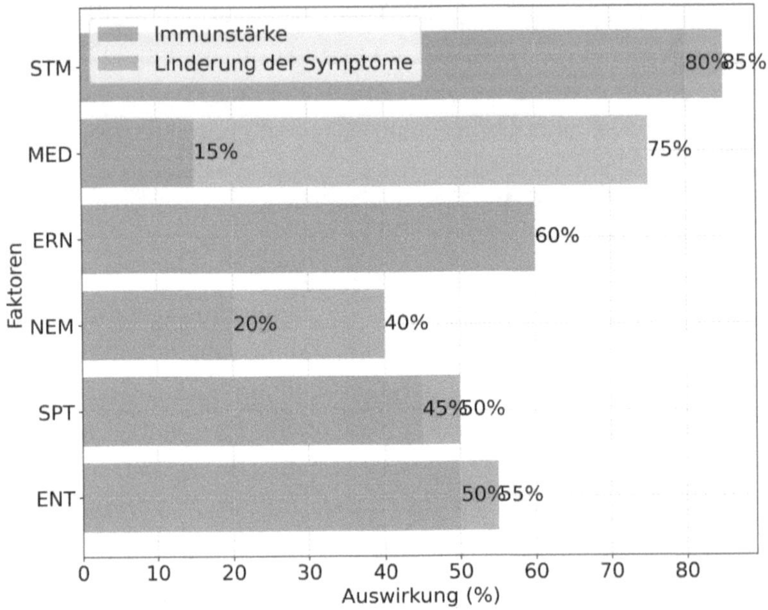

ENT: Entspannung	ERN: Ernährung
MED: Medikamente	NEM: Nahrungsergänzungsmittel
SPT: Sport	STM: Stressmanagement

Dieses Diagramm zeigt die relative Auswirkung verschiedener Lebensstilfaktoren auf die Stärke des Immunsystems und die Symptomlinderung bei Autoimmunerkrankungen. Stressbewältigung scheint für beide Bereiche entscheidend zu sein, während Medikamente in erster Linie auf die Linderung der Symptome abzielen. Die Ernährung hat einen moderaten Einfluss auf beide Bereiche, was ihre Bedeutung als grundlegendes Element unterstreicht. Nahrungsergänzungsmittel zeigen einen geringeren, aber dennoch spürbaren Beitrag zur Immunstärke, während ihre Wirkung auf die Linderung der Symptome minimal ist. Sport und Entspannungstechniken bieten einen ausgewogenen Ansatz, der beiden Aspekten des Autoimmunmanagements zugute kommt.

Konkrete Ratschläge

- Stellen Sie sich wohltuende Kräutertees zusammen, die Ihre Verdauung beruhigen, wie Fenchel, Anis und Kümmel.
- Kreieren Sie sich Ihr persönliches Entspannungsritual vor den Mahlzeiten, beispielsweise mit einer kurzen Atemübung oder leiser Musik.
- Massieren Sie Ihren Bauch sanft im Uhrzeigersinn, um die Verdauung anzuregen und mögliche Krämpfe zu lösen.
- Wärmen Sie Ihren Bauch mit einer Wärmflasche oder einem Kirschkernkissen, um ein angenehmes Gefühl zu erzeugen und die Verdauung zu unterstützen.
- Trinken Sie lauwarmes Wasser schluckweise über den Tag verteilt, um Ihren Körper zu hydrieren und die Verdauung zu fördern.
- Integrieren Sie regelmäßig kleine Bewegungseinheiten in Ihren Alltag, wie kurze Spaziergänge oder leichte Dehnübungen, um die Darmtätigkeit zu unterstützen.
- Bereiten Sie sich kleine, leicht verdauliche Zwischenmahlzeiten zu, wie beispielsweise gedünstetes Gemüse oder eine Handvoll Nüsse, um Heißhungerattacken zu vermeiden.
- Essen Sie an einem ruhigen und angenehmen Ort, frei von Ablenkungen, um Ihre Mahlzeiten bewusst zu genießen und die Verdauung zu fördern.
- Hören Sie auf Ihren Körper und essen Sie nur dann, wenn Sie wirklich Hunger verspüren, um Ihre Verdauung nicht zu überlasten.
- Vermeiden Sie hastiges Essen und kauen Sie jeden Bissen gründlich, um die Verdauung zu erleichtern und ein Völlegefühl zu vermeiden.

4. 3 Ernährungsmedizinische Begleitung

Ernährungsmedizinische Begleitung ist essenziell für den Erfolg ernährungstherapeutischer Strategien bei Autoimmunerkrankungen. Sie umfasst die kontinuierliche Überwachung des Therapieverlaufs, die frühzeitige Erkennung von Problemen und die individuelle Anpassung der Ernährungstherapie. Sowohl objektive Daten wie Laborwerte und Körperdaten als auch subjektive Beschwerden des Patienten spielen eine entscheidende Rolle. Dieser Prozess erfordert eine enge Zusammenarbeit zwischen Patient und Therapeut. Lesen Sie weiter, um zu erfahren, wie Sie durch eine optimale ernährungsmedizinische Begleitung Ihre Therapie erfolgreich gestalten und Ihre Lebensqualität nachhaltig verbessern.

Eine erfolgreiche ernährungsmedizinische Begleitung bei Autoimmunerkrankungen erfordert ein kontinuierliches Monitoring, bei dem objektive Daten (Laborwerte, Körperdaten) und subjektive Erfahrungen des Patienten gleichermaßen berücksichtigt und systematisch dokumentiert werden, um die Therapie individuell anzupassen und die Lebensqualität nachhaltig zu verbessern.

Therapeutische Überwachung

Therapeutische Überwachung bei Autoimmunerkrankungen und Ernährungsumstellungen umfasst regelmäßige Kontrollen und Anpassungen der Therapie. Sie dient dazu, den Therapieerfolg zu überprüfen, unerwünschte Nebenwirkungen zu erkennen und die Behandlung individuell anzupassen. Die Häufigkeit und Art der Untersuchungen hängen von der jeweiligen Erkrankung, dem Therapieansatz und dem individuellen Verlauf ab.

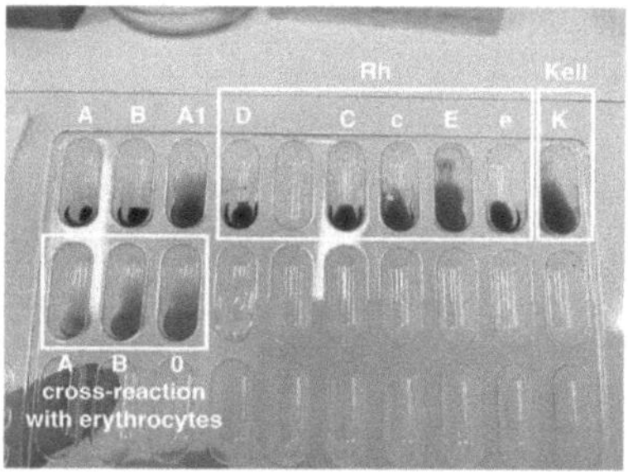

Blutbild [i70]

Ein elementarer Bestandteil der therapeutischen Überwachung sind Laboruntersuchungen.
Entzündungsmarker wie CRP (C-reaktives Protein), BSG (Blutsenkungsgeschwindigkeit) oder spezifische Autoantikörper geben Aufschluss über die Aktivität der Autoimmunerkrankung. Darüber hinaus können Blutbild, Leber- und Nierenwerte, Vitamin- und Mineralstoffspiegel sowie Schilddrüsenhormone kontrolliert werden, um mögliche Auswirkungen der Ernährungsumstellung oder medikamentösen Therapie zu erfassen. Ein Patient mit hashimotothyreoiditis benötigt beispielsweise regelmäßige Kontrollen der Schilddrüsenhormone (TSH, fT3, fT4), um die Medikamentendosis optimal anzupassen. Veränderungen der Ernährungsgewohnheiten, wie der Verzicht auf Gluten bei zoeliakie, erfordern ebenfalls eine engmaschige Kontrolle spezifischer Antikörper, um den Erfolg der Therapie zu beurteilen. Neben Laborparametern sind auch subjektive Beschwerden des Patienten relevant. Schmerzen, Müdigkeit, Verdauungsbeschwerden oder Hautveränderungen können Hinweise auf eine unzureichende Therapie oder Unverträglichkeiten geben. Ein Ernährungstagebuch kann helfen, Zusammenhänge zwischen Nahrungsmitteln und Symptomen zu erkennen und die Ernährung

entsprechend anzupassen. Dokumentieren Sie verzehrte Lebensmittel, Uhrzeiten, Mengen und auftretende Beschwerden. So erhalten Sie und Ihr Therapeut wertvolle Informationen für die Therapieanpassung. Die therapeutische Überwachung beinhaltet auch die regelmäßige Beurteilung des Ernährungszustands. Körpergewicht, Körperzusammensetzung (z.B. Muskel- und Fettmasse) und Ernährungsprotokolle helfen, Mangelzustände frühzeitig zu erkennen und entgegenzusteuern. Besonders bei restriktiven Diäten, wie der eliminationsdiaet, ist eine genaue Kontrolle der Nährstoffzufuhr wichtig, um Mangelerscheinungen zu vermeiden. Achten Sie auf eine ausreichende Zufuhr von Vitaminen, Mineralstoffen, Spurenelementen, essentiellen Fettsäuren und Aminosäuren. Die Zusammenarbeit zwischen Patient und Therapeut ist für eine erfolgreiche therapeutische Überwachung entscheidend. Offene Kommunikation über Beschwerden, Ernährungsgewohnheiten und Therapieerfolge ermöglicht eine individuelle Anpassung der Behandlung. Regelmäßige Gespräche dienen dazu, den Therapieplan zu überprüfen, Ziele neu zu definieren und Motivation zu stärken. Notieren Sie Ihre Fragen und beobachteten Veränderungen, um sie bei den Terminen zu besprechen. So können Sie aktiv an Ihrer Gesundheit mitwirken und den Therapieerfolg positiv beeinflussen. Die Dauer der therapeutischen Überwachung ist individuell und richtet sich nach dem Verlauf der Erkrankung und dem Therapieansatz. Auch nach erreichen einer Stabilisierung sind regelmäßige Kontrolluntersuchungen sinnvoll, um mögliche Rückfälle frühzeitig zu erkennen und entgegenzuwirken. Eine langfristige Betreuung durch einen qualifizierten Therapeuten bietet die bestmögliche Unterstützung bei der Bewältigung einer Autoimmunerkrankung und der Umsetzung einer individuellen Ernährungstherapie. Die therapeutische Überwachung ist somit ein kontinuierlicher Prozess, der auf den individuellen Bedürfnissen des Patienten basiert und flexibel an den Krankheitsverlauf angepasst wird. Ein konsequentes Monitoring in Kombination mit einer individuellen

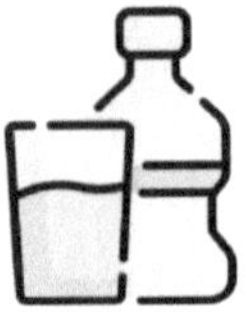

Ernährungstherapie kann dazu beitragen, die Lebensqualität von Patienten mit Autoimmunerkrankungen zu verbessern und langfristig zu erhalten.

Gut zu wissen

Aminosäuren

Aminosäuren sind die Bausteine von Proteinen. Sie sind wichtig für den Aufbau und die Reparatur von Körpergewebe, die Produktion von Hormonen und Enzymen sowie für ein funktionierendes Immunsystem. Eine ausreichende Zufuhr von Aminosäuren ist besonders bei Autoimmunerkrankungen wichtig, um den Körper bei der Regeneration zu unterstützen.

Autoantikörper

Autoantikörper sind Antikörper, die vom Immunsystem gegen körpereigene Strukturen gebildet werden. Sie spielen eine wichtige Rolle bei der Entstehung und dem Verlauf von Autoimmunerkrankungen. Im Rahmen der Ernährungsmedizinischen Begleitung können spezifische Autoantikörper gemessen werden, um die Diagnose zu bestätigen und den Krankheitsverlauf zu überwachen.

Essentielle Fettsäuren

Essentielle Fettsäuren sind Fette, die der Körper nicht selbst herstellen kann und daher über die Nahrung aufnehmen muss. Sie spielen eine wichtige Rolle für verschiedene Körperfunktionen, einschließlich der Immunregulation und der Entzündungshemmung. Omega-3-Fettsäuren sind ein Beispiel für essentielle Fettsäuren, die bei Autoimmunerkrankungen positive Effekte haben können.

Reduktion der Entzündungsmarker

Abnahme der Entzündungsmarker im Laufe der Zeit durch diätetische Intervention.

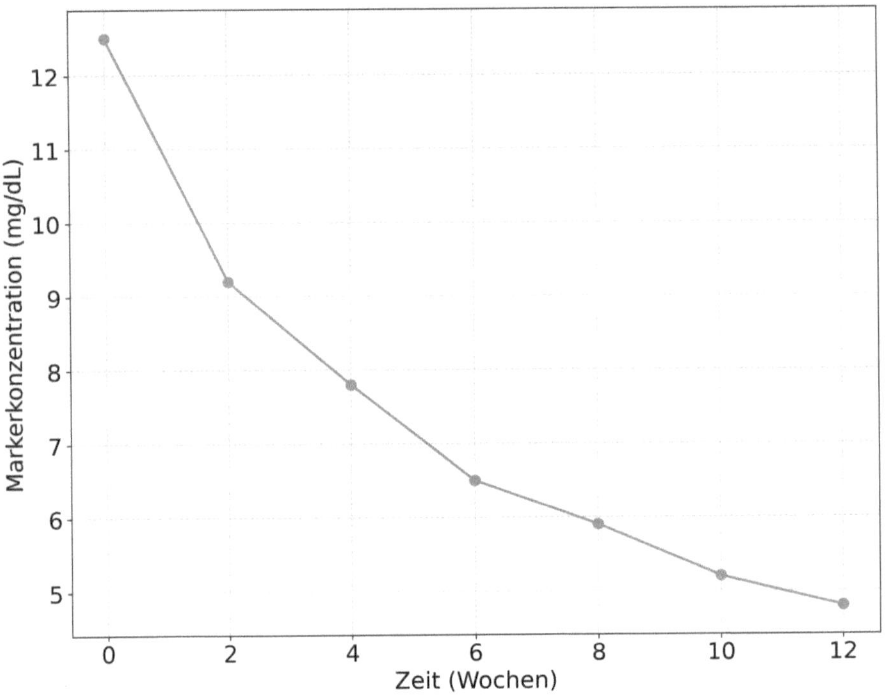

Das Diagramm zeigt einen konsistenten Abwärtstrend der Entzündungsmarker, was auf die Wirksamkeit der vorgeschriebenen Ernährungsumstellung bei der Behandlung der Autoimmunerkrankung hindeutet. Der signifikante Rückgang innerhalb der ersten Wochen deutet auf ein positives anfängliches Ansprechen auf die Intervention hin. Eine kontinuierliche Überwachung wird empfohlen, um ein langfristiges Management zu gewährleisten und den Ernährungsplan nach Bedarf anzupassen.

Anpassung der Ernährungstherapie

Eine Anpassung der Ernährungstherapie bei Autoimmunerkrankungen erfordert eine dynamische Herangehensweise, die auf den individuellen Bedürfnissen und dem Krankheitsverlauf des Patienten basiert. Neben den gängigen Laborparametern wie Entzündungsmarkern (crp, BSG) und autoantikoerpern gewinnen auch subjektive Empfindungen des Patienten an Bedeutung. So können etwa Verdauungsbeschwerden, die nach dem Verzehr bestimmter Lebensmittel auftreten, Hinweise auf Unverträglichkeiten liefern und eine Modifikation des Ernährungsplans erfordern [s94]. Ein Ernährungstagebuch, in dem verzehrte Speisen, Mengen und damit verbundene Symptome dokumentiert werden, bietet hier eine wertvolle Grundlage.

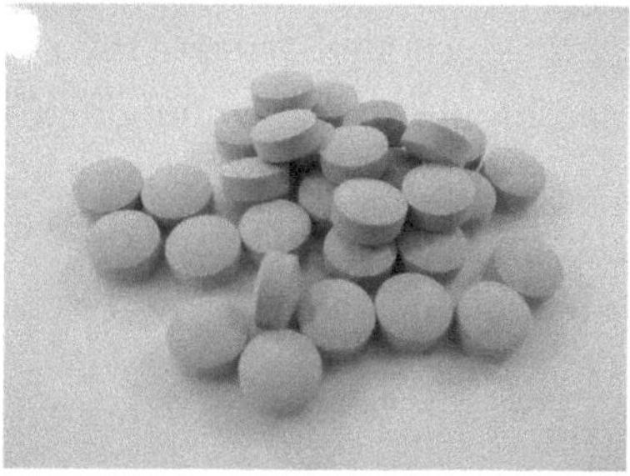

Nahrungsergänzungsmittel [i71]

Die optimale Nährstoffversorgung stellt einen weiteren zentralen Aspekt der Therapieanpassung dar. Besonders bei restriktiven Ernährungsformen ist die ausreichende Zufuhr von Vitaminen, Mineralstoffen, Spurenelementen, essenziellen Fettsäuren und Aminosäuren zu gewährleisten. Eine regelmäßige Kontrolle des Ernährungszustands, etwa durch die Analyse von Körpergewicht und Körperzusammensetzung, hilft, Mangelerscheinungen frühzeitig zu erkennen und gezielt gegenzusteuern. Bei neurologischen Erkrankungen, wie etwa Multipler Sklerose, könnten Nahrungsergänzungsmittel in Absprache mit dem behandelnden Arzt ergänzend eingesetzt werden, um eine optimale Nährstoffversorgung sicherzustellen [s94] [s95]. Die Forschung untersucht hier auch den Einfluss von Prä- und Probiotika auf das Mikrobiom und das Immunsystem [s95]. Die Zusammenarbeit zwischen Patient und Therapeut ist für den Therapieerfolg unerlässlich. Ein offener Austausch über Beobachtungen, Beschwerden und Therapieerfolge ermöglicht eine individuelle Anpassung des Behandlungsplans. Dabei können auch die Erfahrungen und die Motivation des Patienten berücksichtigt werden. Studien zeigen etwa, dass Patienten mit Schilddrüsenerkrankungen oft selbst ihre Ernährung umstellen und die Beratung durch Diätassistenten bevorzugen [s96]. Dieses Beispiel unterstreicht die Bedeutung einer patientenzentrierten Kommunikation und einer professionellen Ernährungsberatung. Die Anpassung der Ernährungstherapie ist ein kontinuierlicher Prozess, der auch nach erreichen einer Stabilisierung regelmäßige Kontrollen erfordert. Langfristige Rückschläge können so frühzeitig erkannt und entgegengesteuert werden. Die Kombination aus einem konsequenten Monitoring und einer individuellen Ernährungstherapie trägt dazu bei, die Lebensqualität von Patienten mit Autoimmunerkrankungen zu verbessern und langfristig zu erhalten. Die kontinuierliche Evaluierung der Ernährungsgewohnheiten mit geeigneten Instrumenten, wie etwa der Analyse der Adhärenz an bestimmte Diätformen (z.B. mediterrane oder westliche Diät), kann zusätzliche Informationen für die Therapieoptimierung liefern [s97].

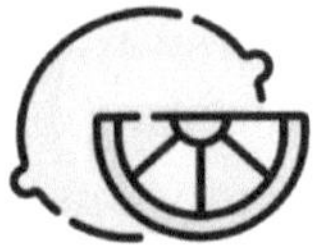

Gut zu wissen

Immunsystem

Das körpereigene Abwehrsystem, das den Körper vor Krankheitserregern und anderen schädlichen Einflüssen schützt. Bei Autoimmunerkrankungen greift das Immunsystem fälschlicherweise körpereigene Strukturen an.

Multiple Sklerose

Eine chronisch-entzündliche Erkrankung des zentralen Nervensystems, die zu vielfältigen neurologischen Symptomen führen kann und bei der eine angepasste Ernährung unterstützend wirken kann.

Nahrungsergänzungsmittel

Konzentrierte Nährstoffquellen, die bei Bedarf zusätzlich zur Ernährung eingenommen werden können, um einen Mangel auszugleichen oder bestimmte Funktionen zu unterstützen, insbesondere bei restriktiven Diäten im Rahmen von Autoimmunerkrankungen.

Westliche Diät

Eine Ernährungsweise, die oft durch einen hohen Anteil an verarbeiteten Lebensmitteln, Zucker, Fett und tierischen Produkten gekennzeichnet ist und im Zusammenhang mit verschiedenen Gesundheitsproblemen, einschließlich Autoimmunerkrankungen, steht.

Anpassungen der Ernährungstherapie bei Autoimmunerkrankungen

Häufigkeit und Ausmaß der Ernährungsumstellungen, die für verschiedene Autoimmunerkrankungen erforderlich sind.

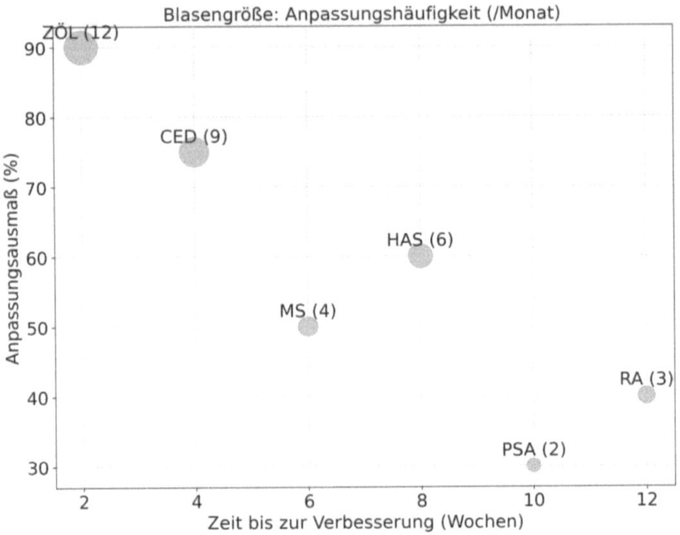

Blasengröße: Anpassungshäufigkeit (/Monat)

CED: Chronisch-entzündliche Darmerkrankungen

HAS: Hashimoto-Thyreoiditis

MS: Multiple Sklerose

PSA: Psoriasis-Arthritis

RA: Rheumatoide Arthritis

ZÖL: Zöliakie

Das Diagramm zeigt ein Spektrum der Bedürfnisse an Ernährungsumstellungen. Erkrankungen wie Zöliakie erfordern oft umfangreiche und häufige Anpassungen, die durch große Blasen im oberen Bereich der y-Achse angezeigt werden. Andere, wie z. B. Hashimoto-Thyreoiditis, erfordern möglicherweise moderate Anpassungen, die durch kleinere Blasen im mittleren Bereich der y-Achse dargestellt werden. Erkrankungen mit kleineren Blasen und niedrigeren y-Werten deuten darauf hin, dass typischerweise weniger häufige und weniger umfangreiche Ernährungsumstellungen erforderlich sind. Die x-Achse gibt die durchschnittliche Zeit bis zur Verbesserung der Symptome nach Ernährungsumstellungen an.

Dokumentation der Fortschritte

Die systematische Erfassung von Fortschritten ist ein wichtiger Aspekt der ernährungsmedizinischen Begleitung bei Autoimmunerkrankungen. Eine präzise Dokumentation erlaubt sowohl dem Patienten als auch dem Therapeuten, den Verlauf der Therapie objektiv zu bewerten und gegebenenfalls Anpassungen vorzunehmen. Dabei geht es nicht nur um die reine Datenerhebung, sondern vor allem um die sinnvolle Interpretation der gesammelten Informationen. Diese Dokumentation kann verschiedene Aspekte umfassen: Laborwerte (z.B. Entzündungsmarker, Vitamin- und Mineralstoffspiegel), subjektive Symptome (z.B. Schmerzintensität, Verdauungsbeschwerden, Energielevel) und Ernährungsprotokolle (verzehrte Lebensmittel, Mengen, Uhrzeiten). Ergänzend können Körperdaten wie Gewicht, Körperzusammensetzung und Blutdruck erfasst werden. Ein strukturierter Ansatz zur Dokumentation, z.B. mithilfe von standardisierten Fragebögen oder Apps, kann die Qualität und Effizienz der Datenerhebung verbessern, ein Bedarf, der auch in anderen Bereichen der Gesundheitsversorgung, wie der Chiropraktik, besteht, wo laut Studien viele Praktizierende ihre Ausbildung im Bereich Ernährung als unzureichend empfinden [s98]. Die regelmäßige Auswertung der dokumentierten Daten ermöglicht eine

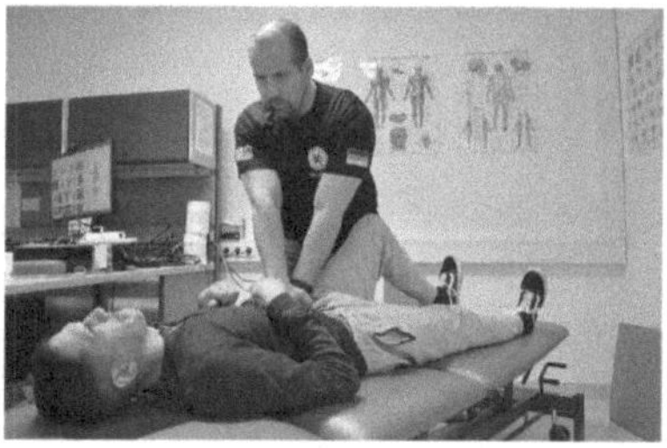

Chiropraktik [i72]

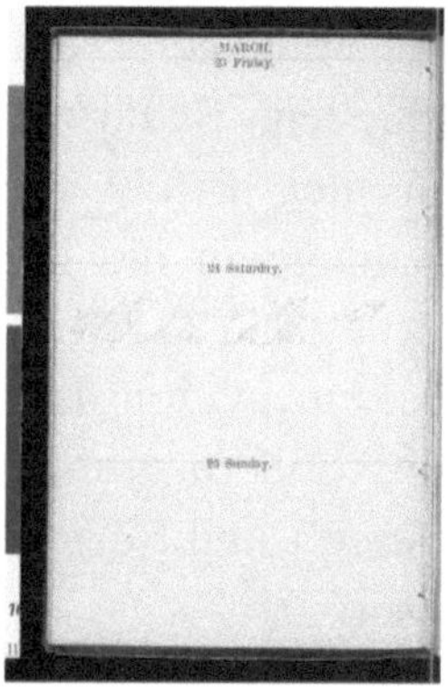

Ernährungsprotokoll [i73]

frühzeitige Erkennung von Mustern und Zusammenhängen. So können z.B. Unverträglichkeiten auf bestimmte Lebensmittel identifiziert oder der Einfluss der Ernährung auf die Symptomintensität analysiert werden. Ein Patient, der nach dem Verzehr von Milchprodukten regelmäßig über Blähungen klagt, kann diese Information in seinem Ernährungstagebuch festhalten. Die gemeinsame Analyse dieser Eintragungen mit dem Therapeuten kann dann dazu führen, dass Milchprodukte testweise vom Speiseplan gestrichen werden, um die Vermutung einer Laktoseintoleranz zu überprüfen. Die anschließende Entwicklung der Symptome wird wiederum dokumentiert und liefert wertvolle Hinweise für die weitere Therapieplanung. Eine solche systematische Vorgehensweise erhöht die Wahrscheinlichkeit, dass die Ernährungstherapie optimal auf die individuellen Bedürfnisse des Patienten abgestimmt ist und zum gewünschten Erfolg führt. Die gemeinsame Interpretation der Daten stärkt außerdem die Zusammenarbeit zwischen Patient und Therapeut und fördert die Eigenverantwortung des Patienten für seine Gesundheit. Die Dokumentation der Fortschritte ist somit kein Selbstzweck, sondern ein wertvolles Instrument, um die Ernährungstherapie kontinuierlich zu optimieren und die Lebensqualität der Patienten langfristig zu verbessern.

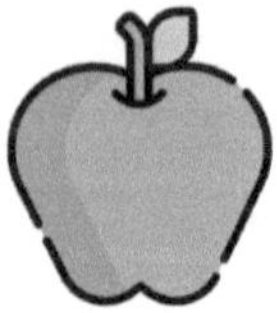

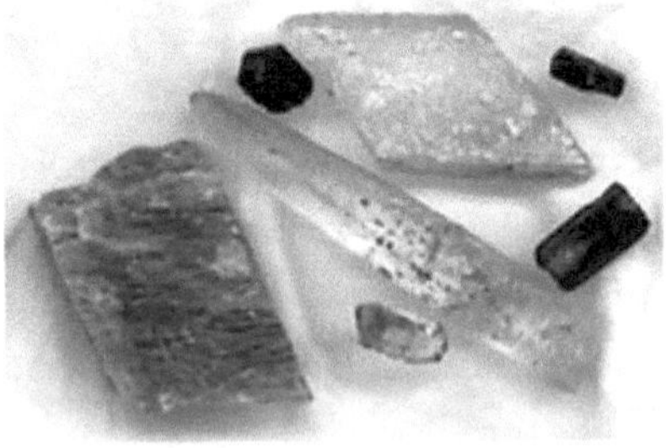

Mineralstoff [i74]

Chiropraktik

Behandlungsmethode, die sich auf die Diagnose, Behandlung und Prävention von Funktionsstörungen des Bewegungsapparates, insbesondere der Wirbelsäule, konzentriert und auf die Ernährung des Patienten achtet.

Entzündungsmarker

Substanzen im Blut, die auf Entzündungen im Körper hinweisen und bei der Beurteilung des Verlaufs einer Autoimmunerkrankung helfen.

Laktoseintoleranz

Unverträglichkeit gegenüber dem Milchzucker Laktose, die zu Verdauungsbeschwerden führen kann und bei Autoimmunerkrankungen besondere Beachtung erfordert.

Mineralstoffspiegel

Die Konzentration von Mineralstoffen im Blut, die durch die Ernährung beeinflusst wird und für die Therapie von Autoimmunerkrankungen relevant ist.

Erfolgsindikatoren im Ernährungs-Coaching bei Autoimmunerkrankungen

Verteilung der positiven Ergebnisse im Ernährungs-Coaching bei Autoimmunerkrankungen.

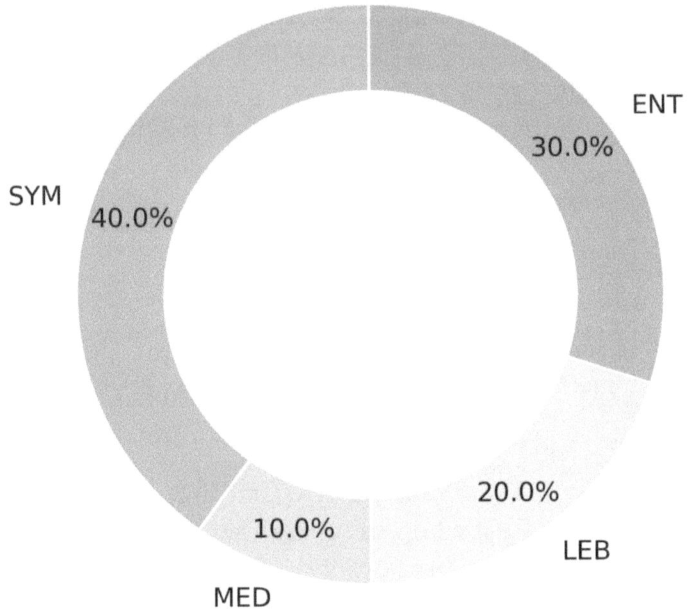

ENT: Reduzierte Entzündungsmarker

MED: Medikamentenreduktion

LEB: Verbesserte Lebensqualität

SYM: Verbesserte Symptombehandlung

Die Mehrheit der Klienten erlebt eine verbesserte Symptombehandlung, was die Wirksamkeit von diätetischen Interventionen bei Autoimmunerkrankungen zeigt. Reduzierte Entzündungsmarker deuten auf einen positiven Einfluss auf die zugrunde liegenden Entzündungsprozesse hin. Während eine verbesserte Lebensqualität für viele ein wichtiges Ergebnis ist, unterstreicht sie die Bedeutung eines ganzheitlichen Ansatzes, der sowohl das physische als auch das psychische Wohlbefinden umfasst. Der geringere Anteil an Medikamentenreduktion zeigt, dass Ernährungsumstellungen bestehende Behandlungen ergänzen, aber nicht immer ersetzen können.

Konkrete Ratschläge

- Entwickeln Sie gemeinsam mit Ihrem Ernährungsberater ein individuelles Ampelsystem für Lebensmittel, das Ihre persönlichen Verträglichkeiten berücksichtigt.
- Erstellen Sie eine "Notfallbox" mit gut verträglichen Lebensmitteln für akute Krankheitsphasen, um Mangelernährung vorzubeugen.
- Integrieren Sie achtsame Essübungen in Ihre Therapie, um die Wahrnehmung für Hunger- und Sättigungssignale zu schärfen.
- Nutzen Sie Visualisierungstechniken, um sich positive Effekte der Ernährungstherapie auf Ihren Körper vorzustellen.
- Entwickeln Sie mit Ihrem Therapeuten eine Strategie zur Stressbewältigung, da Stress Autoimmunreaktionen verstärken kann.
- Reflektieren Sie regelmäßig den Einfluss Ihrer Emotionen auf Ihr Essverhalten und entwickeln Sie alternative Bewältigungsstrategien.
- Erstellen Sie ein persönliches Kochbuch mit Ihren Lieblingsrezepten, die an Ihre Ernährungstherapie angepasst sind.
- Organisieren Sie einen Kochabend mit anderen Betroffenen, um sich auszutauschen und neue Rezepte kennenzulernen.
- Besuchen Sie gemeinsam mit Ihrem Therapeuten einen Bio-Bauernhof, um mehr über die Herkunft Ihrer Lebensmittel zu erfahren.
- Entwickeln Sie individuelle Rituale rund um Ihre Mahlzeiten, die Ihnen helfen, Ihre Ernährungsumstellung positiv zu besetzen.
- Führen Sie ein Erfolgstagebuch, in dem Sie nicht nur Ihre Fortschritte, sondern auch positive Veränderungen Ihres Wohlbefindens dokumentieren.

Rückblick - 4. Ernährungstherapeutische Strategien

Ernährungstherapeutische Strategien bei Autoimmunerkrankungen erfordern ein tiefgreifendes Verständnis der komplexen Wechselwirkungen zwischen Ernährung, Immunsystem und individuellem Krankheitsverlauf. Ein phasenweiser Ansatz, beginnend mit einer gründlichen Analyse Ihrer aktuellen Essgewohnheiten, bildet die Grundlage für eine erfolgreiche Therapie. Dokumentieren Sie Ihre Nahrungsaufnahme über einen repräsentativen Zeitraum, idealerweise eine Woche, um ein klares Bild Ihrer Ernährungsgewohnheiten zu erhalten. Diese Bestandsaufnahme dient als Ausgangspunkt, um potenzielle Trigger-Lebensmittel, Nährstoffdefizite und ungünstige Ernährungsmuster zu identifizieren. Parallel dazu ist es wichtig, sich umfassend über die Ziele und den Ablauf der Ernährungsumstellung zu informieren. Ein fundiertes Verständnis der zugrundeliegenden Mechanismen stärkt Ihre Motivation und Ihr Engagement für den oft herausfordernden Prozess der Ernährungsumstellung.

Die Umsetzung der erarbeiteten Strategien erfolgt schrittweise. Anstatt Ihre Ernährung radikal zu verändern, integrieren Sie nach und nach verträgliche Lebensmittel in Ihren Speiseplan und reduzieren gleichzeitig den Konsum potenziell problematischer Nahrungsmittel. Diese graduelle Anpassung ermöglicht Ihrem Körper, sich an die neuen Ernährungsgewohnheiten zu gewöhnen und minimiert das Risiko von unerwünschten Reaktionen. Die konsequente Eliminierung identifizierter Trigger-Lebensmittel kann in der Durchführungsphase zu einer deutlichen Linderung Ihrer Symptome beitragen. Achten Sie dabei besonders auf eine ausreichende Nährstoffzufuhr, um Mangelerscheinungen vorzubeugen. Die professionelle Begleitung durch einen qualifizierten Ernährungsberater oder Arzt kann Ihnen helfen, Ihren individuellen Ernährungsplan zu optimieren und an Ihren Krankheitsverlauf anzupassen. Denken Sie daran, dass die Dauer der einzelnen Phasen – Vorbereitung, Durchführung und Erhaltung – variabel ist und sich nach Ihrem individuellen Fortschritt richtet.

Die Erhaltungsphase zielt darauf ab, den erreichten Gesundheitszustand langfristig zu stabilisieren. Die schrittweise Wiedereinführung zuvor eliminierter Lebensmittel ermöglicht es Ihnen, Ihre individuellen Triggerfaktoren präzise zu identifizieren und Ihre Ernährung so abwechslungsreich wie möglich zu gestalten, ohne Ihre Gesundheit zu gefährden. Auch in dieser Phase ist die kontinuierliche Begleitung durch einen Experten hilfreich, um Ihre Ernährung zu optimieren und bei Bedarf anzupassen. Neben der Ernährung spielen weitere Faktoren eine wichtige Rolle für Ihr Wohlbefinden: Regelmäßige Bewegung, Stressreduktion und ein gesundes Gewicht können Ihr Immunsystem stärken und den Verlauf Ihrer Erkrankung positiv beeinflussen. Achten Sie auf eine ausreichende Versorgung mit Mikronährstoffen, gegebenenfalls durch Supplementierung in Absprache mit Ihrem Arzt.

Die Dokumentation Ihrer Fortschritte ist essentiell für den Erfolg Ihrer Ernährungstherapie. Protokollieren Sie Ihre Ernährungsgewohnheiten, Ihre Symptome und relevante Laborwerte, um den Therapieverlauf objektiv zu bewerten und Anpassungen vorzunehmen. Die regelmäßige Auswertung der dokumentierten Daten in Zusammenarbeit mit Ihrem Therapeuten ermöglicht es Ihnen, Zusammenhänge zwischen Ernährung und Symptomen zu erkennen und Ihre Ernährungsstrategie kontinuierlich zu optimieren. Ernährungstherapeutische Strategien bei Autoimmunerkrankungen sind ein individueller und dynamischer Prozess. Mit Geduld, Konsequenz und der Unterstützung qualifizierter Fachkräfte können Sie Ihre Ernährung aktiv gestalten und Ihre Lebensqualität nachhaltig verbessern. Seien Sie sich bewusst, dass Sie selbst die wichtigste Rolle in diesem Prozess spielen. Ihre aktive Mitarbeit und Ihr Engagement sind der Schlüssel zu einem langfristigen Erfolg.

5. Nachhaltige Ernährungsoptimierung

Wie können wir unsere Ernährung so gestalten, dass sie nicht nur kurzfristig Symptome lindert, sondern dauerhaft zur Gesundheit beiträgt? Der Weg zu einer nachhaltigen Ernährungsumstellung gleicht einer Expedition, bei der jeder Schritt sorgfältig geplant werden muss. Dabei spielen sowohl die Auswahl der Lebensmittel als auch deren Wirkung auf Körper und Psyche eine zentrale Rolle. Die richtigen Strategien helfen, Rückschläge zu vermeiden und den eingeschlagenen Weg konsequent weiterzugehen. In diesem Kapitel entdecken Sie die Werkzeuge für Ihre persönliche Ernährungsoptimierung - von der Planung bis zur erfolgreichen Umsetzung.

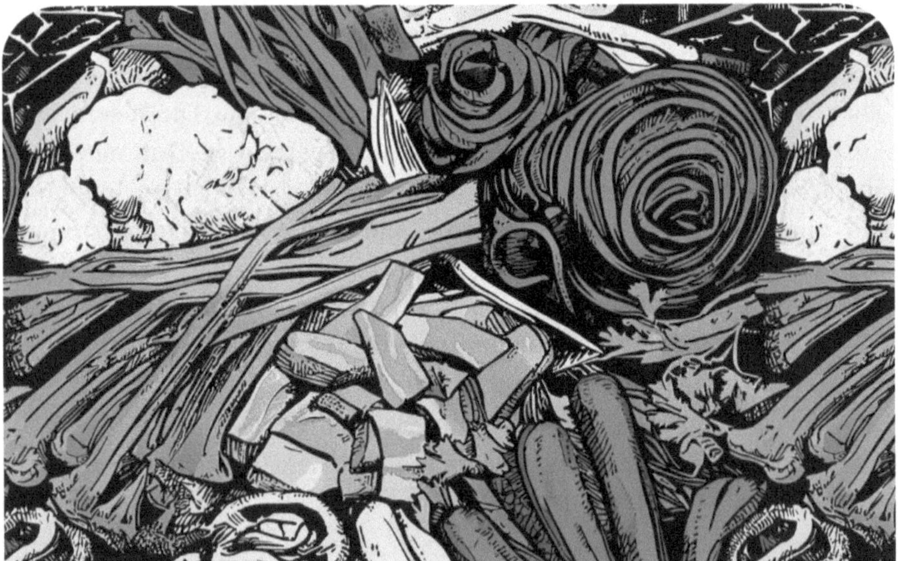

5. 1 Langfristige Ernährungsstrategien

Langfristige Ernährungsstrategien sind essentiell für den nachhaltigen Erfolg bei Autoimmunerkrankungen. Individuelle Bedürfnisse, Vorlieben und der Lebensstil beeinflussen die optimale Nährstoffversorgung maßgeblich. Ein pauschaler Ansatz ist daher selten zielführend. Statt kurzfristiger Diäten geht es um eine grundlegende Veränderung der Essgewohnheiten. Diese Veränderung erfordert ein schrittweises Vorgehen und die Berücksichtigung aller relevanten Faktoren – von Allergien und Unverträglichkeiten bis hin zu kulturellen Einflüssen. Herausforderungen im Alltag, wie veränderte Lebensumstände, beeinflussen die Ernährung und erfordern flexible Anpassungen. Eine erfolgreiche, langfristige Ernährungsstrategie integriert Genuss und Gesundheit gleichermaßen. Lesen Sie weiter, um zu erfahren, wie Sie Ihre Ernährung optimieren und Ihre Gesundheit nachhaltig stärken.

> *Nachhaltige Ernährungsoptimierung bei Autoimmunerkrankungen erfordert individualisierte, langfristige Strategien, die neben der Nährstoffversorgung auch Lebensstil, Umweltfaktoren und das allgemeine Wohlbefinden berücksichtigen.*

Dauerhafte Ernährungsumstellung

Eine dauerhafte Ernährungsumstellung ist ein Prozess, der weit über kurzfristige Diäten hinausgeht und eine langfristige Veränderung der Essgewohnheiten anstrebt. Erfolg basiert auf der Integration individueller Bedürfnisse, Vorlieben und des jeweiligen Lebensstils. Ein pauschaler Ernährungsplan funktioniert selten, da jeder Mensch unterschiedliche Voraussetzungen mitbringt – von Allergien und Unverträglichkeiten bis hin zu persönlichen Geschmäckern und kulturellen Einflüssen [s99]. Statt radikaler Verbote, die oft nur kurzfristig durchhaltbar sind, ist ein schrittweises Vorgehen ratsam. Wer z.B. seinen Zuckerkonsum reduzieren möchte, könnte zunächst zuckerhaltige Getränke durch ungesüßte Alternativen ersetzen und nach und nach den Zucker auch in anderen Bereichen reduzieren. Kontinuierliche Begleitung durch eine Ernährungsberatung kann den Umstellungsprozess unterstützen. Regelmäßige Treffen bieten die Möglichkeit, Fortschritte zu analysieren, Herausforderungen zu besprechen und den Ernährungsplan gegebenenfalls anzupassen [s99]. Lebensstiländerungen, wie ein neuer Job oder veränderte Familienverhältnisse, können die Ernährung beeinflussen und erfordern gegebenenfalls eine Anpassung der Ernährungsstrategie. Die Beratung dient auch als Motivationsquelle und hilft, langfristig am Ball zu bleiben.

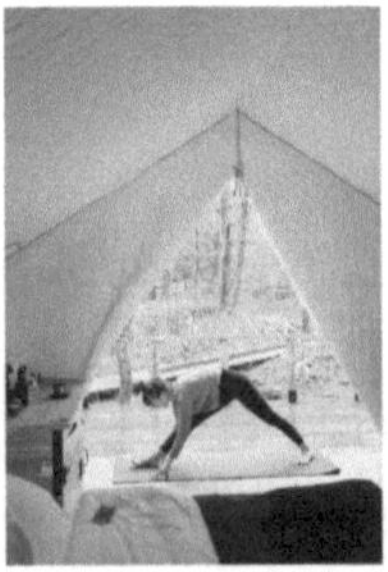

Lebensstil [i75]

Eine erfolgreiche Ernährungsumstellung betrachtet die Gesundheit ganzheitlich. Es geht nicht nur um Gewichtskontrolle oder das Management einer Erkrankung, sondern um das allgemeine Wohlbefinden. Ausreichend Schlaf, regelmäßige Bewegung und Stressmanagement sind ebenso wichtig wie die Ernährung selbst [s99]. Ein ausgewogener Ernährungsplan liefert dem Körper alle notwendigen Nährstoffe, um optimal zu funktionieren, das Immunsystem zu stärken und Krankheiten vorzubeugen. Die Berücksichtigung des Lebensumfeldes ist ebenfalls entscheidend für den Erfolg einer Ernährungsumstellung. Der Zugang zu frischen Lebensmitteln, kulturelle Essgewohnheiten und der allgegenwärtige Einfluss von verarbeiteten Lebensmitteln sind Faktoren, die in die Planung einbezogen werden müssen [s99]. In Gegenden mit eingeschränktem Zugang zu frischen Produkten kann es z.B. sinnvoll sein, auf regionale und saisonale Angebote zurückzugreifen oder Konserven und Tiefkühlgemüse in den Speiseplan zu integrieren. Letztendlich geht es darum, eine Ernährungsweise zu finden, die gesund, genussvoll und langfristig in den Alltag integrierbar ist.

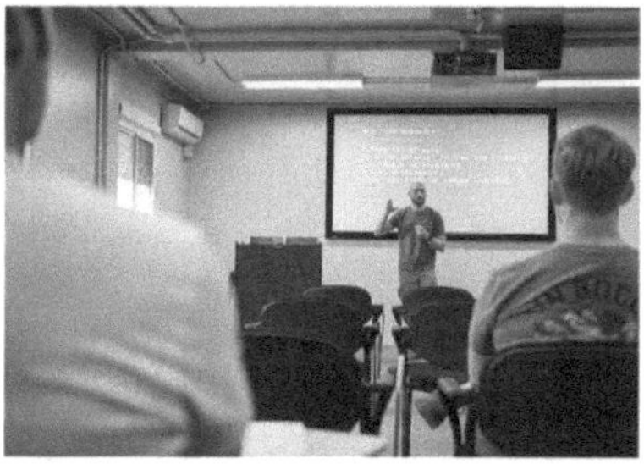

Stressmanagement [i76]

Gut zu wissen

Ernährungsberatung

Eine Ernährungsberatung kann individuell auf die Bedürfnisse von Menschen mit Autoimmunerkrankungen abgestimmt werden und unterstützt bei der langfristigen Ernährungsumstellung, z.B. durch die Erstellung von Ernährungsplänen und die Begleitung bei der Umsetzung im Alltag.

Stressmanagement

Chronischer Stress kann das Immunsystem negativ beeinflussen und Autoimmunreaktionen verstärken. Daher ist Stressmanagement, z.B. durch Entspannungstechniken wie Yoga oder Meditation, ein wichtiger Bestandteil einer langfristigen Ernährungsstrategie bei Autoimmunerkrankungen.

Symptomverlauf über Zeit

Veranschaulicht den typischen Verlauf von Autoimmunsymptomen während Ernährungsumstellungen.

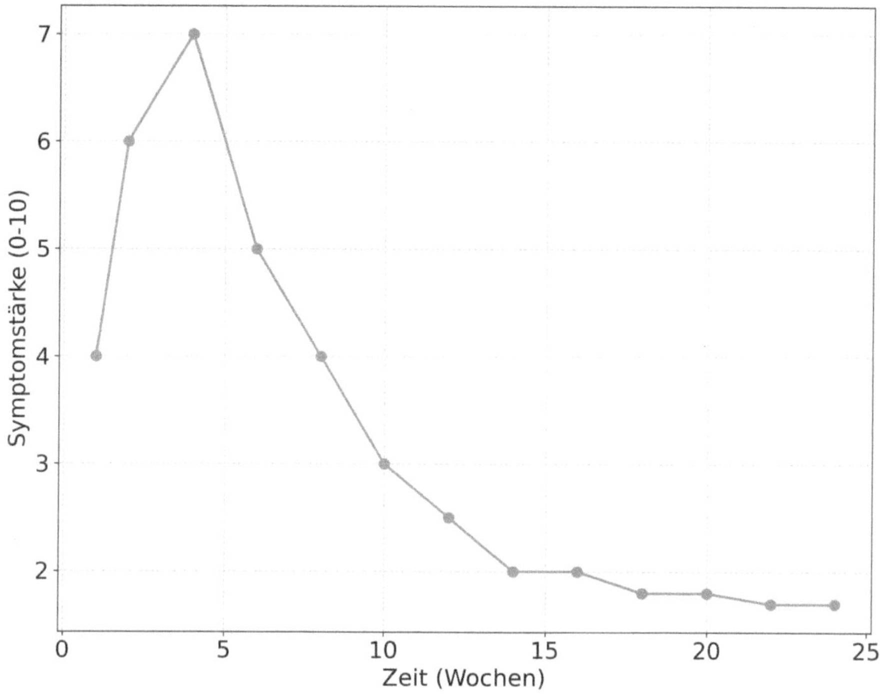

Das Diagramm zeigt einen anfänglichen Anstieg der Symptome, gefolgt von einer allmählichen Abnahme der Stärke, während sich der Körper an die neue Ernährung anpasst. Obwohl die individuellen Erfahrungen variieren, deutet der allgemeine Trend auf eine langfristige Verbesserung bei konsequenter Einhaltung des Ernährungsplans hin. Das Plateau deutet auf einen Grad der Symptombehandlung hin, der durch diätetische Intervention erreicht werden kann. Beachten Sie, dass eine vollständige Remission nicht immer möglich ist, aber oft eine signifikante Verbesserung beobachtet wird.

Ausgewogene Nährstoffversorgung

Eine optimale Nährstoffzufuhr ist für das allgemeine Wohlbefinden unerlässlich, insbesondere bei Autoimmunerkrankungen. Sie geht über die reine Kalorienzufuhr hinaus und konzentriert sich auf die bedarfsgerechte Versorgung mit Makro- und Mikronährstoffen. Makronährstoffe – Kohlenhydrate, Proteine und Fette – liefern Energie und bilden die Bausteine des Körpers. Mikronährstoffe, zu denen Vitamine und Mineralstoffe zählen, sind zwar nur in geringen Mengen erforderlich, steuern aber zahlreiche Stoffwechselprozesse und beeinflussen das Immunsystem. Eine unausgewogene Nährstoffversorgung kann diverse gesundheitliche Probleme verursachen, von Müdigkeit und Konzentrationsschwäche bis hin zu einem erhöhten Infektionsrisiko und der Verschlimmerung von Autoimmunreaktionen [s100]. Bei Autoimmunbullösen Erkrankungen (AIBDs) kann beispielsweise eine gezielte Anpassung der Ernährung – etwa durch eine glutenfreie, proteinreiche oder kalziumreiche Kost – die Symptome lindern und die Notwendigkeit von Medikamenten reduzieren [s100]. Eine weiche Kost kann bei Schluckbeschwerden die Nährstoffaufnahme sicherstellen [s100]. Entscheidend ist, individuelle Unverträglichkeiten und potenzielle Auslöser von Krankheitssymptomen zu identifizieren und die Ernährung entsprechend anzupassen [s100]. So könnte jemand mit einer glutenunverträglichkeit glutenhaltige Getreideprodukte durch glutenfreie Alternativen wie Reis, Quinoa oder Hirse ersetzen und gleichzeitig auf eine ausreichende Protein- und Ballaststoffzufuhr achten, um Mangelerscheinungen vorzubeugen. Eine langfristige

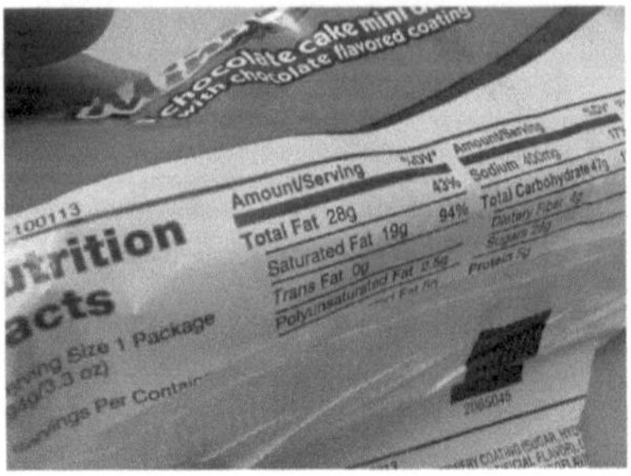

Fette [i77]

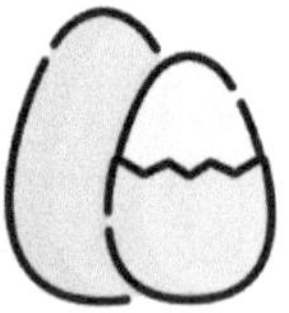

Ernährungsstrategie sollte stets die individuellen Bedürfnisse, den Lebensstil und die jeweilige Erkrankung berücksichtigen.

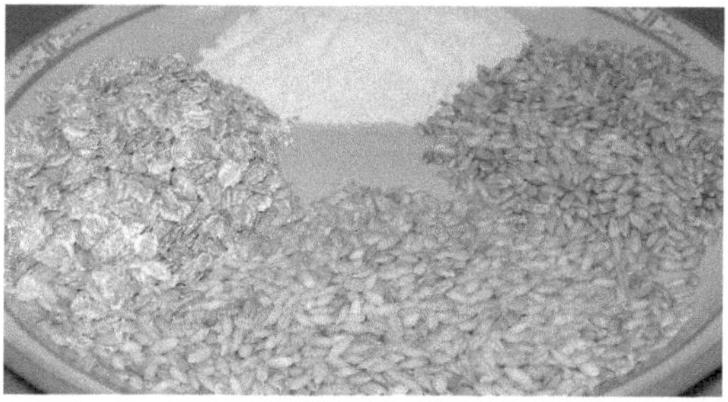

Gluten [i78]

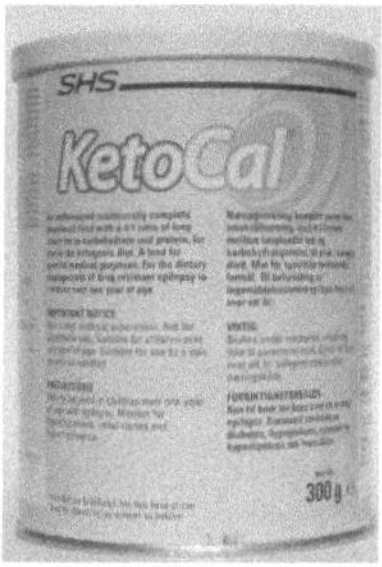

Kohlenhydrate [i79]

Makronährstoffverteilung für Autoimmunerkrankungen

Beispielhafte Makronährstoffverhältnisse zur Unterstützung der Autoimmunerkrankung.

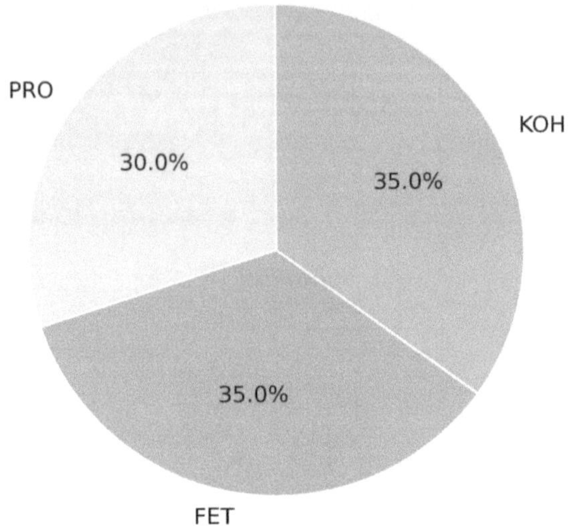

- FET: Gesunde Fette (z. B. Avocado, Olivenöl, Nüsse)
- KOH: Komplexe Kohlenhydrate (z. B. Gemüse, Obst, Vollkornprodukte)
- PRO: Protein (z. B. mageres Fleisch, Fisch, Hülsenfrüchte)

Dieses Diagramm stellt eine beispielhafte Makronährstoffverteilung dar, die für Personen mit Autoimmunerkrankungen vorteilhaft sein kann. Die Betonung von vollwertigen, unverarbeiteten Lebensmitteln innerhalb dieser Verhältnisse ist entscheidend. Die Priorisierung von Proteinen unterstützt die Gewebereparatur und die Immunfunktion. Eine moderate Aufnahme von gesunden Fetten bietet entzündungshemmende Vorteile und unterstützt die Hormonproduktion. Der Anteil an komplexen Kohlenhydraten konzentriert sich auf ballaststoffreiche Optionen zur Förderung der Darmgesundheit, die bei Autoimmunerkrankungen häufig beeinträchtigt ist. Die individuellen Bedürfnisse variieren und die Konsultation eines registrierten Ernährungsberaters oder Arztes mit Spezialisierung auf Autoimmunerkrankungen wird für eine individuelle Beratung empfohlen.

Vermeidung von Mangelzuständen

Eine ausreichende Versorgung mit mikronaehrstoffen ist für die Gesundheit und das Wohlbefinden unerlässlich, insbesondere im Kontext einer Autoimmunerkrankung. Um Mangelzustände zu vermeiden, ist eine individuelle Betrachtung des Nährstoffbedarfs notwendig. So variiert die empfohlene Tagesdosis für Selen je nach Alter und Geschlecht [s101]. Selen ist für diverse Körperfunktionen relevant, vom Schilddrüsenhormonstoffwechsel bis zum Schutz vor oxidativem Stress [s101]. Proteinreiche Lebensmittel gelten als gute Selenquellen [s101]. Neben Selen sind auch andere Mikronährstoffe wie Jod, Eisen, Zink und die Vitamine A, B, C und D für eine optimale Schilddrüsenfunktion wichtig [s102]. Eine unzureichende Zufuhr dieser Nährstoffe kann nicht nur die Schilddrüse beeinträchtigen, sondern auch das Immunsystem schwächen und die Anfälligkeit für Infektionen erhöhen [s103]. Vitamin A und C tragen zur Erhaltung der Epithelbarriere bei, die als erste Verteidigungslinie gegen Krankheitserreger fungiert [s103]. Vitamin D unterstützt ebenfalls die Immunabwehr und ein Mangel kann das Risiko für Atemwegsinfektionen steigern [s103]. Selen stärkt die Immunantwort und ein Defizit kann die Anfälligkeit für bestimmte Virusinfektionen erhöhen [s103]. Bei einer bestehenden Autoimmunerkrankung kann eine gezielte Nährstoffoptimierung, abgestimmt auf die individuellen Bedürfnisse und die jeweilige Erkrankung, dazu beitragen, die Gesundheit zu fördern und Mangelerscheinungen vorzubeugen. Ähnlich wie bei der Anpassung der Ernährung an eine Glutenunverträglichkeit, bei der glutenhaltige Produkte durch Alternativen ersetzt werden, kann auch bei anderen Nährstoffdefiziten eine gezielte Auswahl an Lebensmitteln oder gegebenenfalls die Supplementierung unter ärztlicher Aufsicht erforderlich sein, um eine optimale Versorgung sicherzustellen. Die Überwachung des Selenstatus kann durch die Analyse von Blutwerten

sowie Haar- und Nagelproben erfolgen [s101]. Dies ermöglicht eine präzise Beurteilung der Selenversorgung und hilft, Mangelzustände frühzeitig zu erkennen und zu beheben [s101].

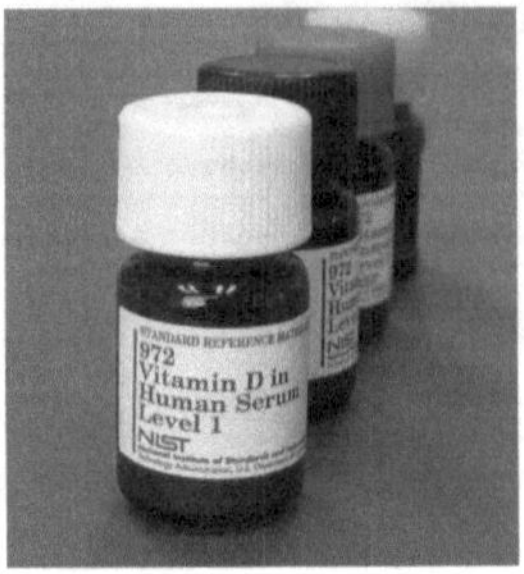

Vitamin D [i80]

Gut zu wissen

Supplementierung

Supplementierung bezieht sich auf die Einnahme von Nährstoffen in Form von Nahrungsergänzungsmitteln, um einen Mangel auszugleichen oder die Zufuhr bestimmter Nährstoffe zu erhöhen. Im Kontext von Autoimmunerkrankungen kann eine Supplementierung unter ärztlicher Aufsicht dazu beitragen, Nährstoffdefizite zu beheben und die Immunfunktion zu unterstützen.

Häufige Nährstoffdefizite bei Autoimmunpatienten

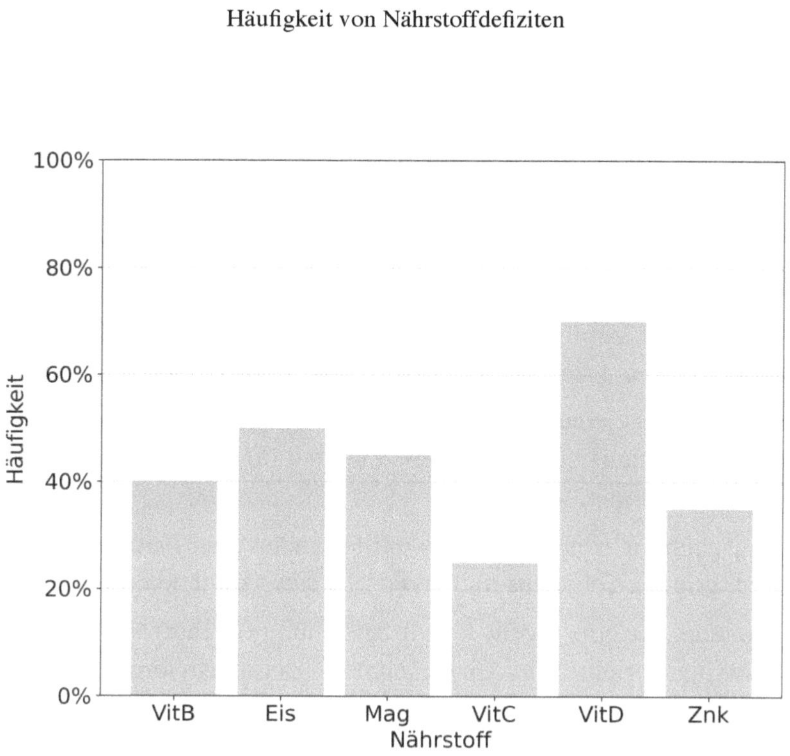

Eis: Eisen

VitB: Vitamin B12

VitD: Vitamin D

Mag: Magnesium

VitC: Vitamin C

Znk: Zink

Diese Grafik zeigt die Häufigkeit verschiedener wichtiger Nährstoffdefizite, die häufig bei Personen mit Autoimmunerkrankungen beobachtet werden. Vitamin-D-Mangel ist am häufigsten, gefolgt von Mangel an Eisen, Magnesium und Vitamin B12. Diese Mängel können zu Müdigkeit, geschwächter Immunität und anderen Symptomen beitragen. Die Behandlung dieser Mängel durch geeignete Nahrungsergänzung und Ernährungsumstellungen kann das Wohlbefinden der Patienten deutlich verbessern und die allgemeine Gesundheit unterstützen.

Konkrete Ratschläge

- Verbinden Sie Ihre Mahlzeitenzubereitung mit einem festen Ritual, beispielsweise dem Hören Ihrer Lieblingsmusik, um eine positive Assoziation zu schaffen.
- Gestalten Sie Ihren wöchentlichen Speiseplan nach dem Regenbogenprinzip und wählen Sie Lebensmittel in verschiedenen Farben, um die Vielfalt der Nährstoffe sicherzustellen.
- Erfinden Sie für jedes Lebensmittel, das Sie neu in Ihren Speiseplan integrieren, ein eigenes Rezept, um die Motivation zu steigern.
- Hängen Sie inspirierende Bilder von gesunden Gerichten in Ihrer Küche auf, um sich täglich an Ihre Ernährungsziele zu erinnern.
- Besuchen Sie einen Kochkurs, der auf nachhaltige und regionale Küche spezialisiert ist, um neue Zubereitungsarten und Lebensmittel kennenzulernen.
- Tauschen Sie sich regelmäßig mit Freunden oder Familie über Ihre Ernährungserfolge aus und lassen Sie sich von ihnen motivieren.
- Kreieren Sie eine eigene Gewürzmischung für Ihre Lieblingsgerichte, um den Geschmack zu intensivieren und gleichzeitig von den gesundheitsfördernden Eigenschaften der Gewürze zu profitieren.
- Entwickeln Sie ein persönliches Mantra zum Thema gesunde Ernährung, das Sie in herausfordernden Situationen unterstützt.
- Legen Sie einen festen Tag in der Woche fest, an dem Sie sich bewusst Zeit für die Planung und Vorbereitung Ihrer Mahlzeiten nehmen.
- Belohnen Sie sich für erreichte Zwischenziele mit einem Erlebnis, das Ihnen guttut, wie einem Besuch in der Sauna oder einem Konzertbesuch.

5. 2 Stressmanagement durch Ernährung

Chronischer Stress belastet den Körper und beeinflusst die Darmgesundheit negativ, was wiederum Autoimmunerkrankungen verschlimmern kann. Eine gezielte Ernährungsstrategie kann hier entscheidend zur Stressreduktion und Verbesserung des Wohlbefindens beitragen. Dabei spielen sowohl die Darmflora als auch der Blutzuckerspiegel und die Funktion der Nebennieren eine wichtige Rolle. Entzündungshemmende, ballaststoffreiche und antioxidantienreiche Lebensmittel bilden die Basis für ein nachhaltiges Stressmanagement durch Ernährung. Die richtige Auswahl und Kombination von Nährstoffen kann Stresssymptome lindern und die Widerstandsfähigkeit des Körpers stärken. Entdecken Sie im Folgenden, wie Sie durch eine optimierte Ernährung Stress effektiv managen und Ihre Gesundheit positiv beeinflussen können.

Stressmanagement durch Ernährung bedeutet, die Darmgesundheit, den Blutzuckerspiegel und die Nebennierenfunktion durch eine entzündungshemmende, ballaststoffreiche und nährstoffreiche Ernährung zu unterstützen und gleichzeitig Stressfaktoren wie raffinierten Zucker, Koffein und Alkohol zu reduzieren.

Beruhigende Lebensmittel

Beruhigende Lebensmittel können im Rahmen einer Autoimmun-Ernährung Stresssymptome lindern und das allgemeine Wohlbefinden steigern. Chronischer Stress beeinflusst die Darmflora negativ, was wiederum ungesunde Essgewohnheiten verstärken kann [s104]. Eine ballaststoffreiche, pflanzenbasierte Ernährung wirkt dem entgegen, indem sie eine vielfältige und gesunde Darmflora fördert. Diese Ernährungsweise wirkt entzündungshemmend und kann so das Risiko für Depressionen senken [s104]. Ähnliche positive Effekte werden der mediterranen Ernährung zugeschrieben, die reich an Ballaststoffen und ungesättigten Fettsäuren ist [s104]. Eine unausgewogene Darmflora (Dysbiose) kann zu einem gestörten Essverhalten führen und die Gesundheit zusätzlich belasten [s104]. probiotika, etwa in Form von Nahrungsergänzungsmitteln, können Stressreaktionen und depressive Symptome reduzieren, indem sie die Darmflora positiv beeinflussen [s104]. Neben der Darmgesundheit spielen auch antioxidantien eine wichtige Rolle. Sie kontrollieren oxidativen Stress und wirken entzündungshemmend [s105]. omegafettsaeuren, die in fettem Fisch vorkommen, unterstützen ebenfalls die Darmgesundheit und wirken entzündungshemmend [s105] [s106]. Gewürze wie Ingwer und Kurkuma besitzen sowohl antioxidative als auch entzündungshemmende Eigenschaften und können so Entzündungen regulieren [s105]. Die ausreichende Zufuhr von Vitaminen (A, C, D und E) und Mineralstoffen (Magnesium und Zink) verstärkt diese Effekte und fördert die allgemeine Gesundheit [s105]. Eine Ernährung, die entzündungshemmend wirkt und präbiotische sowie probiotische Lebensmittel beinhaltet, reduziert Entzündungsreaktionen im Körper und verbessert die Lebensqualität [s105]. Fermentierte Lebensmittel, wie sie in der Autoimmun-Diät empfohlen werden, liefern wertvolle Probiotika [s107]. Zusätzlich zu den Nahrungsmitteln selbst sind Stressmanagement, ausreichender Schlaf und regelmäßige Bewegung wichtige Faktoren, die in Kombination mit der Ernährung die Symptome entzündlicher

Erkrankungen verbessern [s107]. Ein gezieltes Weglassen entzündungsfördernder Lebensmittel in einer Eliminationsphase kann Symptome und endoskopisch sichtbare Entzündungen bei entzündlichen Erkrankungen reduzieren [s107]. Entzündungshemmende Lebensmittel, etwa fetter Fisch und Olivenöl, tragen zur Stressreduktion bei [s106]. Eine ausgewogene Ernährung mit viel Obst, Gemüse, Vollkornprodukten und gesunden Fetten wirkt beruhigend auf den Körper [s106]. Der Konsum von Zucker und gesättigten Fettsäuren sollte hingegen eingeschränkt werden, da diese Entzündungen fördern und Stress verstärken können [s106]. Eine Ernährung reich an Obst, Gemüse, Nüssen, Kräutern, Gewürzen und Hülsenfrüchten liefert Omega-3-Fettsäuren, polyphenole, Vitamine und Mineralstoffe, die eine positive Gehirnumgebung schaffen [s108]. Im Gegensatz dazu führt eine entzündungsfördernde Ernährung mit vielen verarbeiteten Lebensmitteln, gesättigten Fetten und raffinierten Kohlenhydraten zu erhöhten Entzündungsmarkern und steigert das Risiko für neurologische Erkrankungen [s108].

Einfluss beruhigender Lebensmittel

Wirksamkeit beruhigender Lebensmittel auf Stresslevel.

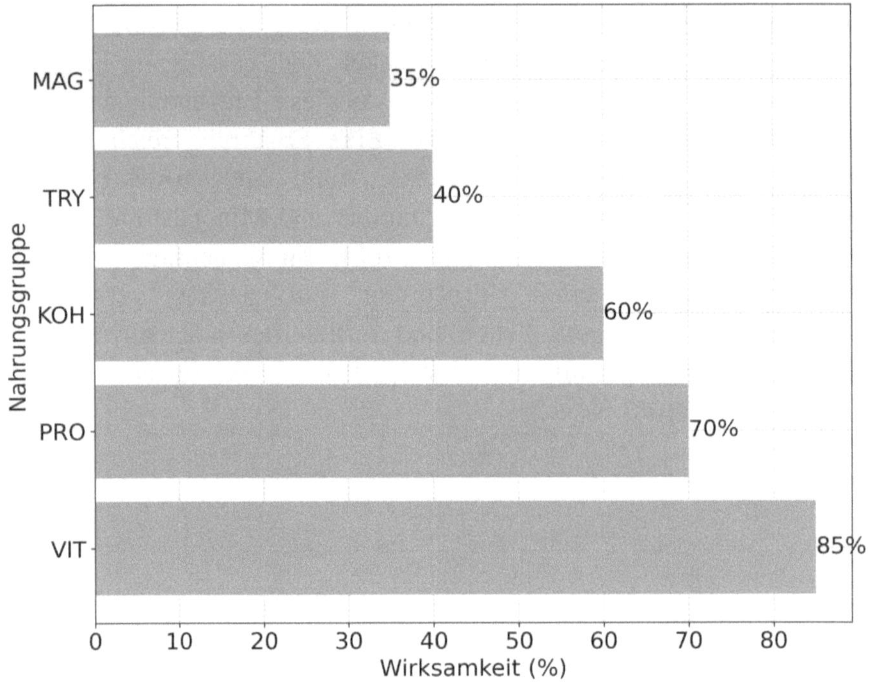

KOH: Komplexe Kohlenhydrate

PRO: Probiotika

VIT: Vitamin C

MAG: Magnesiumreich

TRY: Tryptophan

Magnesiumreiche Lebensmittel zeigen das höchste Potenzial zur Stressreduktion, gefolgt von Lebensmitteln, die Tryptophan und komplexe Kohlenhydrate enthalten. Probiotika und Vitamin-C-reiche Lebensmittel tragen ebenfalls dazu bei, jedoch in geringerem Maße. Dies deutet darauf hin, dass Magnesium- und Tryptophanquellen in einer Ernährung zur Stressbewältigung priorisiert werden sollten.

Stabilisierung des blutzuckerspiegels

Ein stabiler Blutzuckerspiegel ist für das allgemeine Wohlbefinden und die Stressbewältigung unerlässlich. Schwankungen, insbesondere starke Anstiege nach zucker- und kohlenhydratreichen Mahlzeiten, führen zu einem raschen Abfall des Blutzuckers, was wiederum Heißhunger, Müdigkeit und Konzentrationsschwierigkeiten auslösen kann. [s109] Diese Symptome verstärken Stress und können zu ungünstigen Ernährungsentscheidungen führen. Langfristig erhöht ein unkontrollierter Blutzuckerspiegel das Risiko für Typ-2-Diabetes. [s109] Um dem entgegenzuwirken, empfiehlt sich eine Ernährungsumstellung mit Fokus auf ballaststoffreiche Lebensmittel, komplexe Kohlenhydrate und gesunde Fette. Vollkornprodukte, Hülsenfrüchte, Gemüse und Obst liefern dem Körper Energie über einen längeren Zeitraum und verhindern so starke Blutzuckerschwankungen. Ein Frühstück mit Haferflocken, Nüssen und Beeren liefert beispielsweise nachhaltige Energie und beugt Heißhungerattacken am Vormittag vor. Gleichzeitig unterstützt eine solche Ernährung die Darmgesundheit, die eng mit dem Stresslevel und dem Immunsystem verknüpft ist. Durch die Auswahl der richtigen Lebensmittel und eine bewusste Kombination von Nährstoffen lässt sich der Blutzuckerspiegel effektiv regulieren und so zu mehr Ausgeglichenheit und Wohlbefinden beitragen. [s109] Zusätzlich zur Ernährungsumstellung ist regelmäßige Bewegung wichtig, da sie die Insulinempfindlichkeit der Zellen verbessert und so die Blutzuckerkontrolle optimiert.

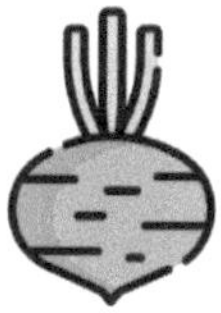

Blutzuckerreaktion auf Stress und Ernährung

Auswirkungen von Stress und Ernährungseingriffen auf den Blutzuckerspiegel.

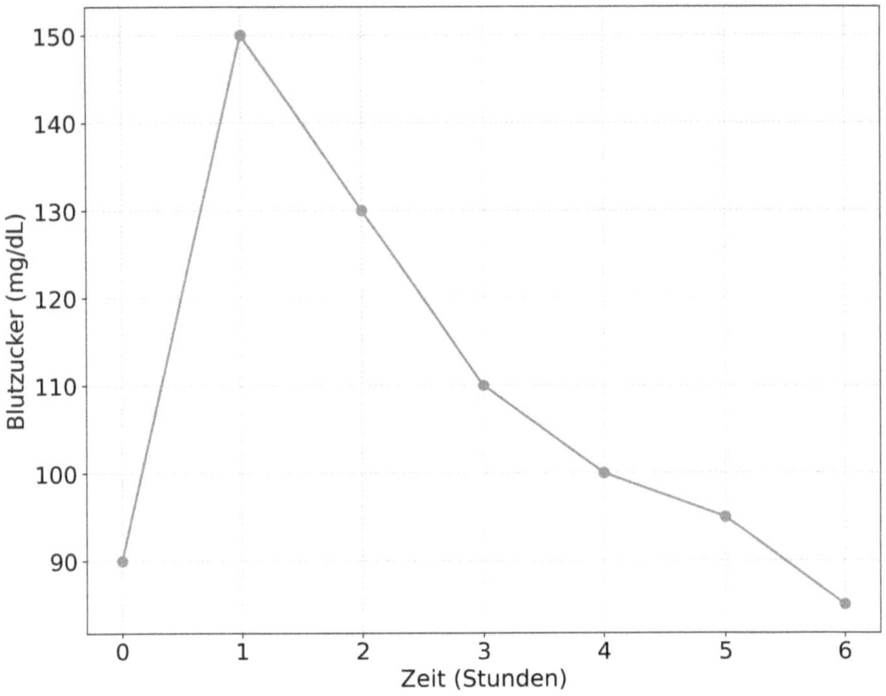

Diese Grafik zeigt, wie unkontrollierter Stress zu erhöhten Blutzuckerwerten führen kann, dargestellt durch den anfänglichen Peak. Ernährungseingriffe, die sich auf ausgewogene Mahlzeiten und stressreduzierende Lebensmittel konzentrieren, können dazu beitragen, den Blutzucker zu stabilisieren und drastische Schwankungen zu verhindern. Der allmähliche Rückgang nach dem Peak deutet auf eine verbesserte Blutzuckerkontrolle durch konsequent gesunde Essgewohnheiten und Stressbewältigungstechniken hin.

Unterstützung der Nebennieren

Die Nebennieren spielen eine entscheidende Rolle im Umgang mit Stress, indem sie Hormone wie Cortisol und Adrenalin freisetzen. Eine dauerhafte Stressbelastung kann die Nebennierenfunktion beeinträchtigen und zu Erschöpfung, Schlafstörungen und Stimmungsschwankungen führen. [s110] Eine gezielte Ernährung kann dazu beitragen, die Nebennierenfunktion zu unterstützen und die Widerstandsfähigkeit gegen Stress zu erhöhen. antioxidantien, z.B. Vitamin C, E und polyphenole, schützen die Nebennierenzellen vor oxidativem Stress, der durch die Hormonproduktion entstehen kann. [s110] Zink ist nicht nur an der Synthese von Nebennierenhormonen beteiligt, sondern wirkt ebenfalls als Antioxidans. Ein vollwertiges Müsli mit Beeren und Nüssen liefert beispielsweise Zink, Vitamin C und E und kann so die Nebennierenfunktion unterstützen.

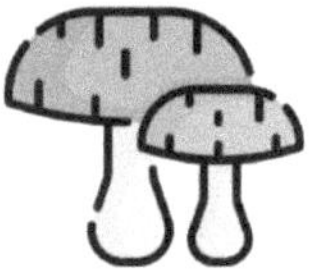

Neben der Zufuhr von Mikronährstoffen ist es ratsam, den Konsum von raffiniertem Zucker, Koffein und Alkohol zu reduzieren, da diese Substanzen die Nebennieren zusätzlich belasten können. Eine ausgewogene Ernährung mit viel frischem Obst, Gemüse, Vollkornprodukten und mageren Proteinen bietet die Grundlage für gesunde Nebennieren und eine verbesserte Stressresistenz.

Nebennieren-Unterstützung durch Ernährung

Auswirkung verschiedener Lebensmittel auf die Nebennierenfunktion, kategorisiert nach Wirkdauer und -intensität.

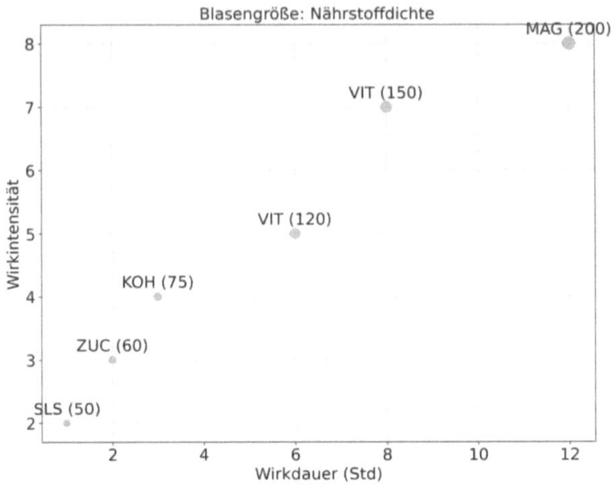

Blasengröße: Nährstoffdichte

KOH: Komplexe Kohlenhydrate (Mittel)

MAG: Magnesiumreiche Lebensmittel (Langfristig)

SLS: Salzige Snacks (Schnell)

VIT: Vitamin-C-Lebensmittel (Langfristig)

ZUC: Zuckerhaltige Lebensmittel (Kurzfristig)

Vitamin-C- und magnesiumreiche Lebensmittel zeigen einen starken positiven Einfluss auf die Nebennierenfunktion, insbesondere langfristig. Schnell wirkende Mittel wie salzige Snacks bieten zwar sofortige, aber kurzfristige Linderung, haben aber insgesamt eine geringere Wirkung. Die Priorisierung nährstoffreicher Lebensmittel gegenüber schnellen Lösungen ist entscheidend für eine nachhaltige Gesundheit der Nebennieren. Ein Ausgleich zwischen schnell wirkenden Stresslösern und langfristigen Unterstützungsstrategien ist optimal für das allgemeine Wohlbefinden.

Konkrete Ratschläge

- Bauen Sie in Ihren Tagesablauf regelmäßig kleine Pausen ein, in denen Sie bewusst ein paar Nüsse oder Mandeln genießen und sich auf deren Geschmack konzentrieren.
- Trinken Sie vor stressigen Situationen eine Tasse ungesüßten Kräutertee, beispielsweise mit Melisse oder Kamille, um Ihr Nervensystem zu beruhigen.
- Reichern Sie Ihr morgendliches Müsli mit einer Prise Zimt und etwas Kakaopulver an, um die stimmungsaufhellende Wirkung dieser Gewürze zu nutzen.
- Integrieren Sie Haferflocken in Ihre Ernährung, beispielsweise als Grundlage für ein warmes Frühstück oder als Zutat in herzhaften Gerichten.
- Bereiten Sie sich einen beruhigenden Abendtrunk mit warmer Milch und Honig zu, um besser einzuschlafen und Stress abzubauen.
- Experimentieren Sie mit verschiedenen Sorten von Vollkornbrot und finden Sie Ihre persönlichen Favoriten für ein nachhaltiges Sättigungsgefühl.
- Verwenden Sie beim Kochen frische Kräuter wie Basilikum, Petersilie oder Schnittlauch, um Ihren Gerichten nicht nur mehr Geschmack, sondern auch zusätzliche Vitamine und Mineralstoffe zu verleihen.
- Kreieren Sie Ihre eigene Teemischung aus beruhigenden Kräutern wie Lavendel, Baldrian und Hopfen und genießen Sie diese am Abend.
- Snacken Sie zwischendurch Gemüsesticks mit selbstgemachtem Kräuterquark, um Heißhungerattacken vorzubeugen und gleichzeitig wertvolle Nährstoffe aufzunehmen.

5. 3 Erfolgskontrolle

Erfolgskontrolle bei autoimmuner Ernährungsoptimierung erfordert eine kontinuierliche Beobachtung und Dokumentation von Symptomen, Laborwerten und Lebensqualität. Die individuelle Reaktionszeit des Körpers auf Ernährungsumstellungen variiert stark und beeinflusst sowohl die Geschwindigkeit als auch das Ausmaß der Symptomverbesserung. Objektive Daten durch Laborparameter ergänzen die subjektive Wahrnehmung und ermöglichen eine fundierte Bewertung des Therapieverlaufs. Dieser Abschnitt liefert Ihnen das notwendige Wissen und die praktischen Werkzeuge, um Ihre Ernährungsstrategie effektiv zu steuern und Ihre Gesundheit nachhaltig zu verbessern.

Erfolgreiche nachhaltige Ernährungsoptimierung bei Autoimmunerkrankungen erfordert eine ganzheitliche Betrachtung, die sowohl die subjektive Symptomwahrnehmung als auch objektive Daten aus Laborwerten und medizinischen Untersuchungen berücksichtigt und in einen kontinuierlichen Prozess der Anpassung der Ernährungsstrategie integriert.

Beobachtung der Symptomverbesserung

Die Beobachtung der Symptomverbesserung bei einer Ernährungsumstellung im Kontext von Autoimmunerkrankungen ist ein kontinuierlicher Prozess, der die sorgfältige Dokumentation und Bewertung von Veränderungen erfordert [s111]. Es geht nicht nur darum, ob Beschwerden abklingen, sondern auch darum, wie schnell und in welchem Ausmaß dies geschieht. Während sich manche Symptome, unter anderem psychiatrische wie emotionale Labilität, möglicherweise rasch bessern [s112], können andere, wie neurologische Beschwerden, eine langsamere und von der vorherigen Symptomdauer abhängige Erholungszeit aufweisen [s112]. Dokumentieren Sie Ihre Symptome in einem Tagebuch, notieren Sie unter anderem die Intensität und Häufigkeit. So schaffen Sie eine Grundlage, um die Wirksamkeit Ihrer Ernährungsumstellung zu beurteilen. Diese Dokumentation ermöglicht es Ihnen und gegebenenfalls Ihrem Arzt oder Therapeuten, den Therapieverlauf zu analysieren und die Ernährungsstrategie anzupassen [s111]. Auch die Medikamenteneinnahme sollte dokumentiert und – in Absprache mit dem behandelnden Arzt – gegebenenfalls angepasst werden [s113]. Neben der Symptomlinderung können auch Laborwerte, wie die

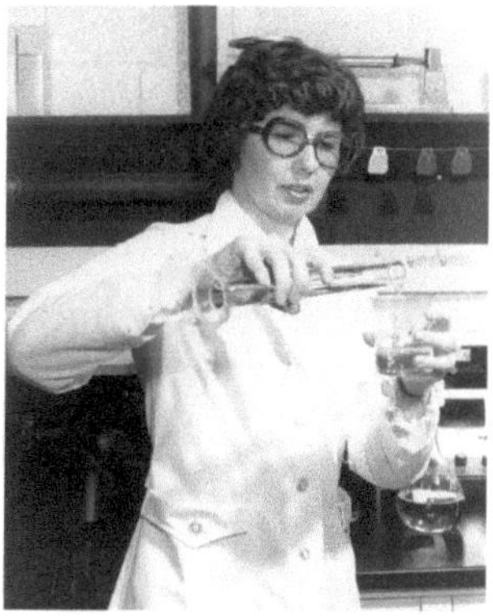

Laborparameter [i81]

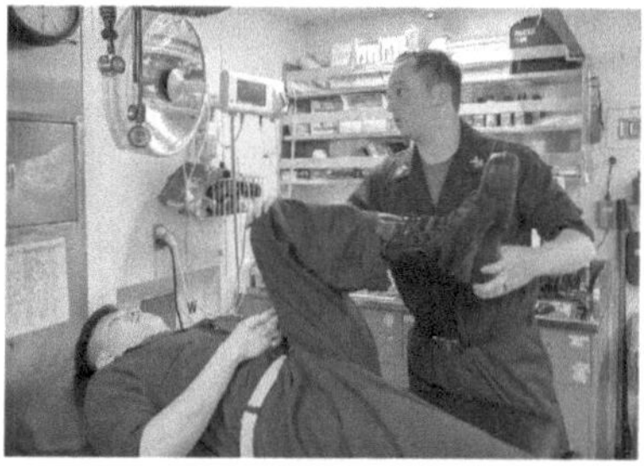

Medizinische Untersuchungen [i82]

Normalisierung der roten Blutkörperchen nach einigen Wochen bei einer Vitamintherapie [s112], wertvolle Hinweise auf

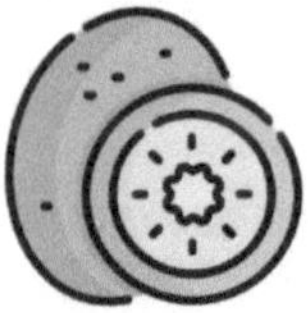

den Behandlungserfolg liefern. Beachten Sie, dass eine Ernährungsumstellung, die auf die Reduzierung von Autoimmunreaktionen abzielt, langfristig ausgerichtet ist und die kontinuierliche Beobachtung der Symptomverbesserung essenziell für den Erfolg ist. Neben der subjektiven Wahrnehmung der Symptome ist die objektive Erfassung durch Laborparameter und medizinische Untersuchungen ebenfalls relevant. [s113] Die Verbesserung der Lebensqualität durch die Ernährungsumstellung ist ein wichtiges Ziel [s113], die Beobachtung der Symptomverbesserung hilft, diesen Fortschritt zu messen.

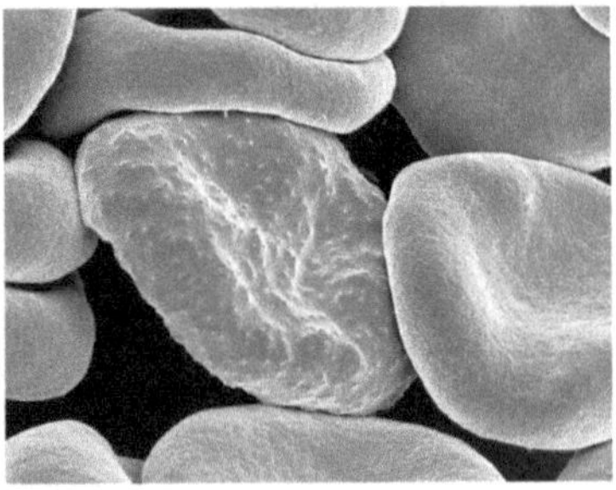

Rote Blutkörperchen [i83]

Gut zu wissen

Autoimmunreaktionen

Autoimmunreaktionen sind fehlgeleitete Reaktionen des Immunsystems, die körpereigenes Gewebe angreifen. Die Ernährungsumstellung zielt darauf ab, diese Reaktionen zu reduzieren. Die Erfolgskontrolle beinhaltet die Beobachtung von Entzündungsmarkern und anderen relevanten Laborparametern.

Medizinische Untersuchungen

Medizinische Untersuchungen, beispielsweise körperliche Untersuchungen oder bildgebende Verfahren, können im Rahmen der Erfolgskontrolle eingesetzt werden, um den Zustand des Patienten zu beurteilen und den Fortschritt der Therapie zu dokumentieren.

Psychiatrische Symptome

Zu den psychiatrischen Symptomen, die durch eine Autoimmunerkrankung und die Ernährungsumstellung beeinflusst werden können, gehören beispielsweise Angstzustände, Depressionen oder Konzentrationsschwierigkeiten. Deren Verlauf sollte im Rahmen der Erfolgskontrolle beobachtet werden.

Vitamintherapie

Eine Vitamintherapie kann bei Nährstoffdefiziten, die durch eine Autoimmunerkrankung oder deren Behandlung entstanden sind, erforderlich sein. Die Erfolgskontrolle umfasst die Überprüfung der Vitaminspiegel im Blut und die Beobachtung der damit verbundenen Symptomverbesserung.

Symptomverbesserung im Zeitverlauf

Veranschaulicht die typische Symptomlinderung durch Ernährungsumstellung.

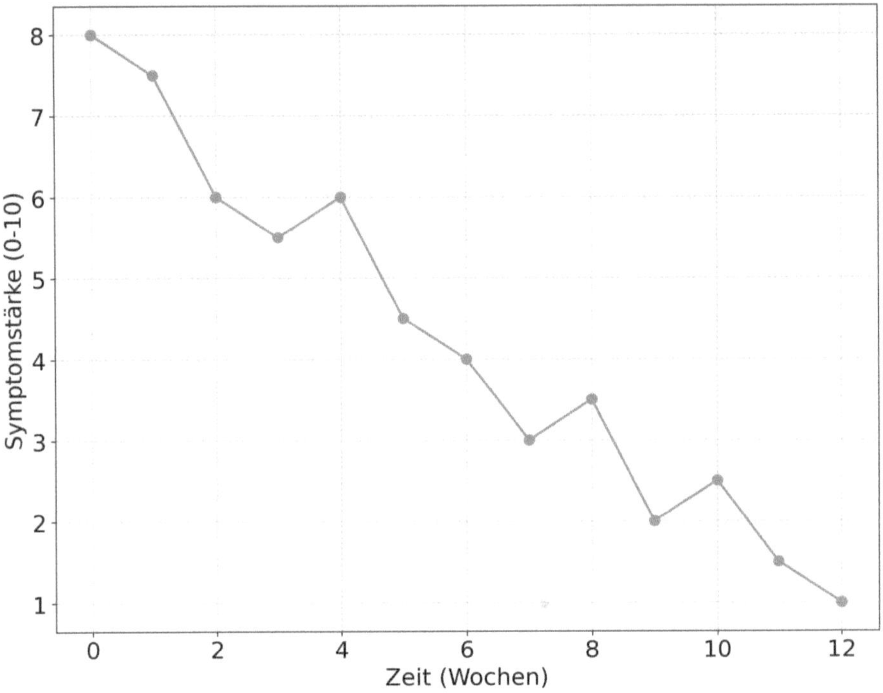

Das Diagramm zeigt einen allgemein abnehmenden Trend der Symptomstärke im Laufe der Zeit, was auf ein positives Ansprechen auf die durchgeführten Ernährungsumstellungen hinweist. Trotz geringfügiger Schwankungen deutet der Gesamtverlauf auf eine nachhaltige Verbesserung hin und unterstreicht den potenziellen Nutzen von Ernährungsumstellungen bei der Behandlung von Autoimmunerkrankungen. Es wird erwartet, dass die weitere Einhaltung der vorgeschriebenen Ernährung die Symptome weiter reduziert und das allgemeine Wohlbefinden verbessert.

Laborwertoptimierung

Laborwerte liefern objektive Daten, die den Erfolg einer Ernährungstherapie bei Autoimmunerkrankungen messbar machen. Die Auswahl der relevanten Parameter hängt von der individuellen Erkrankung und den Symptomen ab. Entzündungsmarker wie CRP (C-reaktives Protein) oder die Blutsenkungsgeschwindigkeit können Aufschluss über den Grad der Entzündung im Körper geben. So lässt sich durch regelmäßige Kontrollen der CRP-Werte die Wirksamkeit entzündungshemmender Ernährungsstrategien überprüfen. Auch spezifische Antikörper, die gegen körpereigenes Gewebe gerichtet sind, können im Verlauf der Therapie kontrolliert werden, um den Krankheitsverlauf zu beobachten. Bei Nährstoffmängeln, die oftmals mit Autoimmunerkrankungen einhergehen, sind Messungen von Vitaminen und Mineralstoffen wie Vitamin D, B12, Eisen oder Zink sinnvoll. Die Interpretation der Laborwerte sollte stets im Kontext der individuellen Situation und in Absprache mit einem Arzt oder Therapeuten erfolgen. Die genaue Bestimmung des Hämoglobinwertes beispielsweise erfolgt idealerweise durch die Analyse von venösem Blut mittels automatisierter Hämatologie-Analysatoren unter Berücksichtigung strenger Qualitätskontrollen in allen Phasen der Analyse [s114]. Die korrekte Interpretation und die sich daraus ergebenden Anpassungen der

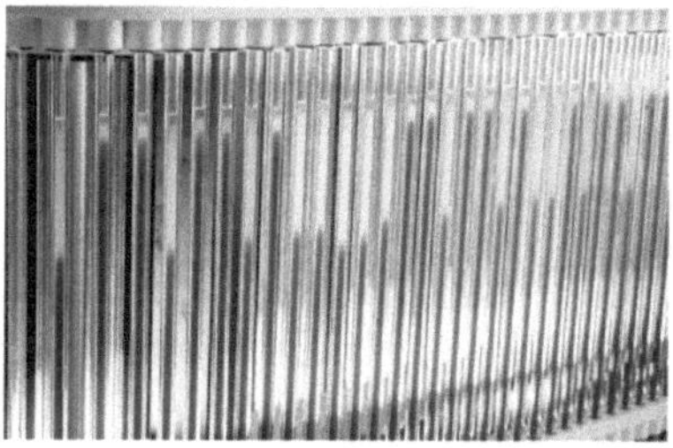

Blutsenkungsgeschwindigkeit [i84]

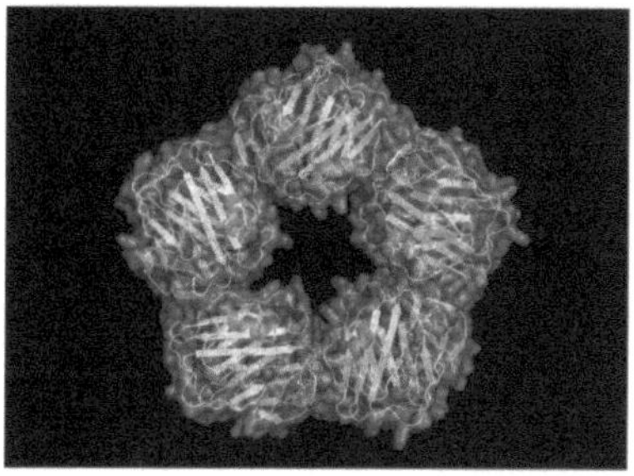

C-reaktives Protein [i85]

Ernährungsstrategie sind für den Therapieerfolg ausschlaggebend.

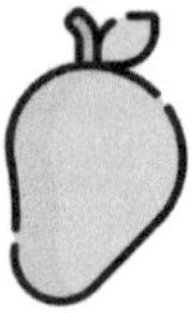

Neben den quantitativen Laborwerten ist die subjektive Wahrnehmung des Patienten ebenfalls wichtig. Eine ganzheitliche Betrachtung aus Laborwerten und Symptomverbesserung bildet die Basis für eine erfolgreiche Therapie.

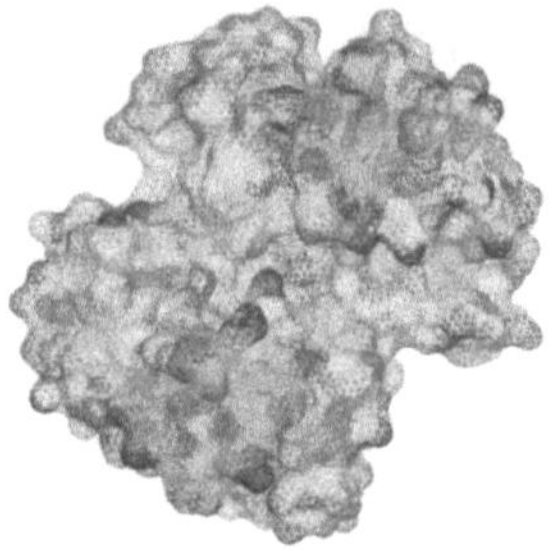

Hämoglobin [i86]

Gut zu wissen

Blutsenkungsgeschwindigkeit
Die Geschwindigkeit, mit der sich rote Blutkörperchen in einer Blutprobe absetzen. Ein erhöhter Wert kann auf Entzündungen im Körper hinweisen und wird im Rahmen der Erfolgskontrolle einer Ernährungstherapie bei Autoimmunerkrankungen beobachtet.

Hämoglobin
Der rote Blutfarbstoff, der für den Sauerstofftransport im Blut verantwortlich ist. Der Hämoglobinwert gibt Aufschluss über die Anzahl der roten Blutkörperchen und kann bei der Beurteilung von Anämie und anderen Erkrankungen helfen.

Venös
Bezieht sich auf das venöse Blut, das sauerstoffarm aus den Körpergeweben zum Herzen zurückfließt. Venöses Blut wird häufig für Laboruntersuchungen verwendet.

Beispiel für die Optimierung von Laborwerten in der Autoimmunernährung

Auswirkungen von Ernährungsumstellungen auf wichtige Marker

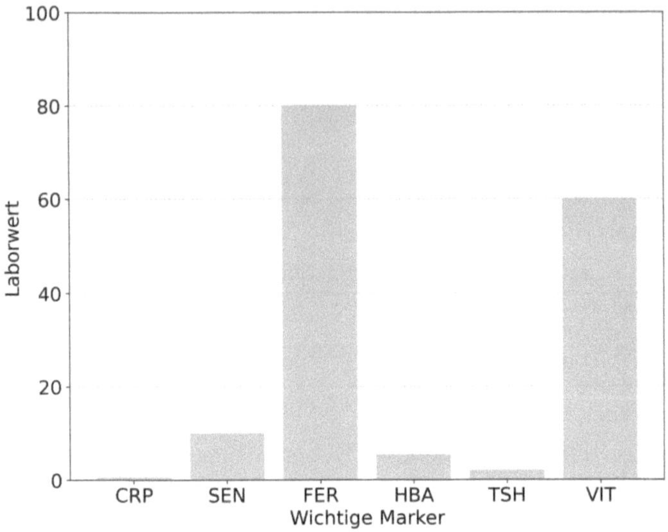

CRP: C-reaktives Protein (mg/L)

FER: Ferritin (ng/ml)

HBA: Hämoglobin A1c (%)

SEN: Blutsenkungsgeschwindigkeit (mm/h)

TSH: Thyreoidea-stimulierendes Hormon (μIU/ml)

VIT: Vitamin D (ng/ml)

Diese Grafik veranschaulicht signifikante Verbesserungen bei mehreren wichtigen Labormarkern nach Ernährungsumstellungen. CRP und SEN zeigen erhebliche Rückgänge, was auf eine Abnahme der Entzündung hinweist. Die Vitamin-D-Werte sind in den optimalen Bereich gestiegen, was auf eine verbesserte Absorption und/oder Wirksamkeit der Supplementierung hindeutet. Während Ferritin in einem gesunden Bereich bleibt, könnte der beobachtete leichte Anstieg auf eine verbesserte Eisenspeicherkapazität hindeuten. Insgesamt spiegeln diese Veränderungen eine positive Reaktion auf die umgesetzten Ernährungsstrategien zur Behandlung von Autoimmunerkrankungen wider.

Anpassung der Ernährungsweise

Anpassung der Ernährungsweise bei Autoimmunerkrankungen erfordert eine individuelle und flexible Vorgehensweise. Es geht nicht um starre Diätpläne, sondern um die schrittweise Integration neuer Ernährungsmuster in den Alltag. Die Grundlage bildet eine ausgewogene Ernährung mit einer breiten Palette an Nährstoffen aus verschiedenen Lebensmittelgruppen [s115]. Etwa kann der Fokus auf vollwertigen Lebensmitteln wie Gemüse, Obst, Hülsenfrüchten und Nüssen liegen, die reich an Vitaminen, Mineralstoffen und antioxidantien sind. Parallel dazu ist die Reduktion von verarbeiteten Lebensmitteln, Zucker und ungesunden Fetten ratsam. Die Anpassung sollte sich an den individuellen Bedürfnissen und Zielen orientieren, etwa der Reduktion von Entzündungen oder der Verbesserung der Darmgesundheit [s116]. Das Wissen über die Zusammenhänge zwischen Ernährung und Autoimmunerkrankungen ist dabei entscheidend für den Erfolg. Je besser Patienten über die Auswirkungen ihrer Ernährungsentscheidungen informiert sind, desto eher sind sie in der Lage, ihre Essgewohnheiten nachhaltig zu verändern und an ihre individuellen Bedürfnisse anzupassen [s116]. Eine begleitende Ernährungsberatung kann hier wertvolle Unterstützung bieten und hilft, kulturelle und soziale Aspekte bei der Umstellung zu berücksichtigen [s116]. Die Dokumentation der Ernährung und der damit verbundenen körperlichen Reaktionen ist ebenfalls hilfreich, um Muster zu erkennen und die Ernährung weiter zu optimieren. So lässt sich beispielsweise feststellen, ob bestimmte Lebensmittel unvertraeglichkeiten oder Entzündungsreaktionen auslösen. Diese Informationen bilden die Basis für weitere Anpassungen und die Entwicklung einer individuellen Ernährungsstrategie. Die regelmäßige Kontrolle der Fortschritte, sowohl durch die eigene Beobachtung als auch durch Laborwerte und medizinische Untersuchungen, sichert den langfristigen Erfolg der Ernährungsumstellung. Dabei ist es wichtig, die Ernährung nicht als einzige Therapiemaßnahme zu sehen, sondern sie in ein ganzheitliches Behandlungskonzept zu integrieren, das auch andere Aspekte der Gesundheit berücksichtigt, wie Stressmanagement, Bewegung und ausreichend Schlaf. Die Anpassung der Ernährungsweise ist ein dynamischer Prozess, der kontinuierliche Beobachtung, Reflexion und Anpassung erfordert. Durch die Kombination aus Wissen, Selbstbeobachtung und professioneller Unterstützung können Betroffene ihre Ernährung optimal auf ihre individuellen Bedürfnisse abstimmen und so zu einer Verbesserung ihres Wohlbefindens beitragen. Eine strukturierte Vorgehensweise, die die Dokumentation von Ernährung, Symptomen und Laborwerten umfasst, ermöglicht es, den Erfolg der Ernährungsumstellung objektiv zu bewerten und gegebenenfalls Anpassungen vorzunehmen. Dabei ist die Zusammenarbeit mit Ärzten, Therapeuten und Ernährungsberatern essenziell, um eine sichere und effektive Therapie zu gewährleisten.

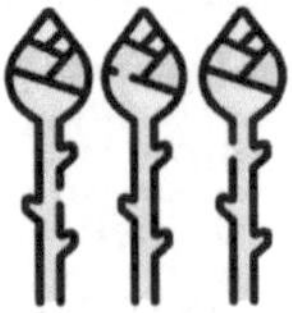

Bereiche der Ernährungsumstellung

Verteilung der Schwerpunkte der Ernährungsumstellung im Rahmen der Autoimmunernährung.

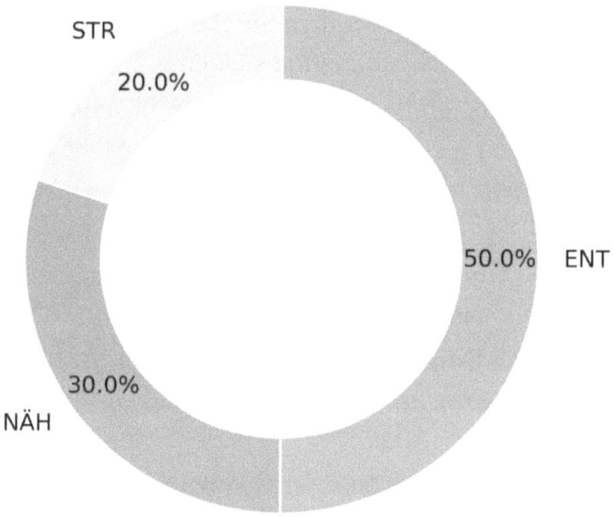

- ENT: Entzündungsfördernde Lebensmittel entfernen
- NÄH: Nährstoffoptimierung
- STR: Stressmanagement (Ernährung)

Die Visualisierung verdeutlicht die relative Gewichtung verschiedener Ernährungsumstellungen bei der Behandlung von Autoimmunerkrankungen. Die Eliminierung entzündungsfördernder Lebensmittel erhält die größte Aufmerksamkeit, was ihre Bedeutung als grundlegendes Element unterstreicht. Sowohl die gezielte Optimierung der Nährstoffzufuhr als auch das Stressmanagement durch Ernährung sind zwar wichtig, spielen aber eine unterstützende Rolle zur Kernstrategie der Entzündungsreduktion. Dies betont einen ganzheitlichen Ansatz, bei dem gezielte Nährstoffanpassungen und achtsame Ernährungspraktiken in Verbindung mit der Eliminierung von Trigger-Lebensmitteln zu optimalen Ergebnissen führen.

Konkrete Ratschläge

- Verknüpfen Sie die Erfolgskontrolle Ihrer Ernährungsoptimierung mit einem visuellen Anker, beispielsweise einem Foto von sich in Ihrem Lieblingskleidungsstück, das Ihnen bald wieder passen soll.
- Kreieren Sie ein individuelles Punktesystem für Ihre Ernährungsumstellung, bei dem Sie positive Verhaltensweisen belohnen und so Ihre Motivation steigern.
- Nutzen Sie die Kraft der Musik: Erstellen Sie eine Playlist mit motivierenden Liedern, die Sie während der Mahlzeitenvorbereitung oder beim Sport hören.
- Vereinbaren Sie mit einer Freundin oder einem Familienmitglied regelmäßige Treffen, um sich über Ihre Ernährungserfolge auszutauschen und gegenseitig zu unterstützen.
- Führen Sie ein Dankbarkeitstagebuch, in dem Sie täglich notieren, wofür Sie in Bezug auf Ihre Ernährung und Gesundheit dankbar sind.
- Entwickeln Sie ein persönliches Symbol für Ihre Ernährungsumstellung und platzieren Sie es an einem sichtbaren Ort, um sich täglich an Ihre Ziele zu erinnern.
- Integrieren Sie Meditation oder Yoga in Ihren Alltag, um Stress abzubauen und Ihre Achtsamkeit im Umgang mit Ihrer Ernährung zu fördern.
- Visualisieren Sie Ihre Fortschritte anhand einer selbst gezeichneten Grafik, in der Sie beispielsweise Ihre Laborwerte oder Symptomveränderungen festhalten.
- Erstellen Sie eine Liste mit positiven Eigenschaften, die Sie durch Ihre Ernährungsumstellung stärken möchten, z.B. Energie, Ausgeglichenheit oder Konzentration.

Rückblick - 5. Nachhaltige Ernährungsoptimierung

Nachhaltige Ernährungsoptimierung bei Autoimmunerkrankungen ist ein individueller Prozess, der weit über kurzfristige Diäten hinausgeht. Es geht darum, Ihre Essgewohnheiten langfristig so zu verändern, dass sie Ihr Wohlbefinden steigern und Ihre Erkrankung positiv beeinflussen. Der Schlüssel zum Erfolg liegt darin, Ihre persönlichen Bedürfnisse, Vorlieben und Ihren Lebensstil in den Mittelpunkt zu stellen. Beginnen Sie mit kleinen, realistischen Schritten, anstatt radikale Veränderungen vorzunehmen, die Sie möglicherweise nicht langfristig durchhalten können. Wenn Sie beispielsweise Ihren Zuckerkonsum reduzieren möchten, könnten Sie zunächst zuckerhaltige Getränke durch ungesüßte Alternativen ersetzen und schrittweise auch in anderen Bereichen den Zucker reduzieren. Integrieren Sie nach und nach mehr vollwertige, nährstoffreiche Lebensmittel wie Gemüse, Obst, Hülsenfrüchte und Nüsse in Ihren Speiseplan. Achten Sie dabei auf eine ausreichende Versorgung mit Makro- und Mikronährstoffen, um Mangelerscheinungen vorzubeugen. Besonders wichtig ist es, potenzielle Auslöser von Krankheitssymptomen zu identifizieren und diese gezielt zu meiden. Ein Ernährungstagebuch kann Ihnen dabei helfen, Zusammenhänge zwischen Ihrer Ernährung und Ihrem Befinden zu erkennen.

Die Begleitung durch eine qualifizierte Ernährungsberatung kann den Umstellungsprozess erheblich erleichtern. Ein Ernährungsberater kann Ihnen helfen, einen individuellen Ernährungsplan zu erstellen, der auf Ihre spezifischen Bedürfnisse und Ihre Erkrankung abgestimmt ist. Er kann Sie auch bei der Umsetzung im Alltag unterstützen und Ihnen wertvolle Tipps geben, wie Sie mit Herausforderungen umgehen können. Denken Sie daran, dass sich Ihre Lebensumstände und damit auch Ihre Ernährungsbedürfnisse im Laufe der Zeit ändern können. Ein neuer Job, veränderte Familienverhältnisse oder auch saisonale Schwankungen im Lebensmittelangebot können eine Anpassung Ihrer Ernährungsstrategie erforderlich machen. Seien Sie flexibel und offen für Veränderungen und scheuen Sie sich nicht, bei Bedarf professionelle Unterstützung in Anspruch zu nehmen.

Eine erfolgreiche Ernährungsoptimierung betrachtet Ihre Gesundheit ganzheitlich. Neben der Ernährung spielen auch andere Faktoren wie ausreichend Schlaf, regelmäßige Bewegung und effektives Stressmanagement eine wichtige Rolle für Ihr Wohlbefinden. Chronischer Stress kann das Immunsystem negativ beeinflussen und Autoimmunreaktionen verstärken. Entspannungstechniken wie Yoga, Meditation oder autogenes Training können Ihnen helfen, Stress abzubauen und Ihre innere Balance wiederzufinden. Achten Sie auf eine ausreichende Versorgung mit beruhigenden Lebensmitteln, die reich an Ballaststoffen, Omega-3-Fettsäuren und Antioxidantien sind. Fermentierte Lebensmittel können Ihre Darmgesundheit positiv beeinflussen und so zu einer Stressreduktion beitragen. Beobachten Sie Ihre Symptomverbesserung sorgfältig und dokumentieren Sie Ihre Fortschritte. Regelmäßige Laboruntersuchungen können Ihnen objektive Daten liefern und Ihnen helfen, Ihre Ernährungsstrategie weiter zu optimieren.

Die Umstellung Ihrer Ernährungsweise ist ein langfristiger Prozess, der Geduld und Ausdauer erfordert. Es wird sicherlich auch Rückschläge geben, aber lassen Sie sich davon nicht entmutigen. Konzentrieren Sie sich auf Ihre Erfolge und feiern Sie jeden kleinen Schritt in die richtige Richtung. Eine nachhaltige Ernährungsoptimierung kann Ihre Lebensqualität deutlich verbessern und Ihnen helfen, Ihre Autoimmunerkrankung besser in den Griff zu bekommen. Sie investieren in Ihre Gesundheit und Ihr Wohlbefinden – eine Investition, die sich langfristig auszahlen wird.

Kostenlose Zusatzangebote in Planung

Wir freuen uns, Ihnen künftig ergänzende kostenlose Materialien zu diesem Buch anbieten zu können:

- Ein exklusives Bonuskapitel mit zusätzlichen Inhalten
- Eine kompakte Zusammenfassung des gesamten Buches im PDF-Format
- Eine Hörspiel Version (In Planung)

Die Veröffentlichung dieser Materialien ist für 2025 geplant.
Besuchen Sie gerne schon heute unsere Website. Sobald unser Newsletter-Service startet (voraussichtlich 2025), können Sie sich dort für Updates registrieren und verpassen keine Neuigkeiten zu den kostenlosen Zusatzangeboten.

www.SaageBooks.com/de/
ernaehrung_bei_autoimmunerkrankungen-bonus-O2VAIV

Liebe Leserinnen, liebe Leser,

Wir fühlen uns sehr geehrt, dass Sie sich die Zeit genommen haben, unser Buch von Anfang bis Ende zu lesen. Unser größter Wunsch ist es, Ihnen wertvolle Erkenntnisse und praktische Hilfestellungen mit auf den Weg zu geben. Ihr Vertrauen in unsere Arbeit bedeutet uns sehr viel. Wir hoffen, die Lektüre war für Sie bereichernd. Sollten Sie Fragen oder Anregungen haben, können Sie uns gerne über unsere Website kontaktieren.

Wenn Ihnen dieses Buch gefallen hat, würden wir uns sehr über eine ehrliche Rezension freuen. Sie können Ihre ehrliche Bewertung ganz einfach auf der Verkaufsplattform hinterlassen, über die Sie das Buch erworben haben.
Vielen Dank für Ihre Unterstützung!

Bendis Saage

Saage Media GmbH - Team

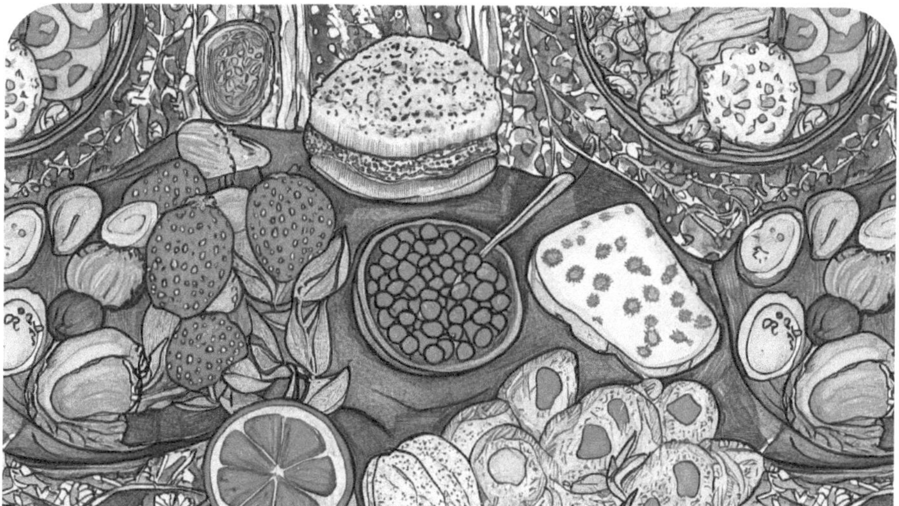

www.SaageBooks.com/de

Entdecken Sie mehr! Auf unserer Verlagswebsite erwartet Sie eine vielfältige Auswahl an weiteren Büchern. Neben kostenlosen Inhalten und exklusiven Bonusmaterialien finden Sie dort auch vertiefende Informationen zu unseren Werken. Stöbern Sie durch unser umfangreiches digitales Angebot und lassen Sie sich von zusätzlichen Leseerlebnissen inspirieren.

www.SaageBooks.com/de

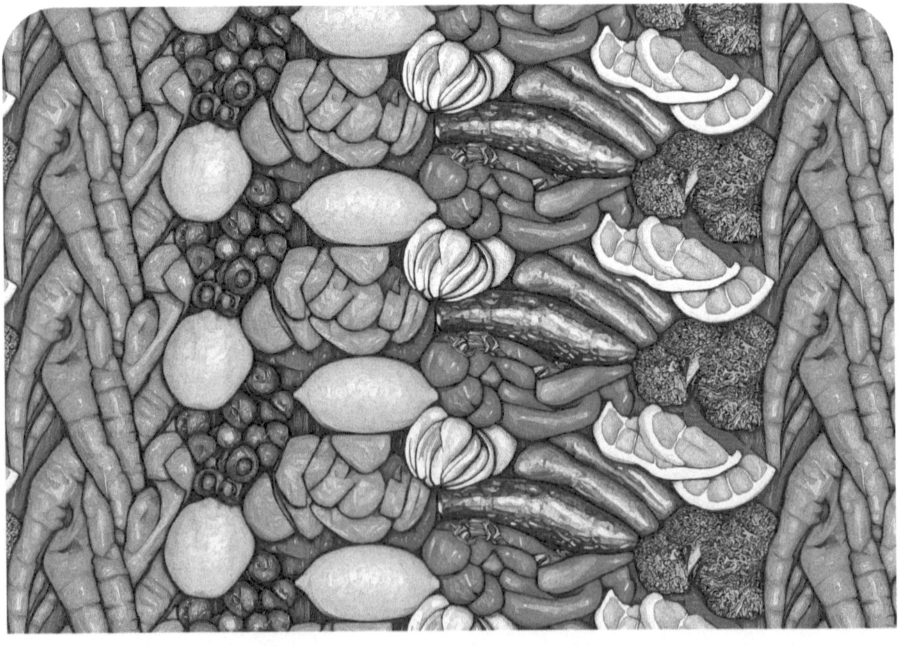

Quellen

Unser aufrichtiger Dank gilt allen Autoren der zitierten wissenschaftlichen und nicht-wissenschaftlichen Quellen, den Betreibern der referenzierten Internetseiten sowie den Urhebern der verwendeten Bilder, Grafiken und Studien, deren wertvolle Arbeiten zur Entstehung dieses Buches beigetragen haben.

Für weitere Informationen empfehlen wir Ihnen, die Quellen-Websites zu besuchen.

Sollten Sie Fehler bei der Zuordnung oder andere Unstimmigkeiten entdecken, kontaktieren Sie uns bitte.

Alle Quellen wurden zuletzt aufgerufen am: 2025-02-18

[s1] - https://www.ncbi.nlm.nih.gov/pmc/articles/PMC5859494/

Autor:	Laura Soldati, Laura Di Renzo, Emilio Jirillo, Paolo A Ascierto, Francesco M Marincola, Antonino De Lorenzo	**Titel:**	The influence of diet on anti-cancer immune responsiveness
DOI:	10.1186/s12967-018-1448-0	**Datum:**	2018 Mar 20
Webseite:	PubMed Central (PMC)	**Publisher:**	Journal of Translational Medicine

[s2] - https://hivinfo.nih.gov/understanding-hiv/fact-sheets/hiv-and-nutrition-and-food-safety

Titel:	HIV and Nutrition and Food Safety | NIH	**von:**	NIH (National Institutes of Health)
Webseite:	hivinfo.nih.gov	**Publisher:**	NIH

[s3] - https://www.healthline.com/nutrition/aip-diet-autoimmune-protocol-diet

Autor:	Alina Petre, MS, RD (NL)	**Titel:**	AIP (Autoimmune Protocol) Diet: A Beginner's Guide
von:	Healthline	**Datum:**	2020-08-25T06:00:00Z
Webseite:	Healthline	**Publisher:**	Healthline Media

[s4] - https://www.ncbi.nlm.nih.gov/books/NBK597377/

Autor:	Alexander Scheiber, Victoria Mank	**Titel:**	Anti-Inflammatory Diets
von:	StatPearls Publishing	**Datum:**	2023/10/28
Webseite:	NCBI Bookshelf	**Publisher:**	StatPearls

[s5] - https://health.clevelandclinic.org/aip-diet-autoimmune-protocol-diet

Titel:	What Is the AIP (Autoimmune Protocol) Diet?	**von:**	Cleveland Clinic
Webseite:	health.clevelandclinic.org	**Publisher:**	Cleveland Clinic

[s6] - https://www.healthline.com/nutrition/aip-diet-autoimmune-protocol-diet

Autor:	Alina Petre, MS, RD (NL)	**Titel:**	AIP (Autoimmune Protocol) Diet: A Beginner's Guide
von:	Healthline	**Datum:**	2020-08-25T06:00:00Z
Webseite:	Healthline.com	**Publisher:**	Healthline Media

[s7] - https://pmc.ncbi.nlm.nih.gov/articles/PMC8201077/

Autor:	Evanthia Tourkochristou, Christos Triantos, Athanasia Mouzaki	**Titel:**	The Influence of Nutritional Factors on Immunological Outcomes
von:	University of Patras	**DOI:**	10.3389/fimmu.2021.665968
Datum:	2021 May 31	**Webseite:**	PubMed Central (PMC)
Publisher:	Frontiers in Immunology		

[s8] - https://pmc.ncbi.nlm.nih.gov/articles/PMC8435108/

Autor:	Toan Do, Sarah Diamond, Caitlin Green, Malissa Warren	**Titel:**	Nutritional Implications of Patients with Dysautonomia and Hypermobility Syndromes
von:	Oregon Health & Science University; Medical University of South Carolina	**DOI:**	10.1007/s13668-021-00373-1
Datum:	2021 Sep 12	**Webseite:**	PubMed Central (PMC)
Publisher:	Current Nutrition Reports		

[s9] - https://pmc.ncbi.nlm.nih.gov/articles/PMC5466942/

Autor:	Julieanna Hever, Raymond J Cronise	**Titel:**	Plant-based nutrition for healthcare professionals: implementing diet as a primary modality in the prevention and treatment of chronic disease
von:	To Your Health Fitness and Nutrition, Thermogenex	**DOI:**	10.11909/j.issn.1671-5411.2017.05.012
Datum:	2017 May	**Webseite:**	PubMed Central (PMC)
Publisher:	Journal of Geriatric Cardiology : JGC		

[s10] - https://pmc.ncbi.nlm.nih.gov/articles/PMC8620243/

Autor:	Camilla Barbero Mazzucca, Davide Raineri, Giuseppe Cappellano, Annalisa Chiocchetti	**Titel:**	How to Tackle the Relationship between Autoimmune Diseases and Diet: Well Begun Is Half-Done
DOI:	10.3390/nu13113956	**Datum:**	2021 Nov 5
Webseite:	PubMed Central (PMC)	**Publisher:**	Nutrients

[s11] - https://pmc.ncbi.nlm.nih.gov/articles/PMC8955724/

Autor:	Panagiotis Stoiloudis, Evangelia Kesidou, Christos Bakirtzis, Styliani-Aggeliki Sintila, Natalia Konstantinidou, Marina Boziki, Nikolaos Grigoriadis	**Titel:**	The Role of Diet and Interventions on Multiple Sclerosis: A Review
von:	Aristotle University of Thessaloniki	**DOI:**	10.3390/nu14061150
Datum:	2022 Mar 9	**Webseite:**	PubMed Central (PMC)
Publisher:	MDPI		

[s12] - https://www.ncbi.nlm.nih.gov/books/NBK597377/

Autor:	Alexander Scheiber, Victoria Mank	**Titel:**	Anti-Inflammatory Diets
von:	StatPearls Publishing	**Datum:**	2023/10/28
Webseite:	NCBI Bookshelf	**Publisher:**	StatPearls Publishing

[s13] - https://pmc.ncbi.nlm.nih.gov/articles/PMC8955724/

Autor:	Panagiotis Stoiloudis, Evangelia Kesidou, Christos Bakirtzis, Styliani-Aggeliki Sintila, Natalia Konstantinidou, Marina Boziki, Nikolaos Grigoriadis	**Titel:**	The Role of Diet and Interventions on Multiple Sclerosis: A Review
von:	2nd Department of Neurology, AHEPA Hospital, Faculty of Health Sciences, Aristotle University of Thessaloniki	**DOI:**	10.3390/nu14061150
Datum:	2022 Mar 9	**Webseite:**	PubMed Central (PMC)
Publisher:	Nutrients		

[s14] - https://pmc.ncbi.nlm.nih.gov/articles/PMC8389628/

Autor:	Kristine Stromsnes, Angela G Correas, Jenny Lehmann, Juan Gambini, Gloria Olaso-Gonzalez	**Titel:**	Anti-Inflammatory Properties of Diet: Role in Healthy Aging
von:	National Center for Biotechnology Information (NCBI)	**DOI:**	10.3390/biomedicines9080922
Datum:	2021 Jul 30	**Webseite:**	PubMed Central (PMC)
Publisher:	Biomedicines		

[s15] - https://www.nia.nih.gov/health/alzheimers-and-dementia/what-do-we-know-about-diet-and-prevention-alzheimers-disease

Titel:	What Do We Know About Diet and Prevention of Alzheimer's Disease?	**von:**	National Institute on Aging (NIA)
Webseite:	National Institute on Aging		

[s16] - https://pmc.ncbi.nlm.nih.gov/articles/PMC7284442/

Autor:	Chiara Gioia, Bruno Lucchino, Maria Grazia Tarsitano, Cristina Iannuccelli, Manuela Di Franco	**Titel:**	Dietary Habits and Nutrition in Rheumatoid Arthritis: Can Diet Influence Disease Development and Clinical Manifestations?
DOI:	10.3390/nu12051456	**Datum:**	2020 May 18
Webseite:	PubMed Central (PMC)	**Publisher:**	Nutrients

[s17] - https://pmc.ncbi.nlm.nih.gov/articles/PMC8620243/

Autor:	Camilla Barbero Mazzucca, Davide Raineri, Giuseppe Cappellano, Annalisa Chiocchetti	**Titel:**	How to Tackle the Relationship between Autoimmune Diseases and Diet: Well Begun Is Half-Done
von:	Università del Piemonte Orientale	**DOI:**	10.3390/nu13113956
Datum:	2021 Nov 5	**Webseite:**	PubMed Central (PMC)

[s18] - https://www.ncbi.nlm.nih.gov/pmc/articles/PMC8464906/

Autor:	Carlijn A Wagenaar, Marieke van de Put, Michelle Bisschops, Wendy Walrabenstein, Catharina S de Jonge, Hilde Herrema, Dirkjan van Schaardenburg	**Titel:**	The Effect of Dietary Interventions on Chronic Inflammatory Diseases in Relation to the Microbiome: A Systematic Review
DOI:	10.3390/nu13093208	**Datum:**	2021 Sep 15
Webseite:	PubMed Central (PMC)	**Publisher:**	Nutrients

[s19] - https://pmc.ncbi.nlm.nih.gov/articles/PMC7284442/

Autor:	Chiara Gioia, Bruno Lucchino, Maria Grazia Tarsitano, Cristina Iannuccelli, Manuela Di Franco	**Titel:**	Dietary Habits and Nutrition in Rheumatoid Arthritis: Can Diet Influence Disease Development and Clinical Manifestations?
von:	Sapienza University of Rome	**DOI:**	10.3390/nu12051456
Datum:	2020 May 18	**Webseite:**	PubMed Central (PMC)
Publisher:	Nutrients		

[s20] - https://pmc.ncbi.nlm.nih.gov/articles/PMC9101513/

Autor:	Yana Danailova, Tsvetelina Velikova, Georgi Nikolaev, Zorka Mitova, Alexander Shinkov, Hristo Gagov, Rossitza Konakchieva	**Titel:**	Nutritional Management of Thyroiditis of Hashimoto
DOI:	10.3390/ijms23095144	**Datum:**	2022 May 5
Webseite:	PubMed Central (PMC)	**Publisher:**	International Journal of Molecular Sciences

[s21] - https://pmc.ncbi.nlm.nih.gov/articles/PMC7400883/

Autor:	Daniela Cannas, Eleonora Loi, Matteo Serra, Davide Firinu, Paolo Valera, Patrizia Zavattari	**Titel:**	Relevance of Essential Trace Elements in Nutrition and Drinking Water for Human Health and Autoimmune Disease Risk
von:	University of Cagliari	**DOI:**	10.3390/nu12072074
Datum:	2020 Jul 13	**Webseite:**	PubMed Central (PMC)
Publisher:	MDPI		

[s22] - https://pmc.ncbi.nlm.nih.gov/articles/PMC8531728/

Autor:	Tianyi Shao, Henu Kumar Verma, Babita Pande, Vincenzo Costanzo, Weibing Ye, Yuyan Cai, L V K S Bhaskar	**Titel:**	Physical Activity and Nutritional Influence on Immune Function: An Important Strategy to Improve Immunity and Health Status
DOI:	10.3389/fphys.2021.751374	**Datum:**	2021 Oct 8
Webseite:	PubMed Central (PMC)	**Publisher:**	Frontiers in Physiology

[s23] - https://pmc.ncbi.nlm.nih.gov/articles/PMC9772031/

Autor:	Camelia Munteanu, Betty Schwartz	**Titel:**	The relationship between nutrition and the immune system
DOI:	10.3389/fnut.2022.1082500	**Datum:**	2022 Dec 8
Webseite:	PubMed Central (PMC)	**Publisher:**	Frontiers in Nutrition

[s24] - https://pmc.ncbi.nlm.nih.gov/articles/PMC9101513/

Autor:	Yana Danailova, Tsvetelina Velikova, Georgi Nikolaev, Zorka Mitova, Alexander Shinkov, Hristo Gagov, Rossitza Konakchieva	**Titel:**	Nutritional Management of Thyroiditis of Hashimoto
von:	Sofia University “St. Kliment Ohridski”, University Hospital Lozenetz, Bulgarian Academy of Sciences, Medical University of Sofia	**DOI:**	10.3390/ijms23095144
Datum:	2022 May 5	**Webseite:**	PubMed Central (PMC)
Publisher:	International Journal of Molecular Sciences		

[s25] - https://pmc.ncbi.nlm.nih.gov/articles/PMC11314468/

Autor:	Anna-Mariia Shulhai, Roberta Rotondo, Maddalena Petraroli, Viviana Patianna, Barbara Predieri, Lorenzo Iughetti, Susanna Esposito, Maria Elisabeth Street	**Titel:**	The Role of Nutrition on Thyroid Function
von:	University of Parma; University Hospital of Parma; University of Modena and Reggio Emilia	**DOI:**	10.3390/nu16152496
Datum:	2024 Jul 31	**Webseite:**	PubMed Central (PMC)
Publisher:	MDPI		

[s26] - https://pmc.ncbi.nlm.nih.gov/articles/PMC9962371/

Autor:	Karolina Osowiecka, Joanna Myszkowska-Ryciak	**Titel:**	The Influence of Nutritional Intervention in the Treatment of Hashimoto's Thyroiditis—A Systematic Review
DOI:	10.3390/nu15041041	**Datum:**	2023 Feb 20
Webseite:	PubMed Central (PMC)	**Publisher:**	Nutrients

[s27] - https://pmc.ncbi.nlm.nih.gov/articles/PMC10777438/

Autor:	Siddhant P Murkey, Akash Agarwal, Pranam Pandit, Sunil Kumar, Arpita Jaiswal	**Titel:**	Unveiling the Spectrum of Ophthalmic Manifestations in Nutritional Deficiencies: A Comprehensive Review
von:	Jawaharlal Nehru Medical College, Datta Meghe Institute of Higher Education and Research, Wardha, IND	**DOI:**	10.7759/cureus.50311
Datum:	2023 Dec 11	**Webseite:**	PubMed Central (PMC)
Publisher:	Cureus		

[s28] - https://pmc.ncbi.nlm.nih.gov/articles/PMC11314468/

Autor:	Anna-Mariia Shulhai, Roberta Rotondo, Maddalena Petraroli, Viviana Patianna, Barbara Predieri, Lorenzo Iughetti, Susanna Esposito, Maria Elisabeth Street	**Titel:**	The Role of Nutrition on Thyroid Function
von:	University of Parma; University Hospital of Parma; University of Modena and Reggio Emilia	**DOI:**	10.3390/nu16152496
Datum:	2024 Jul 31	**Webseite:**	PubMed Central (PMC)

[s29] - https://ods.od.nih.gov/factsheets/VitaminB6-HealthProfessional/

Titel:	Vitamin B6 - Health Professional Fact Sheet	**von:**	NIH Office of Dietary Supplements
Datum:	Sat, 15 Feb 2025	**Webseite:**	ods.od.nih.gov

[s30] - https://pmc.ncbi.nlm.nih.gov/articles/PMC9772031/

Autor:	Camelia Munteanu, Betty Schwartz	**Titel:**	The relationship between nutrition and the immune system
DOI:	10.3389/fnut.2022.1082500	**Datum:**	2022 Dec 8
Webseite:	PubMed Central (PMC)	**Publisher:**	Frontiers in Nutrition

[s31] - https://pmc.ncbi.nlm.nih.gov/articles/PMC9101513/

Autor:	Yana Danailova, Tsvetelina Velikova, Georgi Nikolaev, Zorka Mitova, Alexander Shinkov, Hristo Gagov, Rossitza Konakchieva	**Titel:**	Nutritional Management of Thyroiditis of Hashimoto
von:	Sofia University "St. Kliment Ohridski", University Hospital Lozenetz, Institute of Experimental Morphology, Pathology and Anthropology with Museum, Bulgarian Academy of Sciences, Medical University of Sofia	**DOI:**	10.3390/ijms23095144
Datum:	2022 May 5	**Webseite:**	PubMed Central (PMC)
Publisher:	MDPI		

[s32] - https://pmc.ncbi.nlm.nih.gov/articles/PMC9962371/

Autor:	Karolina Osowiecka, Joanna Myszkowska-Ryciak	**Titel:**	The Influence of Nutritional Intervention in the Treatment of Hashimoto's Thyroiditis—A Systematic Review
von:	Warsaw University of Life Sciences (WULS)	**DOI:**	10.3390/nu15041041
Datum:	2023 Feb 20	**Webseite:**	PubMed Central (PMC)
Publisher:	Nutrients		

[s33] - https://pubmed.ncbi.nlm.nih.gov/35308285/

Autor:	Méndez-López LF, Sosa de León D, López-Cabanillas Lomelí M, González-Martínez BE, Vázquez-Rodríguez JA	**Titel:**	Phytochemicals From Vicia faba Beans as Ligands of the Aryl Hydrocarbon Receptor to Regulate Autoimmune Diseases
DOI:	10.3389/fnut.2022.790440	**Datum:**	03/04/2022
Webseite:	PubMed	**Publisher:**	Front Nutr

[s34] - https://pmc.ncbi.nlm.nih.gov/articles/PMC8931403/

Autor:	Luis Fernando Méndez-López, Deisy Sosa de León, Manuel López-Cabanillas Lomelí, Blanca Edelia González-Martínez, Jesús Alberto Vázquez-Rodríguez	**Titel:**	Phytochemicals From Vicia faba Beans as Ligands of the Aryl Hydrocarbon Receptor to Regulate Autoimmune Diseases
von:	Universidad Autónoma de Nuevo León	**DOI:**	10.3389/fnut.2022.790440
Datum:	2022 Mar 4	**Webseite:**	PubMed Central (PMC)
Publisher:	Frontiers in Nutrition		

[s35] - https://pmc.ncbi.nlm.nih.gov/articles/PMC5909253/

Autor:	Anna Winkvist, Linnea Bärebring, Inger Gjertsson, Lars Ellegård, Helen M Lindqvist	**Titel:**	A randomized controlled cross-over trial investigating the effect of anti-inflammatory diet on disease activity and quality of life in rheumatoid arthritis: the Anti-inflammatory Diet In Rheumatoid Arthritis (ADIRA) study protocol
von:	Sahlgrenska Academy, University of Gothenburg	**DOI:**	10.1186/s12937-018-0354-x
Datum:	2018 Apr 20	**Webseite:**	PubMed Central (PMC)
Publisher:	Nutrition Journal		

[s36] - https://pmc.ncbi.nlm.nih.gov/articles/PMC11722875/

Autor:	Sylvia Goedeke, Tamzyn Murphy, Amy Rush, Caryn Zinn	**Titel:**	Assessing the Nutrient Composition of a Carnivore Diet: A Case Study Model
von:	Auckland University of Technology	**DOI:**	10.3390/nu17010140
Datum:	2024 Dec 31	**Webseite:**	PubMed Central (PMC)
Publisher:	Nutrients		

[s37] - https://pmc.ncbi.nlm.nih.gov/articles/PMC10304460/

Autor:	Madeleine Myers, Carrie Helen Stevenson Ruxton	**Titel:**	Eggs: Healthy or Risky? A Review of Evidence from High Quality Studies on Hen's Eggs
DOI:	10.3390/nu15122657	**Datum:**	2023 Jun 7
Webseite:	PubMed Central (PMC)	**Publisher:**	Nutrients

[s38] - https://pmc.ncbi.nlm.nih.gov/articles/PMC7284442/

Autor:	Chiara Gioia, Bruno Lucchino, Maria Grazia Tarsitano, Cristina Iannuccelli, Manuela Di Franco	**Titel:**	Dietary Habits and Nutrition in Rheumatoid Arthritis: Can Diet Influence Disease Development and Clinical Manifestations?
von:	Sapienza University of Rome	**DOI:**	10.3390/nu12051456
Datum:	2020 May 18	**Webseite:**	PubMed Central (PMC)
Publisher:	Nutrients		

[s39] - https://pmc.ncbi.nlm.nih.gov/articles/PMC5288891/

Autor:	Pauline Ducrot, Caroline Méjean, Vani Aroumougame, Gladys Ibanez, Benjamin Allès, Emmanuelle Kesse-Guyot, Serge Hercberg, Sandrine Pé neau	**Titel:**	Meal planning is associated with food variety, diet quality and body weight status in a large sample of French adults
von:	Equipe de Recherche en Epidé miologie Nutritionnelle, Centre de Recherche en Epidémiologie et Statistiques, Université Paris 13, Inserm (U1153), Inra (U1125), Cnam, COMUE Sorbonne Paris Cité, Bobigny, France	**DOI:**	10.1186/s12966-017-0461-7
Datum:	2017 Feb 2	**Webseite:**	PMC (PubMed Central)

[s40] - https://pmc.ncbi.nlm.nih.gov/articles/PMC5962965/
Autor: Monika Potter, Antonis Vlassopoulos, Undine Lehmann
Titel: Snacking Recommendations Worldwide: A Scoping Review
von: Nestlé Research Center
DOI: 10.1093/advances/nmx003
Datum: 2018 Apr 7
Webseite: PubMed Central (PMC)
Publisher: Advances in Nutrition

[s41] - https://pmc.ncbi.nlm.nih.gov/articles/PMC7071230/
Autor: Stephanie Cowan, Surbhi Sood, Helen Truby, Aimee Dordevic, Melissa Adamski, Simone Gibson
Titel: Inflaming Public Interest: A Qualitative Study of Adult Learners' Perceptions on Nutrition and Inflammation
von: Department of Nutrition, Dietetics and Food, Monash University
DOI: 10.3390/nu12020345
Datum: 2020 Jan 28
Webseite: PubMed Central (PMC)
Publisher: Nutrients

[s42] - https://pmc.ncbi.nlm.nih.gov/articles/PMC8064481/
Autor: Marjo J E Campmans-Kuijpers, Gerard Dijkstra
Titel: Food and Food Groups in Inflammatory Bowel Disease (IBD): The Design of the Groningen Anti-Inflammatory Diet (GrAID)
von: University Medical Center Groningen, University of Groningen
DOI: 10.3390/nu13041067
Datum: 2021 Mar 25
Webseite: PubMed Central (PMC)
Publisher: Nutrients

[s43] - https://pmc.ncbi.nlm.nih.gov/articles/PMC4070292/
Autor: Gregory Hostetler, Ken Riedl, Horacio Cardenas, Mayra Diosa-Toro, Daniel Arango, Steven Schwartz, Andrea I Doseff
Titel: Flavone deglycosylation increases their anti-inflammatory activity and absorption
von: The Ohio State University
DOI: 10.1002/mnfr.201100596
Datum: 2012 Feb 20
Webseite: PubMed Central (PMC)
Publisher: Molecular nutrition & food research

[s44] - https://pmc.ncbi.nlm.nih.gov/articles/PMC6049644/
Autor: Seongeung Lee, Youngmin Choi, Heon Sang Jeong, Junsoo Lee, Jeehye Sung
Titel: Effect of different cooking methods on the content of vitamins and true retention in selected vegetables
DOI: 10.1007/s10068-017-0281-1
Datum: 2017 Dec 12
Webseite: PubMed Central (PMC)

[s45] - https://pmc.ncbi.nlm.nih.gov/articles/PMC7693970/
Autor: Sandra Zavadlav, Marijana Blažić, Franco Van de Velde, Charito Vignatti, Cecilia Fenoglio, Andrea M Piagentini, María Elida Pirovani, Cristina M Perotti, Danijela Bursać Kovačević, Predrag Putnik
Titel: Sous-Vide as a Technique for Preparing Healthy and High-Quality Vegetable and Seafood Products
DOI: 10.3390/foods9111537
Datum: 2020 Oct 25
Webseite: PubMed Central (PMC)

[s46] - https://www.mdpi.com/2304-8158/13/14/2217

Autor:	Georgiana Ancuta Misu, Cristina Maria Canja, Mirabela Lupu, Florentina Matei	**Titel:**	Advances and Drawbacks of Sous-Vide Technique—A Critical Review
von:	Multidisciplinary Digital Publishing Institute	**DOI:**	10.3390/foods13142217
Datum:	2024-07-15	**Webseite:**	MDPI
Publisher:	Multidisciplinary Digital Publishing Institute		

[s47] - https://pmc.ncbi.nlm.nih.gov/articles/PMC7601710/

Autor:	Inmaculada Gómez, Rasmi Janardhanan, Francisco C Ibañez, María José Beriain	**Titel:**	The Effects of Processing and Preservation Technologies on Meat Quality: Sensory and Nutritional Aspects
DOI:	10.3390/foods9101416	**Datum:**	2020 Oct 7
Webseite:	PubMed Central (PMC)	**Publisher:**	MDPI

[s48] - https://pubmed.ncbi.nlm.nih.gov/34441559/

Autor:	de Castro NT;de Alencar ER; Zandonadi RP;Han H;Raposo A; Ariza-Montes A;Araya-Castillo L; Botelho RBA	**Titel:**	Influence of Cooking Method on the Nutritional Quality of Organic and Conventional Brazilian Vegetables: A Study on Sodium, Potassium, and Carotenoids
DOI:	10.3390/foods10081782	**Datum:**	07/31/2021
Webseite:	PubMed	**Publisher:**	Foods

[s49] - https://pmc.ncbi.nlm.nih.gov/articles/PMC7693970/

Autor:	Sandra Zavadlav, Marijana Blažić, Franco Van de Velde, Charito Vignatti, Cecilia Fenoglio, Andrea M Piagentini, María Elida Pirovani, Cristina M Perotti, Danijela Bursać Kovačević, Predrag Putnik	**Titel:**	Sous-Vide as a Technique for Preparing Healthy and High-Quality Vegetable and Seafood Products
von:	Karlovac University of Applied Sciences; Universidad Nacional del Litoral; Consejo Nacional de Investigaciones Científicas y Té cnicas; University of Zagreb; Greenbird Medical Inc.; University North	**DOI:**	10.3390/foods9111537
Datum:	2020 Oct 25	**Webseite:**	PMC
Publisher:	MDPI		

[s50] - https://pubmed.ncbi.nlm.nih.gov/36299246/

Autor:	Coe S; Spiro A	**Titel:**	Cooking at home to retain nutritional quality and minimise nutrient losses: A focus on vegetables, potatoes and pulses
DOI:	10.1111/nbu.12584	**Datum:**	2022 Dec
Webseite:	PubMed	**Publisher:**	Nutr Bull

[s51] - https://pmc.ncbi.nlm.nih.gov/articles/PMC5466942/

Autor:	Julieanna Hever, Raymond J Cronise	**Titel:**	Plant-based nutrition for healthcare professionals: implementing diet as a primary modality in the prevention and treatment of chronic disease
von:	To Your Health Fitness and Nutrition, Thermogenex	**DOI:**	10.11909/j.issn.1671-5411.2017.05.012
Datum:	2017 May	**Webseite:**	PubMed Central (PMC)
Publisher:	Journal of Geriatric Cardiology : JGC		

[s52] - https://pmc.ncbi.nlm.nih.gov/articles/PMC9080102/

Autor:	Gabriel P Esteves, Bruna Caruso Mazzolani, Fabiana Infante Smaira, Elizabeth Silva Mendes, Gabriela Guimarães de Oliveira, Hamilton Roschel, Bruno Gualano, Rosa Maria R Pereira, Eimear Dolan	**Titel:**	Nutritional recommendations for patients undergoing prolonged glucocorticoid therapy
von:	Faculdade de Medicina FMUSP, Universidade de Sao Paulo	**DOI:**	10.1093/rap/rkac029
Datum:	2022 Apr 21	**Webseite:**	PubMed Central (PMC)
Publisher:	Oxford University Press		

[s53] - https://pmc.ncbi.nlm.nih.gov/articles/PMC7284442/

Autor:	Chiara Gioia, Bruno Lucchino, Maria Grazia Tarsitano, Cristina Iannuccelli, Manuela Di Franco	**Titel:**	Dietary Habits and Nutrition in Rheumatoid Arthritis: Can Diet Influence Disease Development and Clinical Manifestations?
von:	Sapienza University of Rome	**DOI:**	10.3390/nu12051456
Datum:	2020 May 18	**Webseite:**	PubMed Central (PMC)
Publisher:	MDPI		

[s54] - https://pmc.ncbi.nlm.nih.gov/articles/PMC5466942/

Autor:	Julieanna Hever, Raymond J Cronise	**Titel:**	Plant-based nutrition for healthcare professionals: implementing diet as a primary modality in the prevention and treatment of chronic disease
von:	National Center for Biotechnology Information (NCBI)	**DOI:**	10.11909/j.issn.1671-5411.2017.05.012
Datum:	2017 May	**Webseite:**	PubMed Central (PMC)
Publisher:	Journal of Geriatric Cardiology : JGC		

[s55] - https://pmc.ncbi.nlm.nih.gov/articles/PMC8804093/

Autor:	Sapna Langyan, Pranjal Yadava, Fatima Nazish Khan, Zahoor A Dar, Renu Singh, Ashok Kumar	**Titel:**	Sustaining Protein Nutrition Through Plant-Based Foods
DOI:	10.3389/fnut.2021.772573	**Datum:**	2022 Jan 18
Webseite:	PubMed Central (PMC)	**Publisher:**	Frontiers in Nutrition

[s56] - https://pmc.ncbi.nlm.nih.gov/articles/PMC10746081/

Autor:	Tatiana Palotta Minari, Lúcia Helena Bonalume Tácito, Louise Buonalumi Tácito Yugar, Sílvia Elaine Ferreira-Melo, Carolina Freitas Manzano, Antô nio Carlos Pires, Heitor Moreno, José Fernando Vilela-Martin, Luciana Neves Cosenso-Martin, Juan Carlos Yugar-Toledo	**Titel:**	Nutritional Strategies for the Management of Type 2 Diabetes Mellitus: A Narrative Review
von:	National Center for Biotechnology Information (NCBI)	**DOI:**	10.3390/nu15245096
Datum:	2023 Dec 13	**Webseite:**	PMC (PubMed Central)
Publisher:	MDPI		

[s57] - https://pmc.ncbi.nlm.nih.gov/articles/PMC5466942/

Autor:	Julieanna Hever, Raymond J Cronise	**Titel:**	Plant-based nutrition for healthcare professionals: implementing diet as a primary modality in the prevention and treatment of chronic disease
von:	To Your Health Fitness and Nutrition, Beverly Hills, CA, USA, Thermogenex, Huntsville, AL, USA	**DOI:**	10.11909/j.issn.1671-5411.2017.05.012
Datum:	2017 May	**Webseite:**	PubMed Central (PMC)
Publisher:	Journal of Geriatric Cardiology : JGC		

[s58] - https://pmc.ncbi.nlm.nih.gov/articles/PMC8620243/

Autor:	Camilla Barbero Mazzucca, Davide Raineri, Giuseppe Cappellano, Annalisa Chiocchetti	**Titel:**	How to Tackle the Relationship between Autoimmune Diseases and Diet: Well Begun Is Half-Done
von:	Università del Piemonte Orientale	**DOI:**	10.3390/nu13113956
Datum:	2021 Nov 5	**Webseite:**	PubMed Central (PMC)

[s59] - https://pmc.ncbi.nlm.nih.gov/articles/PMC8747310/

Autor:	Jagoda Garbicz, Beata Całyniuk, Michał Górski, Marta Buczkowska, Małgorzata Piecuch, Aleksandra Kulik, Piotr Rozentryt	**Titel:**	Nutritional Therapy in Persons Suffering from Psoriasis
von:	Medical University of Silesia in Katowice	**DOI:**	10.3390/nu14010119
Datum:	2021 Dec 28	**Webseite:**	PubMed Central (PMC)
Publisher:	Nutrients		

[s60] - https://pmc.ncbi.nlm.nih.gov/articles/PMC8955724/

Autor:	Panagiotis Stoiloudis, Evangelia Kesidou, Christos Bakirtzis, Styliani-Aggeliki Sintila, Natalia Konstantinidou, Marina Boziki, Nikolaos Grigoriadis	**Titel:**	The Role of Diet and Interventions on Multiple Sclerosis: A Review
von:	2nd Department of Neurology, AHEPA Hospital, Faculty of Health Sciences, Aristotle University of Thessaloniki, Thessaloniki, Greece	**DOI:**	10.3390/nu14061150
Datum:	2022 Mar 9	**Webseite:**	PubMed Central (PMC)
Publisher:	Nutrients		

[s61] - https://pmc.ncbi.nlm.nih.gov/articles/PMC7284442/

Autor:	Chiara Gioia, Bruno Lucchino, Maria Grazia Tarsitano, Cristina Iannuccelli, Manuela Di Franco	**Titel:**	Dietary Habits and Nutrition in Rheumatoid Arthritis: Can Diet Influence Disease Development and Clinical Manifestations?
von:	Sapienza University of Rome	**DOI:**	10.3390/nu12051456
Datum:	2020 May 18	**Webseite:**	PubMed Central (PMC)

[s62] - https://pmc.ncbi.nlm.nih.gov/articles/PMC4034518/

Autor:	Arndt Manzel, Dominik N Muller, David A Hafler, Susan E Erdman, Ralf A Linker, Markus Kleinewietfeld	**Titel:**	Role of "Western Diet" in Inflammatory Autoimmune Diseases
DOI:	10.1007/s11882-013-0404-6	**Datum:**	2014 Jan
Webseite:	PubMed Central (PMC)	**Publisher:**	Current allergy and asthma reports

[s63] - https://pmc.ncbi.nlm.nih.gov/articles/PMC5097114/

Autor:	Stefanie Jörg, Diana A Grohme, Melanie Erzler, Marilene Binsfeld, Aiden Haghikia, Dominik N Müller, Ralf A Linker, Markus Kleinewietfeld	**Titel:**	Environmental factors in autoimmune diseases and their role in multiple sclerosis
DOI:	10.1007/s00018-016-2311-1	**Datum:**	2016 Aug 4
Webseite:	PubMed Central (PMC)	**Publisher:**	Cellular and Molecular Life Sciences: CMLS

[s64] - https://pmc.ncbi.nlm.nih.gov/articles/PMC10710847/

Autor:	Kartikey V Shekhar, Mrunmayee M Pathak, Gajanan Pisulkar	**Titel:**	Diet and Lifestyle Impact on Rheumatoid Arthritis: A Comprehensive Review
von:	Jawaharlal Nehru Medical College, Datta Meghe Institute of Higher Education and Research	**DOI:**	10.7759/cureus.48625
Datum:	2023 Nov 10	**Webseite:**	PubMed Central (PMC)
Publisher:	Cureus		

[s65] - https://pmc.ncbi.nlm.nih.gov/articles/PMC9101513/

Autor:	Yana Danailova, Tsvetelina Velikova, Georgi Nikolaev, Zorka Mitova, Alexander Shinkov, Hristo Gagov, Rossitza Konakchieva	**Titel:**	Nutritional Management of Thyroiditis of Hashimoto
DOI:	10.3390/ijms23095144	**Datum:**	2022 May 5
Webseite:	PubMed Central (PMC)		

[s66] - https://pmc.ncbi.nlm.nih.gov/articles/PMC10056161/

Autor:	Mihaela Simona Popoviciu, Nirja Kaka, Yashendra Sethi, Neil Patel, Hitesh Chopra, Simona Cavalu	**Titel:**	Type 1 Diabetes Mellitus and Autoimmune Diseases: A Critical Review of the Association and the Application of Personalized Medicine
von:	University of Oradea, PearResearch, GMERS Medical College, Government Doon Medical College, HNB Uttarakhand Medical Education University, Chitkara College of Pharmacy	**DOI:**	10.3390/jpm13030422
Datum:	2023 Feb 26	**Webseite:**	PubMed Central (PMC)
Publisher:	MDPI		

[s67] - https://pmc.ncbi.nlm.nih.gov/articles/PMC11597059/

Autor:	Aleksandra Anna Kajdas, Agnieszka Żebrowska, Anna Zalewska-Janowska, Aneta Czerwonogrodzka-Senczyna	**Titel:**	The Role of Nutrition in the Pathogenesis and Treatment of Autoimmune Bullous Diseases—A Narrative Review
von:	PubMed Central (PMC)	**DOI:**	10.3390/nu16223961
Datum:	2024 Nov 20	**Webseite:**	PMC
Publisher:	Nutrients		

[s68] - https://pmc.ncbi.nlm.nih.gov/articles/PMC9772031/

Autor:	Camelia Munteanu, Betty Schwartz	**Titel:**	The relationship between nutrition and the immune system
von:	University of Agricultural Sciences and Veterinary Medicine Cluj-Napoca, The Hebrew University of Jerusalem	**DOI:**	10.3389/fnut.2022.1082500
Datum:	2022 Dec 8	**Webseite:**	PubMed Central (PMC)
Publisher:	Frontiers in Nutrition		

[s69] - https://pmc.ncbi.nlm.nih.gov/articles/PMC9710406/

Autor:	NURIYE GOKCE, NESLIHAN BASGOZ, SERCAN KENANOGLU, HILAL AKALIN, YUSUF OZKUL, MAHMUT CERKEZ ERGOREN, TOMMASO BECCARI, MATTEO BERTELLI, MUNIS DUNDAR	**Titel:**	An overview of the genetic aspects of hair loss and its connection with nutrition
DOI:	10.15167/2421-4248/jpmh2022.63.2S3.2765	**Datum:**	2022 Oct 17
Webseite:	PubMed Central (PMC)	**Publisher:**	Journal of Preventive Medicine and Hygiene

[s70] - https://pmc.ncbi.nlm.nih.gov/articles/PMC11205075/

Autor:	Luca Pecoraro, Carla Mastrorilli, Stefania Arasi, Simona Barni, Davide Caimmi, Fernanda Chiera, Giulio Dinardo, Serena Gracci, Michele Miraglia Del Giudice, Roberto Bernardini, Arianna Giannetti	**Titel:**	Nutritional and Psychosocial Impact of Food Allergy in Pediatric Age
DOI:	10.3390/life14060695	**Datum:**	2024 May 28
Webseite:	PubMed Central (PMC)	**Publisher:**	Life

[s71] - https://pmc.ncbi.nlm.nih.gov/articles/PMC8152468/

Autor:	Domenico Gargano, Ramapraba Appanna, Antonella Santonicola, Fabio De Bartolomeis, Cristiana Stellato, Antonella Cianferoni, Vincenzo Casolaro, Paola Iovino	**Titel:**	Food Allergy and Intolerance: A Narrative Review on Nutritional Concerns
von:	Allergy and Clinical Immunology Unit, San Giuseppe Moscati Hospital; Department of Medicine, Surgery and Dentistry "Scuola Medica Salernitana", University of Salerno; Division of Allergy and Immunology, The Children's Hospital of Philadelphia, Perelman School of Medicine at University of Pennsylvania	**DOI:**	10.3390/nu13051638
Datum:	2021 May 13	**Webseite:**	PubMed Central (PMC)
Publisher:	Nutrients		

[s72] - https://pmc.ncbi.nlm.nih.gov/articles/PMC10084985/

Autor:	Linda Liang, Clarissa Saunders, Nerses Sanossian	**Titel:**	Food, gut barrier dysfunction, and related diseases: A new target for future individualized disease prevention and management
von:	University of Southern California, Los Angeles, California, USA; Department of Neurology, Medical School of Southern California, Los Angeles, California, USA	**DOI:**	10.1002/fsn3.3229
Datum:	2023 Mar 7	**Webseite:**	PubMed Central (PMC)
Publisher:	Food Science & Nutrition		

[s73] - https://pmc.ncbi.nlm.nih.gov/articles/PMC5466942/

Autor:	Julieanna Hever, Raymond J Cronise	**Titel:**	Plant-based nutrition for healthcare professionals: implementing diet as a primary modality in the prevention and treatment of chronic disease
von:	To Your Health Fitness and Nutrition, Thermogenex	**DOI:**	10.11909/j.issn.1671-5411.2017.05.012
Datum:	2017 May	**Webseite:**	PubMed Central (PMC)
Publisher:	Journal of Geriatric Cardiology : JGC		

[s74] - https://pmc.ncbi.nlm.nih.gov/articles/PMC6899614/

Autor:	D Partridge, K A Lloyd, J M Rhodes, A W Walker, A M Johnstone, B J Campbell	**Titel:**	Food additives: Assessing the impact of exposure to permitted emulsifiers on bowel and metabolic health – introducing the FADiets study
von:	The Rowett Institute, University of Aberdeen; Institute of Translational Medicine, University of Liverpool	**DOI:**	10.1111/nbu.12408
Datum:	2019 Nov 25	**Webseite:**	PubMed Central (PMC)
Publisher:	Nutrition Bulletin		

[s75] - https://pmc.ncbi.nlm.nih.gov/articles/PMC8600158/

Autor:	Victoria Peteliuk, Lesia Rybchuk, Maria Bayliak, Kenneth B Storey, Oleh Lushchak	**Titel:**	Natural sweetener Stevia rebaudiana: Functionalities, health benefits and potential risks
von:	Vasyl Stefanyk Precarpathian National University; Carleton University	**DOI:**	10.17179/excli2021-4211
Datum:	2021 Sep 22	**Webseite:**	PubMed Central (PMC)
Publisher:	EXCLI Journal		

[s76] - https://pmc.ncbi.nlm.nih.gov/articles/PMC6363527/

Autor:	Francisco Javier Ruiz-Ojeda, Julio Plaza-Díaz, Maria Jose Sáez-Lara, Angel Gil	**Titel:**	Effects of Sweeteners on the Gut Microbiota: A Review of Experimental Studies and Clinical Trials
von:	University of Granada, Instituto de Investigación Biosanitaria IBS. GRANADA, CIBEROBN	**DOI:**	10.1093/advances/nmy037
Datum:	2019 Feb 5	**Webseite:**	PubMed Central (PMC)
Publisher:	Oxford University Press		

[s77] - https://pmc.ncbi.nlm.nih.gov/articles/PMC10563692/

Autor:	Qausar Hamed ALKaisy, Jasim S Al-Saadi, Ali Khudhair Jaber AL-Rikabi, Ammar B Altemimi, Mohammad Ali Hesarinejad, Tarek Gamal Abedelmaksoud	**Titel:**	Exploring the health benefits and functional properties of goat milk proteins
DOI:	10.1002/fsn3.3531	**Datum:**	2023 Jun 27
Webseite:	PubMed Central (PMC)	**Publisher:**	Food Science & Nutrition

[s78] - https://pmc.ncbi.nlm.nih.gov/articles/PMC7120678/

Autor:	Christian de Virgilio	**Titel:**	Question Sets and Answers
DOI:	10.1007/978-1-4939-1726-6_59	**Datum:**	2014 Jul 19
Webseite:	PubMed Central (PMC)		

[s79] - https://pmc.ncbi.nlm.nih.gov/articles/PMC5384531/

Autor: Guillaume Pouessel, Claire Claverie, Julien Labreuche, Jean-Marie Renaudin, Aimée Dorkenoo, Mireille Eb, Anne Moneret-Vautrin, Antoine Deschildre, Stephane Leteurtre, Linus Grabenhenrich, Margitta Worm, Sabine Dölle, Kathrin Scherer, Isidor Hutteger, Morten Christensen, Carsten Bindslev-Jensen, Charlotte Mortz, Esben Eller, Henrik Fomsgaard Kjaer, Leonor Carneiro-Leão, Jenny Badas, Alice Coimbra, Dikla Pivko Levy, Moshe Ben-Shoshan, Ayelet Rimon, Shira Benor, Nicolette J T Arends, Nikki Edelbroek, Hans de Groot, Joyce A M Emons, H Kim A Brand, Dirk Verhoeven, Leonieke N van Veen, Nicolette W de Jong, Geunwoong Noh, Eun Ha Jang, Mariona Pascal, Olga Dominguez, Mò nica Piquer, Montserrat Alvaro, Rosa Jimenez-Feijoo, Jaime Lozano, Adriana Machinena

Titel: Abstracts from the Food Allergy and Anaphylaxis Meeting 2016

Webseite: PMC

[s80] - https://pmc.ncbi.nlm.nih.gov/articles/PMC5647120/

Autor: Gauree G Konijeti, NaMee Kim, James D Lewis, Shauna Groven, Anita Chandrasekaran, Sirisha Grandhe, Caroline Diamant, Emily Singh, Glenn Oliveira, Xiaoyun Wang, Bhuvan Molparia, Ali Torkamani

Titel: Efficacy of the Autoimmune Protocol Diet for Inflammatory Bowel Disease

DOI: 10.1097/MIB.0000000000001221

Datum: 2017 Aug 29

Webseite: PubMed Central (PMC)

Publisher: Inflammatory Bowel Diseases

[s81] - https://pmc.ncbi.nlm.nih.gov/articles/PMC9817715/

Autor: Aditi Saha, Isabella Dreyfuss, Humaira Sarfraz, Mark Friedman, Joseph Markowitz

Titel: Dietary Considerations for Inflammatory Bowel Disease Are Useful for Treatment of Checkpoint Inhibitor-Induced Colitis

von: H. Lee Moffitt Cancer Center and Research Institute

DOI: 10.3390/cancers15010084

Datum: 2022 Dec 23

Webseite: PubMed Central (PMC)

Publisher: MDPI

[s82] - https://pmc.ncbi.nlm.nih.gov/articles/PMC5647120/

Autor:	Gauree G Konijeti, NaMee Kim, James D Lewis, Shauna Groven, Anita Chandrasekaran, Sirisha Grandhe, Caroline Diamant, Emily Singh, Glenn Oliveira, Xiaoyun Wang, Bhuvan Molparia, Ali Torkamani	**Titel:**	Efficacy of the Autoimmune Protocol Diet for Inflammatory Bowel Disease
DOI:	10.1097/MIB.0000000000001221	**Datum:**	2017 Aug 29
Webseite:	PubMed Central (PMC)	**Publisher:**	Inflammatory Bowel Diseases

[s83] - https://pmc.ncbi.nlm.nih.gov/articles/PMC8955724/

Autor:	Panagiotis Stoiloudis, Evangelia Kesidou, Christos Bakirtzis, Styliani-Aggeliki Sintila, Natalia Konstantinidou, Marina Boziki, Nikolaos Grigoriadis	**Titel:**	The Role of Diet and Interventions on Multiple Sclerosis: A Review
von:	2nd Department of Neurology, AHEPA Hospital, Faculty of Health Sciences, Aristotle University of Thessaloniki, 54636 Thessaloniki, Greece	**DOI:**	10.3390/nu14061150
Datum:	2022 Mar 9	**Webseite:**	PubMed Central (PMC)
Publisher:	Nutrients		

[s84] - https://pmc.ncbi.nlm.nih.gov/articles/PMC8620243/

Autor:	Camilla Barbero Mazzucca, Davide Raineri, Giuseppe Cappellano, Annalisa Chiocchetti	**Titel:**	How to Tackle the Relationship between Autoimmune Diseases and Diet: Well Begun Is Half-Done
von:	Università del Piemonte Orientale	**DOI:**	10.3390/nu13113956
Datum:	2021 Nov 5	**Webseite:**	PubMed Central (PMC)

[s85] - https://pmc.ncbi.nlm.nih.gov/articles/PMC6592837/

Autor:	Robert D Abbott, Adam Sadowski, Angela G Alt	**Titel:**	Efficacy of the Autoimmune Protocol Diet as Part of a Multi-disciplinary, Supported Lifestyle Intervention for Hashimoto's Thyroiditis
DOI:	10.7759/cureus.4556	**Datum:**	2019 Apr 27
Webseite:	PubMed Central (PMC)	**Publisher:**	Cureus

[s86] - https://www.ncbi.nlm.nih.gov/pmc/articles/PMC8464906/

Autor:	Carlijn A Wagenaar, Marieke van de Put, Michelle Bisschops, Wendy Walrabenstein, Catharina S de Jonge, Hilde Herrema, Dirkjan van Schaardenburg	**Titel:**	The Effect of Dietary Interventions on Chronic Inflammatory Diseases in Relation to the Microbiome: A Systematic Review
DOI:	10.3390/nu13093208	**Datum:**	2021 Sep 15
Webseite:	PubMed Central (PMC)	**Publisher:**	Nutrients

[s87] - https://pmc.ncbi.nlm.nih.gov/articles/PMC8620243/

Autor:	Camilla Barbero Mazzucca, Davide Raineri, Giuseppe Cappellano, Annalisa Chiocchetti	**Titel:**	How to Tackle the Relationship between Autoimmune Diseases and Diet: Well Begun Is Half-Done
von:	Università del Piemonte Orientale	**DOI:**	10.3390/nu13113956
Datum:	2021 Nov 5	**Webseite:**	PubMed Central (PMC)
Publisher:	MDPI		

[s88] - https://pmc.ncbi.nlm.nih.gov/articles/PMC7284442/

Autor:	Chiara Gioia, Bruno Lucchino, Maria Grazia Tarsitano, Cristina Iannuccelli, Manuela Di Franco	**Titel:**	Dietary Habits and Nutrition in Rheumatoid Arthritis: Can Diet Influence Disease Development and Clinical Manifestations?
von:	Sapienza University of Rome	**DOI:**	10.3390/nu12051456
Datum:	2020 May 18	**Webseite:**	PubMed Central (PMC)
Publisher:	Nutrients		

[s89] - https://pmc.ncbi.nlm.nih.gov/articles/PMC10496934/

Autor:	Shubhangi Singh, Swarupa Chakole, Suyash Agrawal, Nidhi Shetty, Roshan Prasad, Tejaswee Lohakare, Mayur Wanjari, Seema Yelne	**Titel:**	A Comprehensive Review of Upper Gastrointestinal Symptom Management in Autoimmune Gastritis: Current Insights and Future Directions
von:	Jawaharlal Nehru Medical College, Datta Meghe Institute of Higher Education and Research, Wardha, IND	**DOI:**	10.7759/cureus.43418
Datum:	2023 Aug 13	**Webseite:**	PubMed Central (PMC)
Publisher:	Cureus		

[s90] - https://pmc.ncbi.nlm.nih.gov/articles/PMC8531728/

Autor:	Tianyi Shao, Henu Kumar Verma, Babita Pande, Vincenzo Costanzo, Weibing Ye, Yuyan Cai, L V K S Bhaskar	**Titel:**	Physical Activity and Nutritional Influence on Immune Function: An Important Strategy to Improve Immunity and Health Status
DOI:	10.3389/fphys.2021.751374	**Datum:**	2021 Oct 8
Webseite:	PubMed Central (PMC)	**Publisher:**	Frontiers in Physiology

[s91] - https://pmc.ncbi.nlm.nih.gov/articles/PMC9772031/

Autor:	Camelia Munteanu, Betty Schwartz	**Titel:**	The relationship between nutrition and the immune system
DOI:	10.3389/fnut.2022.1082500	**Datum:**	2022 Dec 8
Webseite:	PubMed Central (PMC)	**Publisher:**	Frontiers in Nutrition

[s92] - https://pmc.ncbi.nlm.nih.gov/articles/PMC8620243/

Autor:	Camilla Barbero Mazzucca, Davide Raineri, Giuseppe Cappellano, Annalisa Chiocchetti	**Titel:**	How to Tackle the Relationship between Autoimmune Diseases and Diet: Well Begun Is Half-Done
von:	Università del Piemonte Orientale	**DOI:**	10.3390/nu13113956
Datum:	2021 Nov 5	**Webseite:**	PubMed Central (PMC)
Publisher:	MDPI		

[s93] - https://pmc.ncbi.nlm.nih.gov/articles/PMC10496934/

Autor:	Shubhangi Singh, Swarupa Chakole, Suyash Agrawal, Nidhi Shetty, Roshan Prasad, Tejaswee Lohakare, Mayur Wanjari, Seema Yelne	**Titel:**	A Comprehensive Review of Upper Gastrointestinal Symptom Management in Autoimmune Gastritis: Current Insights and Future Directions
von:	Jawaharlal Nehru Medical College, Datta Meghe Institute of Higher Education and Research; Smt. Radhikabai Meghe Memorial College of Nursing, Datta Meghe Institute of Higher Education and Research; Shalinitai Meghe College of Nursing, Datta Meghe Institute of Higher Education and Research	**DOI:**	10.7759/cureus.43418
Datum:	2023 Aug 13	**Webseite:**	PubMed Central (PMC)
Publisher:	Cureus		

[s94] - https://pmc.ncbi.nlm.nih.gov/articles/PMC9921002/

Autor:	Sareen S Gropper	**Titel:**	The Role of Nutrition in Chronic Disease
von:	Christine E. Lynn College of Nursing, Florida Atlantic University	**DOI:**	10.3390/nu15030664
Datum:	2023 Jan 28	**Webseite:**	PubMed Central (PMC)
Publisher:	Nutrients		

[s95] - https://pmc.ncbi.nlm.nih.gov/articles/PMC8955724/

Autor:	Panagiotis Stoiloudis, Evangelia Kesidou, Christos Bakirtzis, Styliani-Aggeliki Sintila, Natalia Konstantinidou, Marina Boziki, Nikolaos Grigoriadis	**Titel:**	The Role of Diet and Interventions on Multiple Sclerosis: A Review
von:	2nd Department of Neurology, AHEPA Hospital, Faculty of Health Sciences, Aristotle University of Thessaloniki	**DOI:**	10.3390/nu14061150
Datum:	2022 Mar 9	**Webseite:**	PubMed Central (PMC)
Publisher:	MDPI		

[s96] - https://pmc.ncbi.nlm.nih.gov/articles/PMC9721046/

Autor:	Ewa Czubek, Klaudia Alcer, Mirjana Varjacic, Piotr Romaniuk	**Titel:**	The importance and effectiveness of nutritional counselling in patients with autoimmune thyroid diseases in Poland
von:	Medical University of Silesia, University of Kragujevac, National Library of Medicine (NLM), National Institutes of Health (NIH), Department of Health and Human Services (HHS)	**DOI:**	10.1186/s12962-022-00397-6
Datum:	2022 Dec 5	**Webseite:**	PubMed Central (PMC)
Publisher:	Cost Effectiveness and Resource Allocation : C/E		

[s97] - https://pmc.ncbi.nlm.nih.gov/articles/PMC8620243/
Autor: Camilla Barbero Mazzucca, Davide Raineri, Giuseppe Cappellano, Annalisa Chiocchetti
Titel: How to Tackle the Relationship between Autoimmune Diseases and Diet: Well Begun Is Half-Done
von: Università del Piemonte Orientale
DOI: 10.3390/nu13113956
Datum: 2021 Nov 5
Webseite: PubMed Central (PMC)
Publisher: Nutrients

[s98] - https://pmc.ncbi.nlm.nih.gov/articles/PMC2647073/
Autor: Denise Holtzman, Jeanmarie Burke
Titel: Nutritional counseling in the chiropractic practice: a survey of New York practitioners
von: New York Chiropractic College
DOI: 10.1016/j.jcme.2007.02.008
Datum: 2007
Webseite: PubMed Central (PMC)
Publisher: Journal of Chiropractic Medicine

[s99] - https://www.myrescuemd.com/nutritionist-salt-lake-city-ut/
Titel: Registered Dietitian Nutritionist Salt Lake City,UT
von: RescueMD
Datum: 2024-11-21
Webseite: myrescuemd.com
Publisher: RescueMD

[s100] - https://www.mdpi.com/2072-6643/16/22/3961
Autor: Aleksandra Anna Kajdas, Agnieszka Żebrowska, Anna Zalewska-Janowska, Aneta Czerwonogrodzka-Senczyna
Titel: The Role of Nutrition in the Pathogenesis and Treatment of Autoimmune Bullous Diseases—A Narrative Review
von: Multidisciplinary Digital Publishing Institute
DOI: 10.3390/nu16223961
Datum: 2024-11-20
Webseite: mdpi.com
Publisher: Multidisciplinary Digital Publishing Institute

[s101] - https://ods.od.nih.gov/factsheets/Selenium-HealthProfessional/
Titel: Selenium - Health Professional Fact Sheet
von: Office of Dietary Supplements, National Institutes of Health (NIH)
Datum: Fri, 14 Feb 2025
Webseite: ods.od.nih.gov

[s102] - https://pmc.ncbi.nlm.nih.gov/articles/PMC9101513/
Autor: Yana Danailova, Tsvetelina Velikova, Georgi Nikolaev, Zorka Mitova, Alexander Shinkov, Hristo Gagov, Rossitza Konakchieva
Titel: Nutritional Management of Thyroiditis of Hashimoto
DOI: 10.3390/ijms23095144
Datum: 2022 May 5
Webseite: PubMed Central (PMC)
Publisher: International Journal of Molecular Sciences

[s103] - https://ods.od.nih.gov/factsheets/ImmuneFunction-HealthProfessional/
Titel: Dietary Supplements for Immune Function and Infectious Diseases - Health Professional Fact Sheet
von: National Institutes of Health (NIH)
Datum: Sat, 15 Feb 2025
Webseite: Office of Dietary Supplements (ODS)
Publisher: ods.od.nih.gov

[s104] - https://pmc.ncbi.nlm.nih.gov/articles/PMC7213601/

Autor:	Annelise Madison, Janice K Kiecolt-Glaser	**Titel:**	Stress, depression, diet, and the gut microbiota: human–bacteria interactions at the core of psychoneuroimmunology and nutrition
von:	National Library of Medicine (NLM); National Institutes of Health (NIH)	**DOI:**	10.1016/j.cobeha.2019.01.011
Datum:	2019 Mar 25	**Webseite:**	PubMed Central (PMC)

[s105] - https://pmc.ncbi.nlm.nih.gov/articles/PMC9101513/

Autor:	Yana Danailova, Tsvetelina Velikova, Georgi Nikolaev, Zorka Mitova, Alexander Shinkov, Hristo Gagov, Rossitza Konakchieva	**Titel:**	Nutritional Management of Thyroiditis of Hashimoto
DOI:	10.3390/ijms23095144	**Datum:**	2022 May 5
Webseite:	PubMed Central (PMC)	**Publisher:**	International Journal of Molecular Sciences

[s106] - https://pmc.ncbi.nlm.nih.gov/articles/PMC7284442/

Autor:	Chiara Gioia, Bruno Lucchino, Maria Grazia Tarsitano, Cristina Iannuccelli, Manuela Di Franco	**Titel:**	Dietary Habits and Nutrition in Rheumatoid Arthritis: Can Diet Influence Disease Development and Clinical Manifestations?
von:	Dipartimento di Scienze Cliniche, Internistiche, Anestesiologiche e Cardiovascolari-Reumatologia, Sapienza University of Rome; Dipartimento di Medicina Sperimentale, Sapienza University of Rome	**DOI:**	10.3390/nu12051456
Datum:	2020 May 18	**Webseite:**	PubMed Central (PMC)
Publisher:	Nutrients		

[s107] - https://pmc.ncbi.nlm.nih.gov/articles/PMC5647120/

Autor:	Gauree G Konijeti, NaMee Kim, James D Lewis, Shauna Groven, Anita Chandrasekaran, Sirisha Grandhe, Caroline Diamant, Emily Singh, Glenn Oliveira, Xiaoyun Wang, Bhuvan Molparia, Ali Torkamani	**Titel:**	Efficacy of the Autoimmune Protocol Diet for Inflammatory Bowel Disease
DOI:	10.1097/MIB.0000000000001221	**Datum:**	2017 Aug 29
Webseite:	PubMed Central (PMC)		

[s108] - https://pmc.ncbi.nlm.nih.gov/articles/PMC10057655/

Autor:	Antonina Kurowska, Wojciech Ziemichód, Mariola Herbet, Iwona Pią tkowska-Chmiel	**Titel:**	The Role of Diet as a Modulator of the Inflammatory Process in the Neurological Diseases
von:	Medical University of Lublin	**DOI:**	10.3390/nu15061436
Datum:	2023 Mar 16	**Webseite:**	PMC (PubMed Central)
Publisher:	MDPI		

[s109] - https://pmc.ncbi.nlm.nih.gov/articles/PMC5426415/

Autor:	Waqas Sami, Tahir Ansari, Nadeem Shafique Butt, Mohd Rashid Ab Hamid	**Titel:**	Effect of diet on type 2 diabetes mellitus: A review
Datum:	2017 Apr-Jun	**Webseite:**	PubMed Central (PMC)
Publisher:	International Journal of Health Sciences		

[s110] - https://pmc.ncbi.nlm.nih.gov/articles/PMC10720671/

Autor:	Anil Patani, Deepak Balram, Virendra Kumar Yadav, Kuang-Yow Lian, Ashish Patel, Dipak Kumar Sahoo	**Titel:**	Harnessing the power of nutritional antioxidants against adrenal hormone imbalance-associated oxidative stress
DOI:	10.3389/fendo.2023.1271521	**Datum:**	2023 Nov 30
Webseite:	PubMed Central (PMC)	**Publisher:**	Frontiers in Endocrinology

[s111] - https://pmc.ncbi.nlm.nih.gov/articles/PMC10176046/

Autor:	Idris Zubairu Sadiq	**Titel:**	Lifestyle medicine as a modality for prevention and management of chronic diseases
DOI:	10.1016/j.jtumed.2023.04.001	**Datum:**	2023 Apr 15
Webseite:	PubMed Central (PMC)	**Publisher:**	Journal of Taibah University Medical Sciences

[s112] - https://www.ncbi.nlm.nih.gov/books/NBK540989/

Autor:	Sarosh Vaqar, Karen B. Shackelford	**Titel:**	Pernicious Anemia
von:	StatPearls Publishing	**Datum:**	2023/05/08
Webseite:	NCBI Bookshelf	**Publisher:**	StatPearls Publishing

[s113] - https://pmc.ncbi.nlm.nih.gov/articles/PMC9101513/

Autor:	Yana Danailova, Tsvetelina Velikova, Georgi Nikolaev, Zorka Mitova, Alexander Shinkov, Hristo Gagov, Rossitza Konakchieva	**Titel:**	Nutritional Management of Thyroiditis of Hashimoto
DOI:	10.3390/ijms23095144	**Datum:**	2022 May 5
Webseite:	PubMed Central (PMC)	**Publisher:**	International Journal of Molecular Sciences

[s114] - https://pmc.ncbi.nlm.nih.gov/articles/PMC10880862/

Autor:	Maria Nieves Garcia-Casal, Omar Dary, Maria Elena Jefferds, Sant-Rayn Pasricha	**Titel:**	Diagnosing anemia: Challenges selecting methods, addressing underlying causes, and implementing actions at the public health level
DOI:	10.1111/nyas.14996	**Datum:**	2023 Apr 15
Webseite:	PubMed Central (PMC)	**Publisher:**	Annals of the New York Academy of Sciences

[s115] -
https://www.nia.nih.gov/health/healthy-eating-nutrition-and-diet/healthy-meal-planning-tips-older-adults

Titel:	Healthy Meal Planning: Tips for Older Adults	**von:**	National Institute on Aging
Webseite:	National Institute on Aging		

[s116] - https://pmc.ncbi.nlm.nih.gov/articles/PMC5426415/

Autor:	Waqas Sami, Tahir Ansari, Nadeem Shafique Butt, Mohd Rashid Ab Hamid	**Titel:**	Effect of diet on type 2 diabetes mellitus: A review
von:	Universiti Malaysia Pahang; Majmaah University; King Abdulaziz University	**Datum:**	2017 Apr-Jun
Webseite:	PubMed Central (PMC)	**Publisher:**	International Journal of Health Sciences

Bild-Quellen

Die nicht aufgelisteten Bilder stammen entweder aus eigener Erstellung oder wurden mit entsprechender Lizenz erworben. Für diese Bilder sind alle Rechte vorbehalten.

Für alle anderen, hier aufgelisteten Bilder gilt:
Keines der Bilder wurde verändert, lediglich die Auflösung wurde angepasst. In der eBook-Version wurden die Bilder zu nummerierten Collagen zusammengestellt. Alle Bilder unterliegen weiterhin ihrer ursprünglichen Lizenz und werden gemäß ihrer jeweiligen Lizenzbestimmungen verwendet. Sollten Sie Fehler bei der Zuordnung oder andere Unstimmigkeiten entdecken, kontaktieren Sie uns bitte.

Datum der finalen Bildprüfung: 2025-02-18.

Verwendete Lizenz

CC0	http://creativecommons.org/publicdomain/zero/1.0/deed.en

Bildnachweise

[i1] - 001_001_001_image_immunzelle.jpeg
https://upload.wikimedia.org/wikipedia/commons/8/82/SEM_blood_cells.jpg

Date:	Date	**von:**	Tm
Künstler:	Bruce Wetzel (photographer). Harry Schaefer (photographer)	**License:**	Public domain

[i2] - 001_001_001_image_omega3fettsaeuren.jpeg
https://upload.wikimedia.org/wikipedia/commons/f/fb/Sunsplash_omega3_leinsameno.jpg

Date:	2005-08-07	**von:**	VisualBeo
Künstler:	Christian H.	**License:**	Public domain

[i3] - 001_001_001_image_mikrobiota.jpeg
https://upload.wikimedia.org/wikipedia/commons/6/6c/Bacteroides_biacutis_01.jpg

Date:	2007-03-29	**von:**	Angusmclellan
Künstler:	US gov	**License:**	Public domain

[i4] - 001_001_002_image_antioxidantien.jpeg
https://upload.wikimedia.org/wikipedia/commons/3/3c/Glutathione-3D-vdW.png

Date:	2007-06-24	**von:**	dodekairaamen
Künstler:	Ben Mills	**License:**	Public domain

[i5] - 001_001_002_image_kurzkettige_fettsaeuren.jpeg
https://upload.wikimedia.org/wikipedia/commons/3/32/Valeric-acid-3D-balls-B.png
Date: 2010-08-01 **von:** Jynto
License: Public domain

[i6] - 001_001_003_image_phytonaehrstoffe.jpeg
https://upload.wikimedia.org/wikipedia/commons/4/46/Bureau_of_Chemistry_Phytochemical_Laboratory_-_DPLA_-_4c67f498d16765ead99c84938171cff4.jpg
Date: 1916 **von:** DPLA bot
Künstler: United States. Food and Drug Administration **License:** Public domain

---

[i7] - 001_002_001_image_huelsenfruechte.jpeg
https://upload.wikimedia.org/wikipedia/commons/e/e7/Various_legumes.jpg
Date: 2013-12-13 **von:** FarnhamJ
Künstler: Keith Weller, Agricultural Research Service, USDA **License:** Public domain

---

[i8] - 001_002_001_image_naehrstoffdefizit.jpeg
https://upload.wikimedia.org/wikipedia/commons/2/26/Pink_dandelion.jpg
Date: 2013-10-31 **von:** Natr
License: CC0

[i9] - 001_002_001_image_transfette.jpeg
https://upload.wikimedia.org/wikipedia/commons/d/d4/Avoiding_Trans_Fat.png
Date: 2015-06-11 **von:** Reginarolague
Künstler: The U.S. Food and Drug Administration **License:** Public domain

---

[i10] - 001_002_002_image_meeresfruechte.jpeg
https://upload.wikimedia.org/wikipedia/commons/4/45/Seafood_Linguine_%40_the_Caledonian_Hotel%2C_North_Adelaide_20240903-130351.jpg
Date: 2024-09-03 **von:** RegionVisitor90
License: CC0

[i11] - 001_002_002_image_olivenoel.jpeg
https://upload.wikimedia.org/wikipedia/commons/9/9e/Olive_Oil_%28Unsplash%29.jpg
Date: 2016-09-27 **von:** Fae
Künstler: robertina **License:** CC0

[i12] - 001_002_002_image_tumornekrosefaktoralpha.jpeg
https://upload.wikimedia.org/wikipedia/commons/d/d0/TNF-alpha.png
Date: 2009-05-15 **von:** Doxepine
License: Public domain

[i13] - 001_002_002_image_vollkornprodukte.jpeg
https://upload.wikimedia.org/wikipedia/commons/f/f5/QuinoaGrains.jpg
Date: 2008-04-09 **von:** Ben pcc
Künstler: User:Ben_pcc **License:** Public domain

[i14] - 001_002_003_image_ingwer.jpeg
https://upload.wikimedia.org/wikipedia/commons/a/a2/Ginger-cross-section.jpg
Date: 31 March 2007 **von:** Snarkmaster
License: Public domain

[i15] - 001_002_003_image_zimt.jpeg
https://upload.wikimedia.org/wikipedia/commons/d/db/Cinnamon_sticks_%282%29.jpg
Date: 2024-04-09 **von:** Fumikas Sagisavas
License: CC0

[i16] - 001_003_002_image_interleukin2.jpeg
https://upload.wikimedia.org/wikipedia/commons/8/87/IL2_Crystal_Structure.png

Date:	2006-10-12	**von:**	Sedmic
Künstler:	Ramin Herati	**License:**	Public domain

[i17] - 001_003_002_image_lymphozyt.jpeg
https://upload.wikimedia.org/wikipedia/commons/8/89/SEM_Lymphocyte.jpg

Date:	1976-09-20	**von:**	DO11.10
License:	Public domain		

[i18] - 001_003_002_image_hashimotothyreoiditis.jpeg
https://upload.wikimedia.org/wikipedia/commons/f/f9/Hashimoto_Thyroiditis.jpg

Date:	2010-08-30	**von:**	Schomynv
License:	Public domain		

[i19] - 001_003_003_image_carotinoide.jpeg
https://upload.wikimedia.org/wikipedia/commons/1/14/Pumpkin_Pie.jpg

Date:	2012-03-11	**von:**	Jean-Frédéric
Künstler:	Peggy Greb	**License:**	Public domain

[i20] - 002_001_001_image_eier.jpeg
https://upload.wikimedia.org/wikipedia/commons/8/8f/Eggs_and_French_fries.jpg

Date:	2023-09-11	**von:**	Doglover41
License:	CC0		

[i21] - 002_001_001_image_kokosoel.jpeg
https://upload.wikimedia.org/wikipedia/commons/2/2a/JUKEG_COCONUT_OIL.jpg

Date:	2024-09-12	**von:**	Jukegventures
License:	CC0		

[i22] - 002_001_001_image_leber.jpeg
https://upload.wikimedia.org/wikipedia/commons/6/67/Beef%2BLiver.jpg

Date:	2024-07-19	**von:**	Lucia Skhosana
Künstler:	Unknown authorUnknown author	**License:**	CC0

[i23] - 002_001_001_image_spinat.jpeg
https://upload.wikimedia.org/wikipedia/commons/2/25/Classic_spinach_salad.jpg

Date:	2024-04-16	**von:**	Valereee
License:	CC0		

[i24] - 002_001_003_image_blutzuckerspiegel.jpeg
https://upload.wikimedia.org/wikipedia/commons/f/f7/Testing_Blood_Sugar_Levels.jpg

Date:	2015-05-20	**von:**	Laurajohnson09
Künstler:	Reversing Your Diabetes Today	**License:**	CC0

[i25] - 002_001_003_image_gemuesesmoothie.jpeg
https://upload.wikimedia.org/wikipedia/commons/0/0c/Kiwi_Smoothie.jpg

Date:	2018-05-15	**von:**	LukeTriton
Künstler:	rawpixel.com	**License:**	CC0

[i26] - 002_001_003_image_heisshungerattacken.jpeg
https://upload.wikimedia.org/wikipedia/commons/d/d2/Cravings_%28Unsplash%29.jpg

Date:	Taken	**von:**	Fae
Künstler:	brookelark	**License:**	CC0

[i27] - 002_001_003_image_naehrstoffzufuhr.jpeg
https://upload.wikimedia.org/wikipedia/commons/1/19/Diet-ge013ccb43_1920.jpg

Date:	2015-01-31	**von:**	Billy593pts
Künstler:	Stevepb	**License:**	CC0

[i28] - 002_001_003_image_proteinpulver.jpeg
https://upload.wikimedia.org/wikipedia/commons/1/1b/Osaka_protein_shaker.jpg
Date: 2011-03-08 **von:** Karnaz
License: CC0

[i29] - 002_002_001_image_betacarotin.jpeg
https://upload.wikimedia.org/wikipedia/commons/6/65/Beta-Carotene-3D-spacefill.png
Date: 2011-01-27 **von:** Jynto
License: CC0

[i30] - 002_002_001_image_vitamin_a.jpeg
https://upload.wikimedia.org/wikipedia/commons/9/9e/Retinol_3D_balls.png
Date: 2011-06-15 **von:** Jynto
License: CC0

[i31] - 002_002_001_image_einwecken.jpeg
https://upload.wikimedia.org/wikipedia/commons/4/43/Strawberry_jam_%28home_preservation%29.jpg
Date: 2016-04-27 **von:** Ser Amantio di Nicolao
Künstler: Nutrition, Food Safety & Health **License:** CC0

[i32] - 002_002_001_image_kohlendioxid.jpeg
https://upload.wikimedia.org/wikipedia/commons/3/35/Carbon_dioxide_structure.png
Date: 2/21/10 **von:** Benji9072
License: Public domain

[i33] - 002_002_002_image_brokkoli.jpeg
https://upload.wikimedia.org/wikipedia/commons/4/4f/Basket_of_broccoli_in_Singapore_market.jpg
Date: 2009-09-05 **von:** File Upload Bot (Magnus Manske)
Künstler: David **License:** Public domain

[i34] - 002_002_002_image_leinoel.jpeg
https://upload.wikimedia.org/wikipedia/commons/9/9e/Flaxseed_is_fed_into_a_battery_of_five-roller_grinders%2C_the_first_step_in_extracting_linseed_oil_-_NARA_-_283916.jpg
Date: circa **von:** US National Archives bot
Künstler: class="fn value"> Unknown authorUnknown author or not provided **License:** Public domain

---

[i35] - 002_002_002_image_walnuss.jpeg
https://upload.wikimedia.org/wikipedia/commons/1/1b/Juglans_regia_2009_G2.jpg
Date: 2009-06-25 **von:** George Chernilevsky
License: Public domain

[i36] - 002_002_003_image_chutney.jpeg
https://upload.wikimedia.org/wikipedia/commons/b/bb/Jars_of_Welsh_chutney_and_preserves.jpg
Date: 2010-09 **von:** Vouliagmeni
License: Public domain

[i37] - 002_002_003_image_kefir.jpeg
https://upload.wikimedia.org/wikipedia/commons/2/25/Kefir-insieme.jpg
Date: 2007-09-09 **von:** Bermas66~commonswiki
Künstler: Bermas66 **License:** Public domain

[i38] - 002_002_003_image_kimchi.jpeg
https://upload.wikimedia.org/wikipedia/commons/b/b2/Kimchi_pancake_-_Korpan_2023-07-03.jpg
Date: 2023-07-03 **von:** Onthewings
Künstler: Andy Li **License:** CC0

[i39] - 002_002_003_image_sauerkraut.jpeg
https://upload.wikimedia.org/wikipedia/commons/6/61/German_sausages_in_Tokyo%2C_plus_sauerkraut_and_mustard.jpg

Date:	3 October 2020	**von:**	Syced
License:	CC0		

[i40] - 002_003_001_image_daempfen.jpeg
https://upload.wikimedia.org/wikipedia/commons/6/6a/Steaming_frozen_food_1.jpg

Date:	4 April 2009, 11:52:49	**von:**	Sameboat
License:	Public domain		

[i41] - 002_003_001_image_mikrowellenkochen.jpeg
https://upload.wikimedia.org/wikipedia/commons/6/6d/Stove_oven_combination_and_microwave_oven.jpg

Date:	2010-01-16	**von:**	Northamerica1000
Künstler:	Tomwsulcer	**License:**	CC0

[i42] - 002_003_001_image_vitamin_c.jpeg
https://upload.wikimedia.org/wikipedia/commons/d/dd/Vitamin_C_%281989_calendar_march%29.jpg

Date:	1989-01	**von:**	Fae
Künstler:	Bill Branson (Photographer)	**License:**	Public domain

[i43] - 002_003_002_image_blanchieren.jpeg
https://upload.wikimedia.org/wikipedia/commons/e/e9/Blanched_almonds.jpg

Date:	2009-10-26	**von:**	Nadiatalent
License:	Public domain		

[i44] - 002_003_003_image_einfrieren.jpeg
https://upload.wikimedia.org/wikipedia/commons/4/47/Refrigerator_with_frozen_foods_in_Sailor_House_%281%29.jpg

Date:	2022-02-19	**von:**	Onthewings
Künstler:	Andy Li	**License:**	CC0

[i45] - 002_003_003_image_eintoepfe.jpeg
https://upload.wikimedia.org/wikipedia/commons/4/41/Cream_Stew_001.jpg

Date:	2021-07-20	**von:**	Ocdp
License:	CC0		

[i46] - 002_003_003_image_vorkochen.jpeg
https://upload.wikimedia.org/wikipedia/commons/7/70/Cooking_pot_MET_me34_107_27.jpg

Date:	circa III–VII century A.D.	**von:**	Pharos
License:	CC0		

[i47] - 003_001_001_image_ballaststoffe.jpeg
https://upload.wikimedia.org/wikipedia/commons/3/3d/Fruit%2C_Vegetables_and_Grain_NCI_Visuals_Online.jpg

Date:	1989	**von:**	Lobo
Künstler:	Unknown authorUnknown author	**License:**	Public domain

[i48] - 003_001_002_image_proteinprofil.jpeg
https://upload.wikimedia.org/wikipedia/commons/7/77/FDA_Center_for_Food_Safety_%26_Applied_Nutrition_%28CFSAN%29_6540_%288754867859%29.jpg

Date:	2013-04-10	**von:**	Vanished Account Byeznhpyxeuztibuo
Künstler:	The U.S. Food and Drug Administration	**License:**	Public domain

[i49] - 003_002_001_image_pemphigus.jpeg
https://upload.wikimedia.org/wikipedia/commons/8/87/Pemphigus_vulgaris.jpg

Date:	2024-11-24	**von:**	Sajid Sharif
License:	CC0		

[i50] - 003_002_001_image_autoimmunthyreoiditis.jpeg
https://upload.wikimedia.org/wikipedia/commons/d/df/Histopathology_of_non-specific_chronic_thyroiditis.jp
g

Date:	2023-01-08	**von:**	Mikael Häggström
License:	CC0		

[i51] - 003_002_002_image_nahrungsmittelallergen.jpeg
https://upload.wikimedia.org/wikipedia/commons/b/bb/Hives_on_back.jpg

Date:	2008-07-22	**von:**	Brigban
Künstler:	DLdoubleE	**License:**	Public domain

[i52] - 003_003_001_image_stevia_rebaudiana.jpeg
https://upload.wikimedia.org/wikipedia/commons/0/0f/Stevia_rebaudiana_%28potted_plant%29.jpg

Date:	2010-10-17	**von:**	Gabriela Ruellan
Künstler:	Gabriela F. Ruellan	**License:**	CC0

[i53] - 003_003_002_image_buchweizen.jpeg
https://upload.wikimedia.org/wikipedia/commons/e/e1/Fagopyrum_sagittatum.jpg

Date:	2008-09-04	**von:**	Atilin
License:	Public domain		

[i54] - 003_003_002_image_hirse.jpeg
https://upload.wikimedia.org/wikipedia/commons/f/f0/Grain_millet%2C_early_grain_fill%2C_Tifton%2C_7-3-02.jpg

Date:	2005-10-29	**von:**	Dlanglois
License:	Public domain		

[i55] - 003_003_002_image_quinoa.jpeg
https://upload.wikimedia.org/wikipedia/commons/1/16/Bolivian_tricolor_quinoa_%282%29.jpg

Date:	2024-04-09	**von:**	Fumikas Sagisavas
License:	CC0		

[i56] - 003_003_002_image_sorghum.jpeg
https://upload.wikimedia.org/wikipedia/commons/d/df/Sorghum.jpg

Date:	before	**von:**	Slomox
Künstler:	Larry Rana, USDA	**License:**	Public domain

[i57] - 003_003_003_image_cashew.jpeg
https://upload.wikimedia.org/wikipedia/commons/4/4d/Macadamia_nut_milk_1.jpg

Date:	2022-06-13	**von:**	Mx. Granger
License:	CC0		

[i58] - 003_003_003_image_erbse.jpeg
https://upload.wikimedia.org/wikipedia/commons/8/85/Pea_protein_milk_with_yellow_split_peas.jpg

Date:	2020-07-26	**von:**	Mx. Granger
License:	CC0		

[i59] - 003_003_003_image_hafer.jpeg
https://upload.wikimedia.org/wikipedia/commons/3/3a/Field_with_mixed_intercropping_of_oat_and_rye.jpg

Date:	2018-07-10	**von:**	W.carter
License:	CC0		

[i60] - 003_003_003_image_kokosnuss.jpeg
https://upload.wikimedia.org/wikipedia/commons/3/3d/Coconut_palm_trees_Limewashed_-_In_Coimbatore_District.jpg

Date:	2018-12-21	**von:**	Deadrat
Künstler:	deadrat	**License:**	CC0

[i61] - 003_003_003_image_mandel.jpeg
https://upload.wikimedia.org/wikipedia/commons/4/4d/Almonds02.jpg

Date:	2006-08-09	**von:**	Danielle dk
Künstler:	Danielle_dk	**License:**	Public domain

[i62] - 003_003_003_image_reis.jpeg
https://upload.wikimedia.org/wikipedia/commons/a/af/Rice_milk.jpg

Date:	2018-01-29	**von:**	Phonet
Künstler:	Daniele Pellati	**License:**	CC0

[i63] - 003_003_003_image_sojabohne.jpeg
https://upload.wikimedia.org/wikipedia/commons/8/82/Soybean.USDA.jpg

Date:	2004-11-20	**von:**	Jurema Oliveira
License:	Public domain		

[i64] - 004_001_001_image_nahrungsmittel.jpeg
https://upload.wikimedia.org/wikipedia/commons/6/6d/Good_Food_Display_-_NCI_Visuals_Online.jpg

Date:	1988-12	**von:**	Lobo
Künstler:	Unknown authorUnknown author	**License:**	Public domain

[i65] - 004_001_002_image_fluessigkeitsdiaet.jpeg
https://upload.wikimedia.org/wikipedia/commons/a/a8/Milk_Pitcher_With_Lid.jpg

Date:	2008-10-14	**von:**	Pitcherman
License:	Public domain		

[i66] - 004_001_002_image_mediterrane_diaet.jpeg
https://upload.wikimedia.org/wikipedia/commons/8/8b/Michael_Taylor_and_colleagues_visit_the_farm_stand_owned_by_the_Spear_family_in_Waldoboro.jpg

Date:	2013-08-18	**von:**	Darlenefrivera
Künstler:	The U.S. Food and Drug Administration	**License:**	Public domain

[i67] - 004_001_003_image_nachtschattengewaechse.jpeg
https://upload.wikimedia.org/wikipedia/commons/8/8b/Brugmansia_lg.jpg

Date:	2005-04-20	**von:**	MattKingston~commonswiki
License:	Public domain		

[i68] - 004_002_003_image_cholesterin.jpeg
https://upload.wikimedia.org/wikipedia/commons/4/48/Cholesterol_molecule_skeletal.png

Date:	2011-08-04	**von:**	Jynto
License:	CC0		

[i69] - 004_002_003_image_multivitaminpraeparat.jpeg
https://upload.wikimedia.org/wikipedia/commons/2/23/New_Reference_Material_Can_Improve_testing_of_Multivitamin_Tablets_%285880985736%29.jpg

Date:	2009-02-10	**von:**	Vanished Account Byeznhpyxeuztibuo
Künstler:	National Institute of Standards and Technology	**License:**	Public domain

[i70] - 004_003_001_image_blutbild.jpeg
https://upload.wikimedia.org/wikipedia/commons/e/e2/Blood_Types.jpg

Date:	2023-08-02	**von:**	Bondarev.gal
License:	CC0		

[i71] - 004_003_002_image_nahrungsergaenzungsmittel.jpeg
https://upload.wikimedia.org/wikipedia/commons/f/f1/Iodine_pills.jpg

Date:	2014-12-02	**von:**	Mx. Granger
License:	CC0		

[i72] - 004_003_003_image_chiropraktik.jpeg
https://upload.wikimedia.org/wikipedia/commons/e/e0/KARUNK%21_%288223029%29.jpg

Date:	Taken	**von:**	OptimusPrimeBot
Künstler:	Bryan Gatchell	**License:**	Public domain

[i73] - 004_003_003_image_ernaehrungsprotokoll.jpeg
https://upload.wikimedia.org/wikipedia/commons/d/df/Diary_of_Benjamin_Bennett_Briggs%2C_1849_%282863%29.jpg

Date:	1849	**von:**	Fae
Künstler:	Briggs, Benjamin, fl. 1873-1879	**License:**	Public domain

[i74] - 004_003_003_image_mineralstoff.jpeg
https://upload.wikimedia.org/wikipedia/commons/7/72/Minerals.jpg

Date:	2006-03-11	**von:**	Gap
Künstler:	United States Geological Survey	**License:**	Public domain

[i75] - 005_001_001_image_lebensstil.jpeg
https://upload.wikimedia.org/wikipedia/commons/e/eb/Maintaining_a_healthy_lifestyle.jpg

Date:	2024-10-10	**von:**	Keyidin28
License:	CC0		

[i76] - 005_001_001_image_stressmanagement.jpeg
https://upload.wikimedia.org/wikipedia/commons/3/35/57th_RQS_PJs_perform_cold_exposure_training_with_Wim_Hof_Instructor_%287352074%29.jpg

Date:	Taken	**von:**	OptimusPrimeBot
Künstler:	Brooke Keisler	**License:**	Public domain

[i77] - 005_001_002_image_fette.jpeg
https://upload.wikimedia.org/wikipedia/commons/f/fe/Nutrition_Facts_label_with_94%25_saturated_fat_per_serving.jpg

Date:	2014-04-17	**von:**	B137
License:	CC0		

[i78] - 005_001_002_image_gluten.jpeg
https://upload.wikimedia.org/wikipedia/commons/b/b3/Gluten_Sources.png

Date:	29 July 2007	**von:**	IKAl
Künstler:	Photograph by Pdeitiker	**License:**	Public domain

[i79] - 005_001_002_image_kohlenhydrate.jpeg
https://upload.wikimedia.org/wikipedia/commons/0/00/KetoCal.jpg

Date:	2008-03-02	**von:**	Colin
License:	Public domain		

[i80] - 005_001_003_image_vitamin_d.jpeg
https://upload.wikimedia.org/wikipedia/commons/0/0a/Vitamin_D_SRM_%285941078390%29.jpg

Date:	2009-06-12	**von:**	Vanished Account Byeznhpyxeuztibuo
Künstler:	National Institute of Standards and Technology	**License:**	Public domain

[i81] - 005_003_001_image_laborparameter.jpeg
https://upload.wikimedia.org/wikipedia/commons/0/0c/Barbara_Askins%2C_Chemist_-_GPN-2004-00022.jpg

Date:	1978	**von:**	BotMultichillT
Künstler:	NASA	**License:**	Public domain

[i82] - 005_003_001_image_medizinische_untersuchungen.jpeg
https://upload.wikimedia.org/wikipedia/commons/d/dc/230525-F-AV821-202_-_USS_Oscar_Austin_%28DDG_79%29_Hospital_Corpsman_highlight_during_Formidable_Shield_2023.jpg

Date:	2023-05-25	**von:**	Noah Wulf
Künstler:	Senior Airman Jan Valle	**License:**	Public domain

[i83] - 005_003_001_image_rote_blutkoerperchen.jpeg
https://upload.wikimedia.org/wikipedia/commons/5/5b/Red_blood_cells_infected_with_malaria.jpg

Date:	2016-03-30	**von:**	Iluvicedtea
Künstler:	Rick Fairhurst and Jordan Zuspann, National Institute of Allergy and Infectious Diseases, National Institutes of Health	**License:**	Public domain

[i84] - 005_003_002_image_blutsenkungsgeschwindigkeit.jpeg
https://upload.wikimedia.org/wikipedia/commons/9/9d/StaRRsed_pipet_array.jpg

Date:	2013-04-17	**von:**	MechESR
License:	CC0		

[i85] - 005_003_002_image_creaktives_protein.jpeg
https://upload.wikimedia.org/wikipedia/commons/f/f5/Computer-generated_image_of_the_structure_for_C-reactive_protein.jpg

Date:	2009-11-03	**von:**	Maureendberryhill
Künstler:	National Institute of Standards and Technology	**License:**	Public domain

[i86] - 005_003_002_image_haemoglobin.jpeg
https://upload.wikimedia.org/wikipedia/commons/4/41/Hemoglobin-model-large-1.png

Date:	2021-10-28	**von:**	RFZYNSPY
License:	CC0		

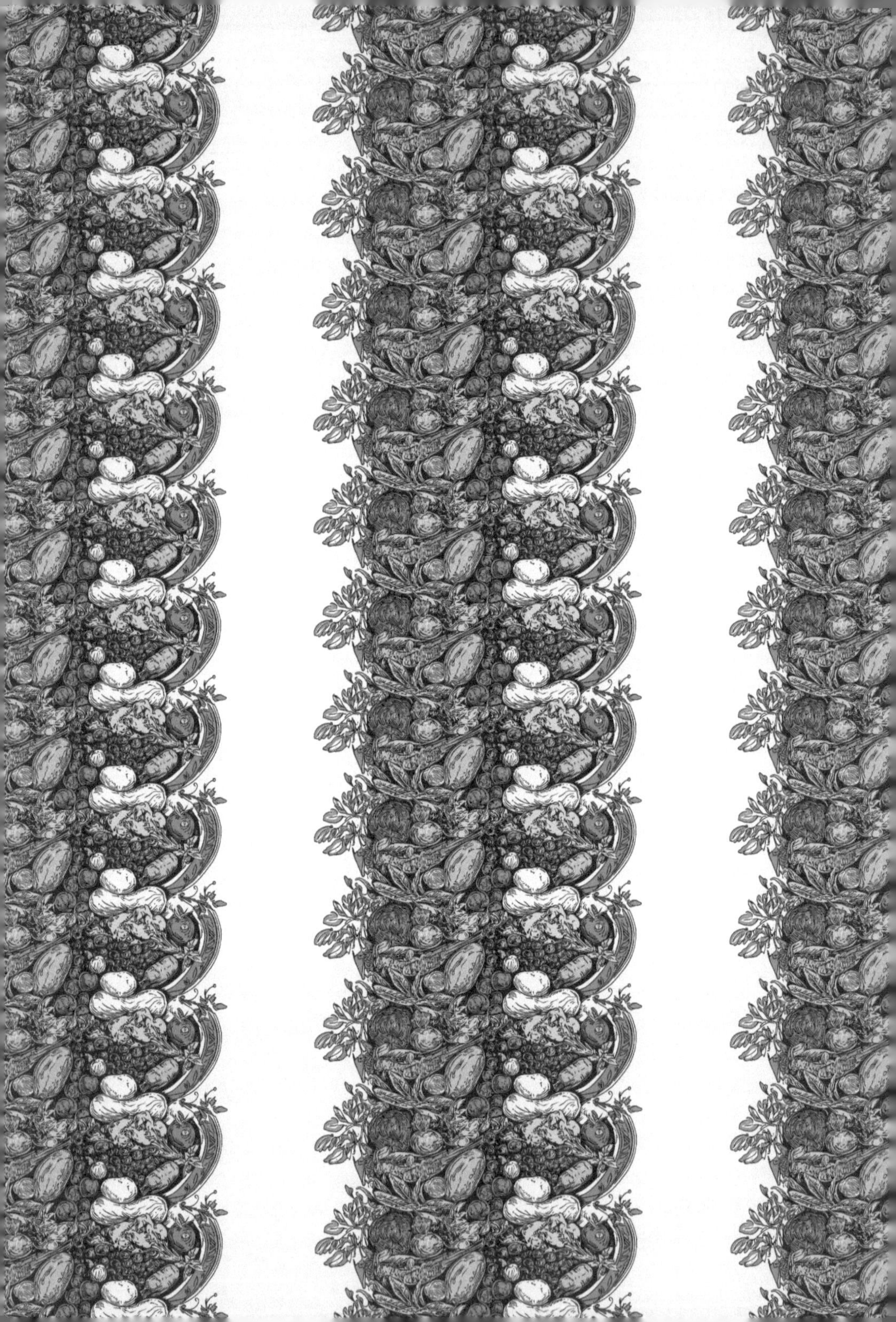

Kolibri 360 GmbH
Ferdinand-Jühlke-Straße 7
99095 Erfurt, Deutschland
produktsicherheit@kolibri360.de